救急画像
ティーチングファイル

Emergency and Trauma Radiology:
A Teaching File

EDITOR　Daniel B. Nissman

監訳　船曳知弘　済生会横浜市東部病院救急科 部長

訳　明石　卓　　東京慈恵会医科大学附属病院救急医学講座
　　有田祐起　　慶應義塾大学放射線科学教室（診断）
　　臼井亮介　　りんくう総合医療センター・大阪府泉州救命救急センター
　　小黒草太　　国立病院機構東京医療センター放射線科
　　小出　裕　　神戸大学医学部附属病院放射線診断・IVR科
　　古後斗冴　　慶應義塾大学放射線科学教室（診断）
　　篠塚　健　　京都大学医学部附属病院初期診療・救急科
　　杉本幸司　　神戸大学医学部附属病院放射線診断・IVR科 特命教授
　　妹尾聡美　　国立病院機構災害医療センター放射線科
　　棚橋裕吉　　岐阜大学医学部附属病院放射線科
　　西田和広　　東京ベイ・浦安市川医療センター外科
　　松尾政之　　岐阜大学医学部附属病院放射線科 教授
　　舩越　拓　　東京ベイ・浦安市川医療センター救急集中治療科・IVR科 部長
　　前島克哉　　済生会横浜市東部病院放射線診断科
　　八神俊明　　済生会宇都宮病院放射線科 医長

医学書院

> **免責事項**
>
> 本書には,薬の正確な指示,副作用および投与スケジュールが提供されていますが,これらは変更する可能性があります.読者は,記載されている薬についてメーカーのパッケージ情報データを確認することが強く求められます.著者,編集者,訳者(監訳者),出版社,販売業者は本書の情報の適用によって生じた過失や不作為,またはいかなる結果に対しても責任を負うことはなく,本書の内容に関しては,明示あるいは黙示を問わず,一切の保証をいたしません.著者,編集者,訳者(監訳者),出版社,販売業者は本書に起因する対人または対物の傷害および損害について,一切責任を負いません.

This is a translation of "Emergency and Trauma Radiology : A Teaching File".
Copyright ⓒ 2016 Wolters Kluwer
ⓒ Japanese edition 2019 by Igaku-Shoin Ltd., Tokyo
Published by arrangement with Wolters Kluwer Health Inc., USA

Wolters Kluwer Health did not participate in the translation of this title and therefore it does not take any responsibility for the inaccuracy or errors of this translation.

Printed and bound in Japan

救急画像ティーチングファイル

発　行　2019年2月1日　第1版第1刷

監　訳　船曳知弘（ふなびきともひろ）

発行者　株式会社　医学書院
　　　　代表取締役　金原　俊
　　　　〒113-8719　東京都文京区本郷1-28-23
　　　　電話　03-3817-5600（社内案内）

印刷・製本　三報社印刷

本書の複製権・翻訳権・上映権・譲渡権・貸与権・公衆送信権（送信可能化権を含む）は株式会社医学書院が保有します.

ISBN978-4-260-03628-3

本書を無断で複製する行為（複写,スキャン,デジタルデータ化など）は,「私的使用のための複製」など著作権法上の限られた例外を除き禁じられています.大学,病院,診療所,企業などにおいて,業務上使用する目的（診療,研究活動を含む）で上記の行為を行うことは,その使用範囲が内部的であっても,私的使用には該当せず,違法です.また私的使用に該当する場合であっても,代行業者等の第三者に依頼して上記の行為を行うことは違法となります.

|JCOPY|〈出版者著作権管理機構　委託出版物〉
本書の無断複製は著作権法上での例外を除き禁じられています.複製される場合は,そのつど事前に,出版者著作権管理機構（電話 03-5244-5088, FAX 03-5244-5089, info@jcopy.or.jp）の許諾を得てください.

監訳の序

　近年CTの利便性が高まってきたことに伴い，画像検査の診断の質が求められるようになった．中でも救急領域においてはその迅速性も非常に重要であり，確実な画像診断により，無駄な被曝を伴う検査を省略できたり，早期治療に結び付けたりすることができる．もっとも，それはCT検査のみならず，単純X線写真においても同様である．

　本邦では，放射線科医のみならず，救急を担当する医師にとっても，救急領域における画像の判断が求められる現状がある．したがって，若手放射線科医のみならず，非放射線科医もこのようなティーチングファイルを用いて画像診断を学ぶことは重要である．一般的な書籍は，疾患名を主体に記載されており，その画像所見および解説が記載されていることが多い．しかしながら，救急患者は疾患名がわからない状態で外来を受診している．したがって，臨床所見から検査のモダリティを判断し，画像検査結果を解釈しなければならない．画像の解釈（レポート）を，即座に臨床医に還元する必要があるのか，それとも適切なタイミングで行えばよいのかも含めて理解する必要があり，これについても本書には記載がある．

　また，放射線科と救急診療科とに共通する特徴として，多領域に関する知識，多領域にまたがる疾患を把握していなければならない点があげられる．放射線科医と救急医とは診断領域においては，お互いに近い存在なのである．救急外来には中枢神経系，呼吸循環器系，腹部，筋骨格系など多領域の患者がランダムに受診するので，症例をランダムに並べてある本書の構成は理にかなっている．

　本書の中で，さらに特徴的なのは，報告医にとって必要なこと，臨床医にとって必要なこと，さらに臨床医への設問が設けられていることである．それぞれの立場から必要な事柄が記載されており，単に放射線科医のみならず，救急医にとっても非常に大切な事柄が述べられている．設問の項目があることで，一歩進んだ学習もできる．

　本書は，患者を診療している時に調べるための書籍ではなく，通勤中などの日々のちょっとした空いた時間を利用して読むのに適している．1症例1症例が簡潔に記載されているので，ランダムに読むことも可能である．いずれにしても，本書を片手に生活することで救急領域における画像診断能力の向上は間違いない．

2019年1月

船曳知弘

献辞

　愛情と理解をもって接してくれた妻のKathleen，娘のIreneとVeraに．卓越した手腕で私のやる気を引き出し続けてくれる先生方や同僚たちみんなに．指導する特別な栄誉を私に与えてくれたレジデントやフェローのみんなに――あなたたちがいるから，私はアカデミックな放射線科医でいられるんです！

Daniel B. Nissman

　われわれが疾患についてよりよく学ぶために貢献してくれた，本書に登場するすべての患者さんに．

Katherine R. Birchard

　私の家族とUNCコミュニティに．Go Heels！

Benjamin Y. Huang

　決して尽きることのない愛情，サポート，理解をもって接してくれた夫のTerryと子どもたちのAshleyとKayleyに．私を育て，教育し，支えてくれた両親のThomasとLisa Leeに．いつも私に刺激を与え，よりよい指導医になるように触発してくれたレジデントやフェロー，医学部の実習生に．教職員や同僚のみんなに．彼らと診療し，研究し，コラボするのはうれしいし，特別な栄誉だ．

Ellie R. Lee

編集者一覧

Editor

Daniel B. Nissman, MD, MPH, MSEE
Assistant Professor of Radiology
Division Chief, Musculoskeletal Imaging Division
Department of Radiology
University of North Carolina at Chapel Hill
Chapel Hill, North Carolina

Associate Editors

Katherine R. Birchard, MD
Associate Professor of Radiology
Cardiothoracic Imaging Division
Director, Medical Student Education
Department of Radiology
University of North Carolina at Chapel Hill
Chapel Hill, North Carolina

Benjamin Y. Huang, MD, MPH
Associate Professor of Radiology
Director, Neuroradiology Fellowship
Neuroradiology Division
Department of Radiology
University of North Carolina at Chapel Hill
Chapel Hill, North Carolina

Ellie R. Lee, MD
Assistant Professor of Radiology
Abdominal Imaging Division
Department of Radiology
University of North Carolina at Chapel Hill
Chapel Hill, North Carolina

執筆者一覧

Scott S. Abedi, MD
Resident, Diagnostic Radiology
Department of Radiology
University of North Carolina at Chapel Hill
Chapel Hill, North Carolina

Ana Lorena Abello, MD
Neuroradiologist
Hospital Universitario del Valle
Cali, Colombia

Michael K. Altenburg, MD, PhD
Resident, Diagnostic Radiology
Department of Radiology
University of North Carolina School of Medicine
Chapel Hill, North Carolina

Bryan E. Ashley, MD
Resident, Diagnostic Radiology
Department of Radiology
University of North Carolina School of Medicine
Chapel Hill, North Carolina

Christopher J. Atkinson, MD
Resident, Diagnostic Radiology
Department of Radiology
San Antonio Military Medical Center
San Antonio, Texas

Andrew F. Barnes, MD
Resident, Diagnostic Radiology
Department of Radiology
University of North Carolina at Chapel Hill
Chapel Hill, North Carolina

Mustafa R. Bashir, MD
Director of MRI
Associate Professor of Radiology
Center for Advanced Magnetic Resonance Development
Duke University Medical Center
Durham, North Carolina

Katherine R. Birchard, MD
Associate Professor of Radiology
Cardiothoracic Imaging Division
Director, Medical Student Education
Department of Radiology
University of North Carolina at Chapel Hill
Chapel Hill, North Carolina

Kelsey R. Budd, MD
Resident, Diagnostic Radiology
Department of Radiology
University of North Carolina School of Medicine
Chapel Hill, North Carolina

Kaleigh L. Burke, MD
Resident, Diagnostic Radiology
Department of Radiology
University of North Carolina School of Medicine
Chapel Hill, North Carolina

Lauren M.B. Burke, MD
Assistant Professor of Radiology
Abdominal Imaging Division
Department of Radiology
University of North Carolina School of Medicine
Chapel Hill, North Carolina

Lazaro D. Causil, MD
Research Fellow
Department of Radiology
University of North Carolina
Chapel Hill, North Carolina

Andy K. Chon, MD
Fellow, Abdominal Imaging and Intervention
Department of Radiology
Brigham and Women's Hospital
Boston, Massachusetts

Wui Chong, MD
Associate Professor of Radiology
Abdominal Imaging Division
Interim Chief, Abdominal Imaging
Fellowship Director, Abdominal Imaging
Associate Professor of OB-GYN
Chief of Diagnostic Ultrasound
Department of Radiology
University of North Carolina School of Medicine
Chapel Hill, North Carolina

Richard L. Clark, MD, FACR
Professor Emeritus
Department of Radiology
University of North Carolina School of Medicine
Chapel Hill, North Carolina

Stephanie F. Coquia, MD
Assistant Professor of Radiology and Radiological Science
Department of Radiology
The Johns Hopkins Hospital
Baltimore, Maryland

James C. Darsie, MD
Resident, Diagnostic Radiology
Department of Radiology
University of North Carolina at Chapel Hill
Chapel Hill, North Carolina

John Duncan, MD
Resident, Diagnostic Radiology
Department of Radiology
St. Barnabas Medical Center
Livingston, New Jersey

Ryan E. Embertson, MD
Resident, Diagnostic Radiology
Department of Radiology
University of North Carolina at Chapel Hill
Chapel Hill, North Carolina

Elena Fenu, BS
Medical Student
University of North Carolina
Chapel Hill, North Carolina

Joseph C. Fuller III, MD
Resident, Diagnostic Radiology
Department of Radiology
University of Washington
Seattle, Washington

Sam A. Glaubiger, BS
Medical Student
University of North Carolina at Chapel Hill
Chapel Hill, North Carolina

Rajan T. Gupta, MD
Assistant Professor of Radiology
Director, Abdominal Imaging Fellowship Program
Duke University Medical Center
Durham, North Carolina

Tamar Gurunlian, BSc
Medical Student
Ross University School of Medicine
Portsmouth, Dominica

Brian D. Handly, MD
Assistant Professor of Radiology
Abdominal Imaging Division
Department of Radiology
University of North Carolina at Chapel Hill
Chapel Hill, North Carolina

Kelly L. Hastings, MD
Resident, Diagnostic Radiology
Department of Radiology
University of North Carolina at Chapel Hill
Chapel Hill, North Carolina

Bryan M. Hoag, MD
Resident, Diagnostic Radiology
Department of Radiology
University of North Carolina at Chapel Hill
Chapel Hill, North Carolina

Benjamin Y. Huang, MD, MPH
Associate Professor of Radiology
Director, Neuroradiology Fellowship
Neuroradiology Division
Department of Radiology
University of North Carolina at Chapel Hill
Chapel Hill, North Carolina

Sheryl G. Jordan, MD
Associate Professor of Radiology
Director GME
Department of Radiology
University of North Carolina School of Medicine
Chapel Hill, North Carolina

Christopher J. Karakasis, MD
Fellow, Neuroradiology Division
Department of Radiology
University of North Carolina at Chapel Hill
Chapel Hill, North Carolina

Eun Lee Langman, MD
Assistant Professor of Radiology
Division of Breast Imaging
Department of Radiology
University of North Carolina School of Medicine
Chapel Hill, North Carolina

Ellie R. Lee, MD
Assistant Professor of Radiology
Abdominal Imaging Division
Department of Radiology
University of North Carolina at Chapel Hill
Chapel Hill, North Carolina

Sheila S. Lee, MD
Assistant Professor of Radiology
Division of Breast Imaging
Department of Radiology
University of North Carolina School of Medicine
Chapel Hill, North Carolina

E. Matthew Lopez II, DO
Fellow, Neuroradiology
Department of Neuroradiology
University of North Carolina
Chapel Hill, North Carolina

Troy H. Maetani, MD
Assistant Professor of Radiology
Division of Musculoskeletal Imaging
Department of Radiology
University of North Carolina School of Medicine
Chapel Hill, North Carolina

Brian P. Milam, MD
CPT, U.S. Army, Medical Corps
Orthopaedic Surgery Resident
Department of Surgery
Madigan Army Medical Center
Tacoma, Washington

Ho Chia Ming, MBBS(Singapore), FRCR(London)
Consultant, Diagnostic Radiology
Department of Diagnostic Radiology
Singapore General Hospital
Adjunct Associate Professor
Duke-National University of Singapore
Singapore

Aaron Moore, BS
Medical Student
University of North Carolina School of Medicine
Chapel Hill, North Carolina

Eduardo V. Moroni, MD
Fellow, Abdominal Imaging Division
Department of Radiology
University of North Carolina School of Medicine
Chapel Hill, North Carolina

Malik Mossa-Basha, MD
Resident, Diagnostic Radiology
Department of Radiology
University of North Carolina School of Medicine
Chapel Hill, North Carolina

Niyati Mukherjee, MD
Assistant Professor of Radiology
Abdominal Imaging Division
Department of Radiology
University of North Carolina at Chapel Hill
Chapel Hill, North Carolina

Brett R. Murdock, MD
Fellow, Cardiothoracic Imaging Division
Department of Radiology
University of North Carolina at Chapel Hill
Chapel Hill, North Carolina

Abdul O. Nasiru, MD
Resident, Diagnostic Radiology
Department of Radiology
Emory University
Atlanta, Georgia

Daniel Nissman, MD, MPH, MSEE
Assistant Professor of Radiology
Division Chief, Musculoskeletal Imaging Division
Department of Radiology
University of North Carolina at Chapel Hill
Chapel Hill, North Carolina

Peter J. Noone, BS
Medical Student
University of North Carolina at Chapel Hill
Chapel Hill, North Carolina

Renato H. Nunes, MD
Neuroradiologist
Neuroradiology Division
Santa Casa de Sao Paulo
Sao Paulo, Brazil
Neuroradiologist
Neuroradiology Division
Grupo Fleury
Sao Paulo, Brazil

Kwaku A. Obeng, MD
Fellow, Neuroradiology Division
Department of Radiology
University of North Carolina at Chapel Hill
Chapel Hill, North Carolina

Jorge D. Oldan, MD
Assistant Professor of Radiology
Division of Nuclear Medicine
Department of Radiology
University of North Carolina School of Medicine
Chapel Hill, North Carolina

Parth C. Patel, MD
Resident, Diagnostic Radiology
Department of Radiology
University of North Carolina at Chapel Hill
Chapel Hill, North Carolina

Kavya E. Reddy, MD
Resident, Diagnostic Radiology
Department of Radiology
University of North Carolina at Chapel Hill
Chapel Hill, North Carolina

Kenny E. Rentas, MD
Fellow, Neuroradiology Division
Department of Radiology
University of North Carolina at Chapel Hill
Chapel Hill, North Carolina

Lana M. Rivers, MD
Resident, Diagnostic Radiology
Department of Radiology
University of North Carolina at Chapel Hill
Chapel Hill, North Carolina

Adam T. Ryan, MD
Fellow, Musculoskeletal Imaging Division
Department of Radiology
University of North Carolina at Chapel Hill
Chapel Hill, North Carolina

Shaun R. Rybak, MD
Resident, Diagnostic Radiology
Department of Radiology
University of North Carolina at Chapel Hill
Chapel Hill, North Carolina

Cassandra M. Sams, MD
Assistant Professor of Radiology
Pediatric Imaging Division
Department of Radiology
University of North Carolina at Chapel Hill
Chapel Hill, North Carolina

Denny Scaria, BS
Medical Student
University of North Carolina School of Medicine
Chapel Hill, North Carolina

Cody J. Schwartz, MD, MPH
Resident, Diagnostic Radiology
Department of Radiology
University of North Carolina at Chapel Hill
Chapel Hill, North Carolina

Francisco Sepulveda, MD
Research Fellow
Department of Radiology
University of North Carolina
Chapel Hill, North Carolina

Tiffany M. Sills, MD, PhD
Resident, Diagnostic Radiology
Department of Radiology
University of North Carolina School of Medicine
Chapel Hill, North Carolina

Jiheon Song, MSc
Medical Student
University College Cork School of Medicine
Cork, Ireland

Ami V. Vakharia, MD
Resident, Diagnostic Radiology
Department of Radiology
University of North Carolina at Chapel Hill
Chapel Hill, North Carolina

Daniel M. Varón, MD
Neuroradiologist
Hospital Universitario del Valle
Cali, Colombia

Audrey R. Verde, PhD
Medical Student
University of North Carolina School of Medicine
Chapel Hill, North Carolina

Shaun R. Wagner, DO
Fellow, Neuroradiology Division
Department of Radiology
University of North Carolina at Chapel Hill
Chapel Hill, North Carolina

Joshua A. Wallace, MD, MPH
Resident, Diagnostic Radiology
Department of Radiology
University of North Carolina Hospitals
Chapel Hill, North Carolina

Sarah B. Wilson, BS
Medical Student
University of North Carolina School of Medicine
Chapel Hill, North Carolina

Alexander D. Wyckoff, MD
Resident, Diagnostic Radiology
Department of Radiology
University of North Carolina at Chapel Hill
Chapel Hill, North Carolina

出版社（Wolters Kluwer）の序文

　ティーチングファイルは，放射線科における教育方法の特徴の1つです．レジデントや若手放射線科医にとって，教育病院でしか専門家のコンサルトを受けられない状況があり，このような包括的なシリーズを彼らに提供する必要があると認識し，その答えとなるようなシリーズを作成できたことがWolters Kluwer社にとって誇りです．

　実際の症例は，主要な医療機関の膨大なティーチングファイルから抜粋されています．提示されている考察は，どのような放射線科においてもレジデントと指導医との間で日常的に行われたものです．

　本書は，各症例において，はじめから答えを提示することなく，画像を通して学習できるように構成されております．統一したフォーマットを使用して，それぞれの症例を提示しております．簡単な病歴と数枚の画像を提示し，画像所見，鑑別診断，最終診断を解説し，その後に考察が記載されております．著者らは，それぞれの解説を通して，読者を導きます．

　症例はランダムに提示しており，臨床現場に近い状態にしています．また，電子化に関する要望に応えるため，多くの症例をオンラインにすることで，よりコストパフォーマンスを高くしています＊．

　この書籍がどのようなトレーニング段階における医師にとっても信頼できる教育ツールであり続けることを，このような画像検査を受けている患者を診療している臨床医にとっても利益があることを，願っております．

出版社（Wolters Kluwer）

＊訳注：本翻訳版には原書オンライン版の閲覧権は含まれておりません．また，日本語オンライン版は作成しておりませんので何卒ご了承下さい．

序

　放射線科の分野は伝統的に解剖学的に細分されており，習得しやすく，専門性も高い．救急患者や外傷患者における画像は，臓器に応じた細分化されたものに広く及ぶ．歴史的に，これらの救急患者に特化した画像レビューの教科書はほとんどない．ER をカバーする放射線科医は，レジデントも含め，それまでに解剖学的に学んだ知識を生かしてレポートを記載している．本書はこのギャップを埋めるものである．救急・外傷の画像検査において，電話でコンサルトしなければならないようなレジデントにとって大いに役に立つだろう．当然ながら，専門医試験の勉強をしている放射線科医や画像検査の追加を検討しているような放射線科医にとっても役に立つだろう．

　本書は共著になっており，専門性の高い放射線科医が症例を選択・編集しており，4 人の医師 (Dr. Lee が腹部，Dr. Huang が中枢神経系，Dr. Nissman が筋骨格系，Dr. Birchard が胸部) が関与している．成人も小児も提示されており，オンライン版には 300 症例が含まれている*．これらの症例のうち 100 症例を本書でとりあげており，真に緊急性があったり，緊迫していたり，レジデントに強調する必要があったりする症例である．症例は，実臨床での救急症例と同様にランダムに提示してある．

　それぞれの症例は実際に解釈するプロセスの順に記載されている．すなわち，1～4 枚の画像，画像所見，鑑別診断，最終診断，考察の順である．これらに続いて，臨床医に必要なこと，読影医に必要なこと，知識を深めるためのいくつかの設問，といった簡潔にまとまった項目がある．知識を深めるための設問は，鑑別診断，受傷機転，解剖学的考察，画像に関連した項目などが含まれている．

　救急の現場においては，画像検査の報告書に期待している部分がある．真に緊急の状態であれば，オーダー医師と即座に直接連絡を取る必要があり，そのほかの症例では，タイムリーな報告が必要である．このタイムリーというのは患者の状況，モダリティ，などによって異なる．「読影医の責務」の項目では，大量に救急患者を診療しなければならない救急部門では，真の救急疾患にあてはまらない症例は，タイミングよく報告されるべきであろう．外来では，緊急性のない診断に関しては，迅速に専門医を受診させるように電話をかけたり，稀な疾患が認められることを電話で伝えたりした方が良い場合もある．

　多くの急性期の病態は，予後予測や患者管理のために，クラス分類，重症度分類，病型分類されている．これは特に整形外傷にあてはまる．しかしながら残念なことに，すべての状況にあてはまるような分類はほとんどない．最も一般的に用いられている分類に沿って記述されるが，概してその分類は完全ではなく，臨床医に使用されている他の分類が存在しているかもしれないという理解が必要である．普遍的に受け入れられている分類が一つしかない場合を除き，その分類の元となった要素を知り，それをレポートの中で記載した方が良い．それにより，臨床医は自らが適していると思う方法に基づいて分類することができる．

　最後に，本書のすべて（印刷物とオンライン）の症例を勉強した後，救急の現場で見られるさまざまな病態に対して，自信をもってうまく対応できるようになることが，私たちの希望である．

Daniel B. Nissman, MD, MPH, MSEE
Katherine R. Birchard, MD
Benjamin Y. Huang, MD, MPH
Ellie R. Lee, MD

*訳注：本翻訳版には原書オンライン版の閲覧権は含まれておりません．また，日本語オンライン版は作成しておりませんので何卒ご了承下さい．

謝辞

　本書に関わった医学生，レジデント，フェロー，指導医の熱心な貢献がなければ，本書は刊行できなかっただろう．特に，教育，研究，組織の管理責任の業務に加え，膨大な臨床の仕事量に直面しているのにもかかわらず，この仕事に参加し成し遂げてくれた指導医に感謝したい．

Daniel B. Nissman
Katherine R. Birchard
Benjamin Y. Huang
Ellie R. Lee

目次

CASE 1	25歳女性．Crohn病に罹患．嘔気，脱水，頭痛を訴え受診	001
CASE 2	55歳女性．倦怠感	004
CASE 3	50歳男性．車との交通外傷	006
CASE 4	45歳男性．車で木に衝突．救出に時間を要し，ER搬送まで低血圧が続いていた	008
CASE 5	6歳女児．抗菌薬および圧均等化チューブ留置にもかかわらず，弛緩熱，左耳の腫脹，両耳の膿性耳漏をきたした	011
CASE 6	67歳男性．胸痛，血圧低下，好中球の上昇あり	014
CASE 7	18歳女性．歩行者対車の交通外傷	016
CASE 8	41歳男性．スキー外傷後の膝痛	018
CASE 9	28歳男性．自動車衝突事故後の腰痛，下肢筋力低下	020
CASE 10	71歳女性．胸痛，慢性咳嗽	023
CASE 11	80歳男性．急性発症の腹痛および腹部膨満感	025
CASE 12	人工関節置換術後の患者．同側の股関節痛，腫脹，発赤，発熱を主訴に受診	028
CASE 13	57歳女性．初発の部分痙攣発作を起こした．3年前に乳癌の治療歴あり	031
CASE 14	31歳女性．呼吸困難	034
CASE 15	36歳女性．腹部全体の痛みを訴え救急外来受診．最終月経は9週間前．最近異所性妊娠を疑われ子宮内膜掻爬術を受けたが，子宮内に絨毛膜絨毛はみつからずメトトレキサートの投与を受けていた．まず経腹超音波検査が行われたが，所見に基づき経腟超音波を行うこととなったため経腹超音波は中断された	036
CASE 16	10歳男児．落馬後の右肘の痛み	039
CASE 17	79歳女性．腰痛，下肢筋力低下，排尿障害にて受診	042
CASE 18	22歳男性．ハイスピードの乗用車の交通事故後．右胸腔ドレーンからの持続するエアリークと右肺の再拡張の消失	045
CASE 19	73歳男性．ヘテロ接合性の第Ⅴ因子ライデン変異があり，最近深部静脈血栓症に対し抗凝固療法を受けていた．拡大する腹部腫瘤を訴え受診	047
CASE 20	25歳男性．スノーボード事故後に疼痛	049

CASE 21	29歳男性．交通事故に遭い，頭部を打撲したことは覚えていないが，右頬骨弓と上顎部の痛みを訴えている	052
CASE 22	39歳女性．全身倦怠感	055
CASE 23	48歳女性．急性発症の腹痛と腹部膨満感	057
CASE 24	外傷後に肩の痛みと可動域制限が出現	059
CASE 25	5歳女児．汎下垂体機能低下症がある．最近ウイルス感染症に罹患．口周囲に湿った嘔吐物が付着し，反応がない状態で両親に発見された．救急隊により現場から心肺蘇生が開始された	062
CASE 26	29歳女性．自動車横転事故による受傷．右胸郭の奇異性呼吸	065
CASE 27	30歳女性．高速自動車事故後に頸部痛がある	067
CASE 28	21歳男性．氷上で転倒	070
CASE 29	27歳男性．1週間前からの咽頭痛，発熱と頸部痛を伴う	074
CASE 30	30歳男性．胸腔穿刺後の呼吸困難	077
CASE 31	16歳男性．急性発症の陰嚢痛を呈している	079
CASE 32	28歳女性．交通外傷により手関節痛を訴えている	082
CASE 33	8歳女児．自動車の正面衝突に巻き込まれた．患者は後部座席でシートベルトを着用していた．背部痛を訴え受診	085
CASE 34	69歳女性．胸痛	088
CASE 35	36歳．精神疾患のため入院中の患者．カミソリの刃8枚とペンを飲み込んだ．また別の日には電池を6本飲み込んだ	090
CASE 36	20歳女性．乗用車と衝突し救急搬送された．左下肢と腰部に痛みがある	092
CASE 37	63歳女性．失神様エピソード後の頭痛，悪心で救急外来を受診	095
CASE 38	41歳女性．食欲不振と咳嗽を訴えている	098
CASE 39	24歳男性．右上腹部痛	100
CASE 40	63歳女性．トラックの後ろから落ちた．左足から着地してから立てなくなった	103
CASE 41	20歳男性．6日前より悪化する左側頭部痛と左眼瞼の発赤・腫脹．数日前に救急外来でセフジニル®（セファロスポリンの経口薬）およびprednisone®（本邦ではヒト用医薬品としては未承認）が処方されていたが，症状が悪化	107

CASE 42	36歳男性．交通外傷後	110
CASE 43	11歳女児．急性発症の左下腹部痛	112
CASE 44	2段ベッドからジャンプした後の足の痛み	115
CASE 45	23歳男性．突然発症の左上肢筋力低下，左顔面下垂，構音障害	118
CASE 46	62歳女性．胸痛．大動脈解離の評価目的にCTA施行	121
CASE 47	25歳運転手．車の事故で閉じ込められた	123
CASE 48	高エネルギー交通外傷で頸部痛，首の可動制限，上肢の痺れと筋力低下を認める	125
CASE 49	65歳女性．家で転倒し，反応がなくなった．救急外来到着時，対光反射がなく，角膜反射，咳反射，咽頭反射もなかった	128
CASE 50	10歳女児．胸痛と発熱	131
CASE 51	91歳女性．転倒後の骨盤痛	133
CASE 52	5歳児．歩きたがらない	136
CASE 53	60歳男性．急性発症の左半身麻痺と左顔面下垂．最近新たな右側の頭痛を訴えていた	138
CASE 54	58歳男性．低酸素血症．HIVの既往あり（抗レトロウイルス薬治療のコンプライアンス不良症例）	141
CASE 55	61歳男性．自動車事故による重症腹部外傷	143
CASE 56	27歳男性．手を伸ばした状態で転倒し，肘と前腕近位の疼痛，腫脹がある	145
CASE 57	5か月乳児．2週間の間欠熱があり，現在は左頸部と顎の腫脹を認める	148
CASE 58	30歳男性．自動車衝突事故	150
CASE 59	68歳女性．急性発症の左下腹部痛，嘔気，嘔吐を訴え受診．身体診察では腹膜刺激徴候を認め，腹部全体に圧痛がある	152
CASE 60	24歳男性．崖から予想より浅い水中に飛び込んだ後，頸部上部の疼痛と可動域制限がある	154
CASE 61	56歳女性．急性発症の激しい頭痛	157
CASE 62	36歳男性．自動車事故	161
CASE 63	35歳男性．右下腹部痛	163
CASE 64	39歳男性．落馬後に手首の痛み	165

CASE 65	57歳男性．増大する右頸部腫瘤と進行する嚥下障害	168
CASE 66	57歳男性．衰弱と咳嗽	171
CASE 67	24歳女性．シートベルトを装着した状態での高速での車の衝突事故	173
CASE 68	42歳女性．社交ダンスで左足をくじき，その後から左足外側の痛みが出現	176
CASE 69	27歳男性．バイク対自動車の衝突事故に巻き込まれた．神経学的予後は不良	179
CASE 70	58歳男性．息切れ	182
CASE 71	54歳男性．繰り返す下腹部正中の痛みと下痢	184
CASE 72	10か月男児．右下肢の発赤と痛みを訴えている	186
CASE 73	26歳男性．車の横転事故にあった．現在，右耳の難聴と顔面神経麻痺を認める	189
CASE 74	52歳男性．咳嗽，息切れ	192
CASE 75	41歳女性．右上腹部痛，発熱，嘔吐	194
CASE 76	47歳男性．自動車衝突事故の後に肩の痛みを訴える	196
CASE 77	11歳女児．人生最悪の頭痛を訴えて受診．バスケットボールの試合でチアをしてジャンプした瞬間から始まり，左の片麻痺としびれを自覚した	199
CASE 78	26歳女性．気管支鏡検査後，同日の息切れ，左胸痛	202
CASE 79	35歳女性．急性発症の腹痛．当初は鎮痛薬によって腹痛が軽快したため帰宅となっていたが，自宅で食事をしようとしたところ腹痛が再燃した	204
CASE 80	76歳女性．スーパーマーケットで歩行中，左側へ転倒した．臀部痛を主訴に受診した．X線写真では骨折を認めない	207
CASE 81	42歳．静脈注射薬物乱用の既往あり．数週間で増悪する腰部痛	209
CASE 82	交通外傷	212
CASE 83	近距離射撃による銃創	215
CASE 84	26歳．手を開いた状態で転倒した	219
CASE 85	37歳男性．新たに出現した著明な下肢筋力の低下と記憶障害で受診	223
CASE 86	20歳男性．ハイキング中に手を怪我した	226
CASE 87	36歳男性．精神障害があり異物挿入を繰り返している．排尿障害および血尿を訴え受診	229

CASE 88	43歳女性. 全身性エリテマトーデスに対してステロイドを用いた治療を受けた既往がある. 左膝の痛み, 腫脹と熱を訴えている	231
CASE 89	18歳男性. 歩行中に時速約90 kmの車と衝突し, 約30 m飛ばされた. 事故現場にてPEAで, 来院時, 瞳孔は散大固定, 神経学的な反応はみられなかった	234
CASE 90	40歳女性. 胸痛と息切れを伴う左胸部の軽症鈍的外傷	238
CASE 91	生後6週男児. 経口摂取のたびに噴出性の嘔吐が4日間続くため受診. 吐物は血性や胆汁性ではない	241
CASE 92	39歳男性. 自動車の正面衝突事故後に右股関節痛が出現	244
CASE 93	8か月女児. 急性発症の傾眠と筋力低下. 数週間前の軽度の上気道炎感染以外の重要な病歴はない	246
CASE 94	36歳男性. テニス中の突然のふくらはぎの痛み	249
CASE 95	50歳男性. 48時間にわたり増悪する左胸痛, 持続する悪心・嘔吐	252
CASE 96	38歳. バスケットボール中の膝痛	255
CASE 97	56歳男性. 末期腎不全と高血圧の既往歴がある. 意識障害, 右半身麻痺の状態で発見された	258
CASE 98	80歳女性. 緩徐進行性の意識障害	261
CASE 99	40歳女性. 右上腹部痛, 悪心, 嘔吐を訴え受診	264
CASE 100	53歳男性. 2型糖尿病. 右足の母趾足底部にできた難治性潰瘍で受診. 発熱と右足全体の発赤も伴っている	266

最終診断のまとめと参考文献　268

索引　278

CASE 1

病歴 25歳女性．Crohn病に罹患．嘔気，脱水，頭痛を訴え受診．

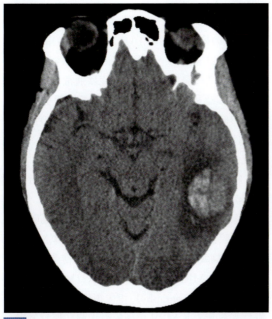

図1

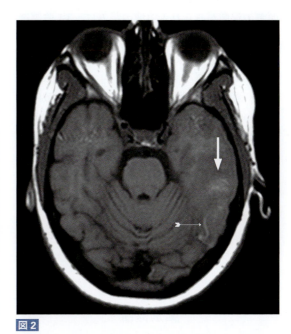

図2

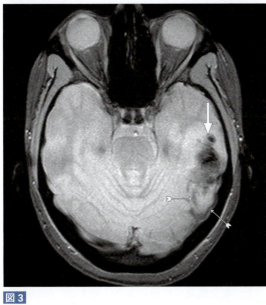

図3

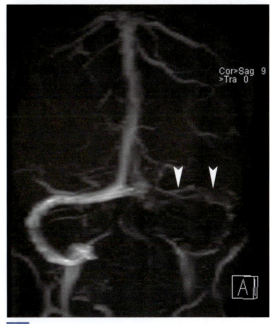

図4

画像所見

図1：単純 CT 水平断像で左側頭葉後方に出血を認める．

図2：単純 MRI T1 強調像の水平断では，隣接する脳実質と比べ不均一に等信号～わずかに高信号を呈する血腫（**大矢印**）を認める．加えて，左側頭葉の浮腫がみられる領域の後方に，T1 強調画像で高信号を呈する曲線状の索状構造を認める（**小矢印**）．

図3：GRE（グラディエントエコー：gradient echo）画像の水平断では血腫の存在する領域内に blooming（訳注：大きい血腫の周囲がぼけるため，周囲の小血腫が判然としない所見）を伴った信号欠損（**大矢印**）を認める．薄い曲線状，索状の構造物が血腫後方にみられる（**小矢印**）．

図4：頭部 MRV（磁気共鳴静脈造影：magnetic resonance venography）より再構成した MIP（最大値投影法：maximum intensity projection）の前後像では左横静脈洞（**矢頭**）および S 状静脈洞で血流の欠如による信号の欠損を認める．

鑑別診断

画像所見は脳静脈血栓による出血性静脈梗塞に特徴的である．CT 単独では出血性転移性腫瘍，出血性脳原発悪性腫瘍，脳動静脈奇形の破裂が考えられる．しかし，付属する所見から正しい診断が可能となる．脳アミロイドアンギオパチーは同様に末梢脳実質に出血をきたすが，この疾患はもっと高齢で発症する．

最終診断

出血性静脈梗塞を伴った脳静脈洞血栓症．

解説

脳静脈血栓症（硬膜静脈洞および皮質静脈を含む）は凝固系亢進をきたす多くの疾患によって起きる．それらには遺伝的要因〔第Ⅴ因子ライデン変異：CVT（脳静脈血栓症：cerebral venous thrombosis）の最も一般的な原因と考えられている〕，妊娠，脱水，経口避妊薬，感染/炎症，そして悪性腫瘍が含まれる．

出血性梗塞の背景には一般的に以下のような病態生理がある．

硬膜静脈洞の血栓 → 血栓が皮質下へと進む → 静脈圧の上昇 → 血管原性浮腫，出血を伴う血液脳関門の破綻 → 静脈梗塞と細胞傷害性浮腫．

この疾患はすべての年齢で起こりうるが，成人の CVT のほぼ 90% が 16 歳から 60 代の間に発症し，特に 21 歳から 50 代で最も発症しやすい．約 75% が女性に発症する．血栓症は通常 1 つ以上の静脈洞に認められ，86% の確率で横静脈洞に，62% の確率で上矢状静脈洞にみられ，その他の静脈洞はごくまれである．

徴候と症状は非特異的であり，頭痛および痙攣，精神状態の変容，頭蓋内圧亢進症，局所神経症状が含まれる．

画像所見としては，単純 CT で拡張し高吸収を示す硬膜静脈洞，CT で高吸収もしくは MRI（訳注：T1 強調画像）で高信号を示す索状構造，硬膜静脈洞に造影 MRI や CT 静脈造影(CTV：computed tomography venography) で欠損像，TOF 像や位相コントラスト MRV で硬膜静脈洞に信号欠損，動脈支配領域に一致しない末梢や皮質の浮腫や出血などがみられる．上矢状静脈洞へと流入する静脈に血栓が生じた場合には傍矢状断領域に両側性梗塞が，深部静脈系に及んだ場合には両側視床の梗塞が生じうる．非造影 MRI において，病変部位の静脈洞内や皮質静脈に T2 スピンエコーシーケンスで正常の flow void の消失や T1 強調画像で高信号を示す血栓がみられる場合がある（本症例では**図2**で，皮質静脈の血栓に一致する曲線状の T1 高信号が明らかである）．血栓は $T2^*$，GRE，SWI（磁化率強調画像：susceptibility weighted imaging）で bloom を伴っている．

画像上，脳静脈血栓症に類似するものや判断に迷う多くのピットフォールが存在する．例えば，血流が遅いと T1 および T2 強調画像で高信号を呈し，亜急性期の血栓のように見える．造影 MRI では flow void が血栓のように見える（MRV の位相コントラスト画像と比較するとよい）．磁場と血流が平行し信号が欠損する場合や，血栓に含ま

れるメトヘモグロビンによるT1 shine through効果で血流があるように描出され，TOF画像における偽陰性の原因となる場合がある．位相コントラストMRV画像では，横静脈洞の形成不全が静脈洞の血栓性閉塞のようにみえる．このような場合，横静脈洞に形成不全がある際にみられる正常より小径の頸静脈孔を探すとよい．慢性化した血栓は造影効果を伴うことがある．脳静脈血栓症が疑われる場合，すべての画像とモダリティを総合し読影することが肝要である．

脳静脈血栓症の治療は，ほぼすべての体部のほかの静脈血栓の治療と同様，抗凝固療法である．出血性梗塞をきたした患者に抗凝固療法を行う際は注意を要する．しかし，虚血性動脈梗塞による出血性梗塞と違い，静脈閉塞による出血は抗凝固療法の禁忌ではないというのが最も重要である．これらの患者は一般的にICUでモニター管理され，出血増悪の評価のため頻繁に神経系の診察を受ける．抗凝固療法への反応が乏しい場合，血管内治療も考慮される．

脳静脈血栓症の合併症として硬膜動静脈瘻，頭蓋内圧亢進症，そして最初の発作から生じる長期間の障害が挙げられる．硬膜動静脈瘻の発達が進行した場合，治療のため塞栓術が必要となる場合がある．その他，外科的治療，経過観察，放射線照射療法もまた治療の選択肢として考慮される．

設問：理解を深めるために

*1 特に若い患者において，脳静脈血栓症を起こす可能性のある原因として画像上にどのような追加所見を探すべきか．高齢者の場合はどうか？
*2 新生児の硬膜静脈洞はどのようにみえるか？

読影医の責務

脳静脈洞血栓症の所見を認めた場合，患者が適切で時宜を得た治療を受けられるようただちに依頼医に知らせるべきである．

治療医が知っておくべきこと

- 脳静脈洞血栓症は存在するのか．存在するならば，どの静脈洞に生じているのか．血栓の関与は深部静脈系か，皮質静脈系か，もしくは両方か．
- 浮腫や出血の所見はあるか．
- 著明な圧排所見や切迫脳ヘルニアの所見はあるか．
- 凝固系亢進をきたしうる感染や悪性病変の所見はあるか．

解 答

*1 耳炎/乳様突起炎，副鼻腔炎，そして髄膜炎のような感染症は，特に若年者のCVTの原因として一般的である．高齢者では，すべての静脈血栓の場合と同様，凝固系亢進をきたす要因として悪性腫瘍の検索に特に注力すべきである．
*2 新生児の硬膜静脈洞は，硬膜静脈洞内の正常の多血症と脳血流量の増加のため高密度であり，CVTのようにみえる．

CASE 2

病歴 55歳女性．倦怠感．

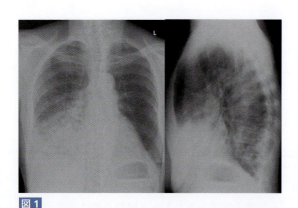

図1

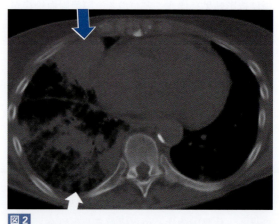

図2

画像所見

図1：胸部単純X線写真正面PA像および側面像にて，右中下葉に不均一な透過性低下域を認め，心右縁および右横隔膜に対してシルエットサイン陽性を呈している．正常の右肺門構造が不明瞭である．側面像では透過性低下は，右下葉よりも右中葉で強いことがわかる．また，右大・小葉間裂の肥厚も明瞭である．

図2：肺野CT横断像では，右中葉に腫瘤様の浸潤影（**青矢印**）を認め，右下葉には中葉に比してやや薄い不均一な浸潤影を認める（**白矢印**）．中下葉間膜の肥厚および結節状肥厚も認められる．

鑑別診断

肺炎，浸潤性粘液産生性腺癌，誤嚥性肺炎，サルコイドーシス．

最終診断

浸潤性粘液産生性腺癌．

解説

浸潤性粘液産生性腺癌は，従来，細気管支肺胞上皮癌（multicentric bronchoalveolar carcinoma）と呼称されていた．組織学的にはこのタイプの腺癌は豊富な粘液産生性腫瘍細胞がシート状に増殖し（lepidic growth pattern），しばしば強い浸潤性発育を示す．CT所見はair bronchogramを伴う浸潤影や多発性の充実～半充実性結節および腫瘤を呈する．下葉優位の分布が多い[1]．画像所見は細菌性肺炎に似るため，発熱や悪寒など感染性肺炎を示唆する臨床症状の有無が最も重要な鑑別点となる．感染症状に乏しい場合には，浸潤性粘液産生性腺癌を考慮する．

設問:理解を深めるために

*1 浸潤性粘液産生性腺癌に典型的な症状は何か?

読影医の責務

読影の際には受診時の画像所見のみでなく,病歴や過去画像との対比を行うことが非常に重要である.臨床症状ごとに鑑別診断を挙げ,腺癌が疑われる場合には気管支鏡検査を提案すべきである.細菌性肺炎が疑われる場合には,浸潤影の消退を確認するため治療後の画像撮像を推奨すべきである.

治療医が知っておくべきこと

- 浸潤影の位置・広がり・性状.
- 経時的変化(過去画像があれば).
- リンパ節腫大や胸水の有無.

解答

*1 腫瘍細胞からの粘液産生による気管支漏.

CASE 3

病歴 50歳男性．車との交通外傷．

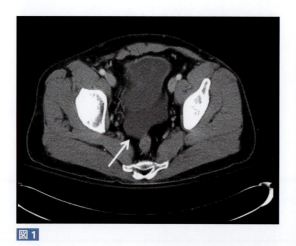

図1

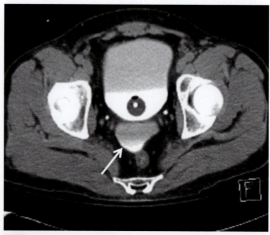

図2

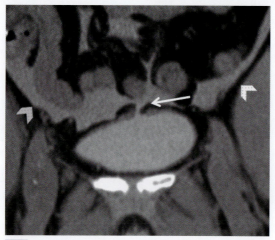

図3

画像所見

図1：骨盤造影CTの水平断で，膀胱背側に均一な液体貯留を認める（**矢印**）．

図2：CT膀胱造影の水平断で，骨盤腔内の後方に膀胱内造影剤が流出し層形成した高吸収な腹腔内液体貯留を認める（**矢印**）．膀胱内にFoleyカテーテルおよび層形成した造影剤があることがわかる．

図3：再構成されたCT膀胱造影の冠状断では，膀胱と腹腔内に高吸収の液体貯留を認める．膀胱頂部に欠損部（**矢印**）があり，造影剤が膀胱内から腸間膜や小腸係蹄，傍結腸溝（**矢頭**）に沿って腹腔内に漏出しており，膀胱破裂部を示している．

鑑別診断

腹腔内膀胱破裂，腹膜外膀胱破裂，複合破裂（腹膜内外破裂），血管損傷．

最終診断

腹腔内膀胱破裂．

解説

膀胱破裂は骨盤外傷において，特に骨盤骨折を伴う場合には頻度の高い損傷である．膀胱破裂の診断にはCT膀胱造影が有用である．腹膜内破裂は腹膜外破裂（80〜85％）より頻度は低いが，膀胱が緊満しているときの鈍的外傷時に発生しやすい（10〜15％）．腹膜内外への破裂がみられる同時破裂/複合破裂はさらにまれである．

Sandlerらは壁の損傷程度や損傷部位によって膀胱損傷を以下の5型に分類した[2]．

- **Type 1**：膀胱粘膜の不完全または部分的な裂傷を伴う膀胱挫傷であり，CT膀胱造影では正常の所見である．
- **Type 2**：腹膜と接する膀胱穹窿部の膀胱壁が水平方向に裂けることによる腹腔内破裂であり，腸間膜や小腸係蹄・傍結腸溝に造影剤の膀胱外漏出が認められる．
- **Type 3**：壁内出血を伴う膀胱内損傷である．造影剤は膀胱壁内に留まり膀胱外への漏出は認めない．
- **Type 4**：単純性および複雑性の腹膜外破裂である．単純性腹膜外破裂では破裂は膀胱周囲に限局している．複雑性腹膜外破裂では膀胱周囲を越えて広がり，Retzius腔などのさまざまな筋層や体腔にまで造影剤が入り込む．膀胱外漏出した造影剤が頭側は腎周囲腔や腎傍腔まで広がることもある．この型の破裂は通常，骨片や刺創による膀胱壁の裂傷が原因である．
- **Type 5**：腹腔内破裂と腹膜外破裂の複合した膀胱損傷である．

膀胱破裂のタイプを定義することにより，治療が規定される．Foleyカテーテルでの減圧による保存的治療は，膀胱挫傷および間質の損傷の際に行われる．腹腔内膀胱破裂およびこれを伴うような損傷では，開腹して外科的修復が必要である．腹膜外腔への破裂の場合は，膀胱頸部が損傷していない限り，通常，血尿がなくなるまでカテーテルの減圧で治療される．難治性症例では手術が行われる．カテーテル留置は尿道損傷を否定した後に行われる．

設問：理解を深めるために

*1 腹膜外膀胱破裂と関連する徴候は何か？
*2 通常の外傷プロトコールCTではどうして膀胱損傷が検出できないことがあるのか？

読影医の責務

膀胱損傷や破裂と診断した場合には，治療を行っている救急医や外傷医との迅速なコミュニケーションが求められる．外傷プロトコールCTで膀胱損傷が疑われる場合や，骨盤外傷/骨折が認められた場合には，膀胱造影CTによる評価が勧められる．

治療医が知っておくべきこと

- 膀胱損傷の分類．
- 骨盤損傷や骨盤骨折との関連．

解答

*1 腹膜外膀胱破裂後の膀胱造影CTでは，膀胱周囲に漏出した造影剤による「臼歯 molar tooth」徴候が典型的な所見である．
*2 通常のCTで膀胱破裂を可視化するためには，膀胱内が液体で満たされかつ内圧がかかっていなければならない．この条件は膀胱造影CTの場合には達成されるが，通常のCTではこの条件は必須ではなく膀胱の拡張具合もさまざまである．もし膀胱破裂が疑われるかもしくは骨盤外傷が存在するならばCT膀胱造影を行うべきである．

CASE 4

■病歴　45歳男性．車で木に衝突．救出に時間を要し，ER搬送まで低血圧が続いていた．

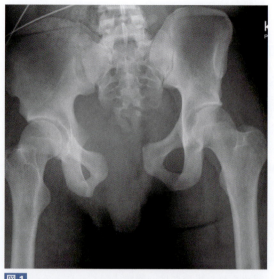
図1

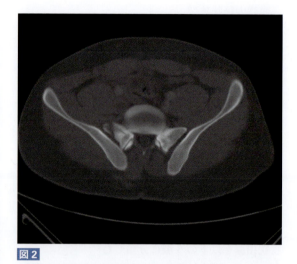
図2

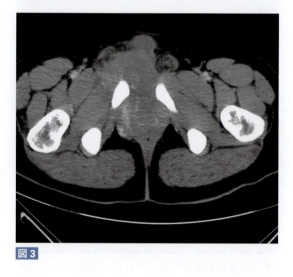
図3

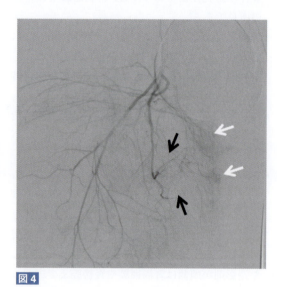
図4

画像所見

図1：骨盤単純X線（AP像）では右側の仙腸関節の離開を伴う5cm近くの恥骨結合の離開がみられる．右上部の仙骨翼骨折もみられている．
図2：右上部仙骨翼の高さでの骨条件の水平断CTでは垂直方向の仙骨翼骨折がはっきりわかる．
図3：軟部組織条件の水平断CTでは活動性出血

からなる高吸収域の大きな骨盤血腫がみられる．
図4：選択的右内腸骨の血管造影では多数の末梢の枝からの contrast blush がみられる（白矢印）．数枚後の写真では，contrast blush がその近傍にもみられる（黒矢印）．

鑑別診断

寛骨臼骨折，恥骨骨折，仙腸関節離開，open book 型骨盤骨折．

最終診断

活動性動脈出血を伴う open book 型骨盤骨折．

解説

open book 型骨盤骨折は高エネルギー外傷，最も一般的には交通外傷（60％）や高所墜落（30％）で生じ，多発外傷とも関連し，より一般的には若年者に起こる[1]．高齢者は統計的に open book 型骨盤骨折は，しばしば低エネルギー外傷によって起こるといわれている．骨盤輪骨折はあまり一般的でなく，全骨折の約1.5％のみである[2]．open book 型骨盤骨折は，骨盤に対する前後（AP）方向の圧力によって起こる骨盤輪破裂のタイプの骨折である．この圧力は結果として前方成分の損傷（恥骨結合離開もしくは恥骨骨折）から始まる広範囲にわたる損傷を起こし，骨盤後方成分の損傷を含めるとより重症になる．そのような損傷の例には靭帯破裂と骨折の両方が含まれる〔仙結節靭帯，仙棘靭帯の断裂の有無にかかわらず偏位した恥骨結合，上仙腸関節（SI）の開大，完全な仙腸関節の偏位，恥骨骨折，腸骨後方骨折，仙腸翼骨折など〕．AP方向の圧力によって起こる重症外傷の一つである open book 型骨盤骨折は，恥骨結合は離開し，前方の仙腸靭帯は断裂し，結果として片側骨盤が外側へ開く．本を開いた形に似ている．高エネルギー外傷により起こる open book 型骨盤骨折は不安定であり，致死的骨盤内損傷と関連する．素早い認識と管理が罹患率，致死率を抑えるのに必須である．

骨盤は恥骨と坐骨で構成される前方成分と，腸骨，仙腸関節，仙骨で構成される後方成分に分けられる．受傷機転を分類することにより，前方成分や後方成分の骨盤損傷のパターンによる治療や予後を予測するのに役立つ．Young and Burgess 分類は外力の方向のメカニズムを元に骨盤輪損傷を4つ〔前後方向の外力（前述），側方の外力，垂直剪断力，複合型〕に定義した．側方外力による損傷は，骨盤に対して押し込むような力が加わったときに起こり，結果として恥骨枝と後方成分を横断する骨折を起こす．垂直剪断力は結果として恥骨結合，仙腸関節，腸骨翼，仙骨において垂直方向の偏位を起こす．複合型のメカニズムは側方の外力，前後方向の外力，垂直剪断力のいずれかの組み合わせからなり，最も一般的な複合型のメカニズムは側方の外力と垂直剪断力の組み合わせである．この分類は治療指針にもなり，関連する損傷を予測することができるため，治療医にとってとても有用である．

骨盤輪損傷の診断は通常臨床的に行われる．外傷初期評価には骨盤 AP 写真が含まれており，しばしばそれは骨盤輪破綻の初期の手がかりとなる．これらの手がかりとして恥骨結合の離開，恥骨骨折のどちらか，もしくは両者が挙げられる．仙腸関節の離開，腸骨後部の骨折もみられることがあるが，後方成分の損傷は，通常 X 線での評価は困難である．外傷初期の単純 X 線写真を信頼してしまうとピットフォールに陥ることがある．さらなる画像評価のために循環動態が安定しているならば，関連する損傷や合併症（例えば血管や実質臓器損傷）を評価するために CT が行われる．患者は CT の時点ですでに骨盤の安定化ができていることが期待される．前後方向の外力で起こる損傷の安定化は，恥骨結合離開の程度や後方成分が破裂しているかどうかで特徴づけられる．前後方向の外力による損傷は，恥骨結合離開が 2.5 cm 未満で後方成分の損傷がなければ安定していると考える．不安定な前後方向の外力による損傷は，2.5 cm 以上の恥骨結合の離開，仙腸関節の離開，後方成分の骨折を伴うものである．2.5 cm を超える恥骨結合の離開は仙結節靭帯と仙棘靭帯の断裂を示唆し，それはある程度の回旋不安定性をもたらす．

open book 型骨盤骨折の管理は，初期の循環動

態の蘇生や，骨盤の一時的な固定，牽引，創外固定を含んだ迅速な骨折の整復である．循環動態が不安定な不安定性骨盤骨折は血管損傷が示唆され，迅速な輸液や輸血による蘇生が必要である．創外固定や骨盤固定具は骨盤の安定化が図れるが，経カテーテル的動脈塞栓術や骨盤内パッキングは持続する出血に対してはしばしば必要となる．骨盤固定具を使用した後で患者の循環動態が安定したままであっても，CTが活動性出血の所見を呈する場合は，経カテーテル的動脈塞栓術が考慮される．

設問：理解を深めるために

*1 単純X線写真にみられない可能性のある合併症/損傷は何か？

読影医の責務

open book型骨盤骨折は外科的緊急事態であり，うまくいけば臨床的にも明らかである．専門の臨床医にただちに電話をかける必要がある．

治療医が知っておくべきこと

- 恥骨結合の離開の程度や仙腸関節の関与の程度．
- 開放骨折か閉鎖骨折か．
- 合併損傷や骨折との関連．

解 答

*1 open book型骨盤骨折に関連する軟部組織損傷は，静脈や動脈損傷によって起こる後腹膜血腫，膀胱や尿道破裂(損傷)，胃腸管損傷，腰仙骨神経叢の損傷も含んでいる．膀胱や尿道損傷は，骨盤骨折の4〜25％で起こることが報告されており，脚が開いた状態での外傷（恥骨結合に動揺性が生じる外傷）では，より一般的である[2]．CTは出血や膀胱損傷を描出することができる．逆行性尿道造影は尿道損傷の評価に有用である．身体所見は腰仙骨神経叢の損傷を見つけるのに有用である．MRIや神経伝導検査は確定診断のためには必要となる．

CASE 5

病歴 6歳女児．抗菌薬および圧均等化チューブ留置にもかかわらず，弛緩熱，左耳の腫脹，両耳の膿性耳漏をきたした．

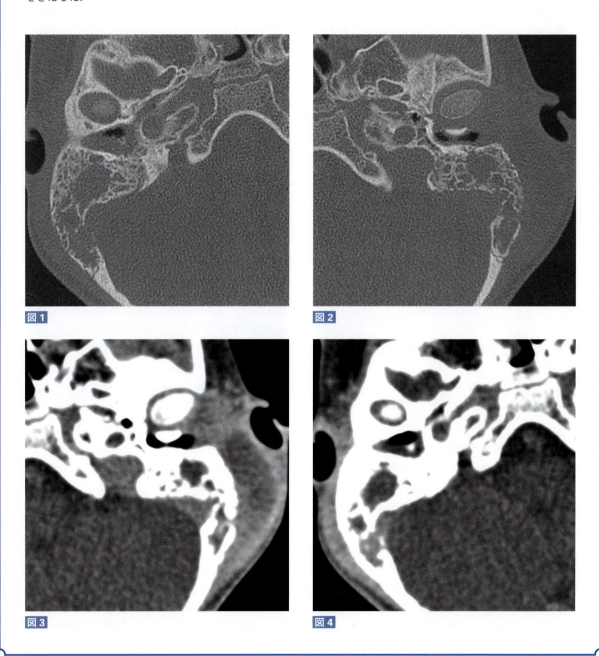

図1　図2

図3　図4

画像所見

図1, 2：側頭骨の造影CT水平断を骨条件で示す．両側の乳突蜂巣にびまん性の骨透亮像があり，また両側の乳様突起および中耳に透過性低下を認める．左乳様突起の外側縁に沿って非対称な充満の所見がある．

図3, 4：同レベルの軟部組織条件では左乳様突起の外側縁に沿って周囲に造影効果を伴う骨膜下液体貯留が明確に認められる．

鑑別診断

上記画像所見は典型的な乳様突起炎であり，他に鑑別疾患は挙がらない．横紋筋肉腫，Langerhans細胞組織球症や動脈瘤性骨嚢胞などの疾患は乳様突起に破壊性の骨変化をきたしうるが，鼓膜の異常を含め中耳の変化はまれである．流行性耳下腺炎やリンパ節腫脹は乳様突起炎に似た前耳の腫脹をきたすことがあるが，骨変化や骨膜下膿瘍を生じることはまれである．

最終診断

癒合性乳様突起炎および骨髄炎とそれによる骨膜下膿瘍．

解説

急性乳様突起炎は幼児に最も好発し，急性中耳炎の一般的な合併症である．乳突蜂巣は鼓室を介して中耳と交通している．同様に中耳は耳管を介して鼻咽頭と交通している．このため未治療もしくは完全に治癒していない急性中耳炎は乳様突起炎の原因となりうる．

急性中耳炎は臨床診断であり，発熱，耳痛および耳鏡上の紅斑を示す．耳鏡上，鼓膜が正常であれば急性乳様突起炎は否定的である．大半の症例は重篤な合併症なく軽快し，画像検査は役に立たない．しかしながら，適切な抗菌薬投与にもかかわらず症状が改善しない患者や重篤な急性中耳炎に矛盾しない臨床像を呈する患者に対しては，急性乳様突起炎を除外するためにCTが必要となる．重篤な急性中耳炎および急性乳様突起炎は類似した臨床所見を示すが，急性乳様突起炎は長く持続しがちであり頻回に再発をきたす．

初期の乳様突起炎は乳突蜂巣の不透明化および中耳の滲出液によって特徴づけられ，骨吸収や骨膜炎を示さない．通常，初期の乳様突起炎を治療するには抗菌薬単独で十分である．

より進行した急性乳様突起炎は癒合性乳様突起炎として知られ，含気乳突蜂巣壁を貫く骨浸潤およびより大きな化膿性嚢胞への癒合の存在によって初期の乳様突起炎とは区別される．癒合性乳様突起炎の治療では抗菌薬に加えて鼓膜切開術，外科的排膿およびしばしば乳様突起切除術が必要となるため，その区別は重要である．

癒合性乳様突起炎の診断がなされた時期にかかわらず，続発する合併症を見逃さないよう特別に注意を払わなければならない．骨吸収が外側乳突蜂巣皮質を貫いて外側に進展する場合，**図4**に示すように骨膜下膿瘍を引き起こしうる．

急性乳様突起炎に関連する合併症には錐体尖端炎，硬膜外膿瘍，硬膜静脈血栓静脈炎や内耳炎が含まれる．その他のまれな合併症には髄膜炎，硬膜下膿瘍，実質内膿瘍，頸動脈攣縮や頸部深部膿瘍が含まれる．

CT所見によって臨床像が説明されない場合や頭蓋内合併症の可能性が懸念される場合には，精査目的に脳のMRIを施行すべきである．

設問：理解を深めるために

＊1 急性乳様突起炎において感染が拡大する4つの主要経路は何か？

読影医の責務

もし臨床所見もしくはCT所見を踏まえて頭蓋内合併症が疑われる場合，乳様突起炎および画像で認めた合併症の所見を報告することである．それと同様に重要なのは，CTの限界を明確にすることである．これらの場合には精査のためにMRIが推奨される．

治療医が知っておくべきこと

- 乳様突起炎があるか. もしあれば, 片側か両側か. 急性か慢性か. もし急性であれば, 初期か癒合性か.
- 乳様突起炎がないのであれば, 患者の症状を説明しうる他の鑑別疾患があるか.
- 乳様突起炎に関連する明らかな合併症があるか.
- 追加での画像検査が推奨されるか. 前記を参照.

解 答

＊1 既存の経路, 骨びらん（骨皮質の一部不連続な部位）, 血栓性静脈炎, 血行性進展.

CASE 6

▪病歴 67歳男性．胸痛，血圧低下，好中球の上昇あり．

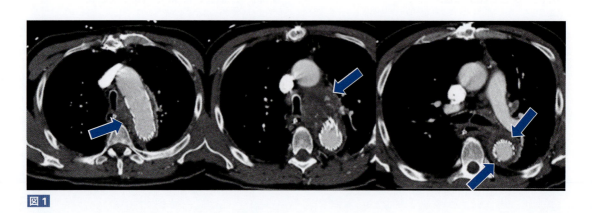
図1

画像所見

図1：胸部連続造影CTの水平断で大動脈のステントグラフト，ならびに弓部，胸部下行大動脈を取り巻く軟部組織の不整な造影効果がみられる（青矢印）．

鑑別診断

大動脈炎に伴う大動脈ステントグラフト感染，急性縦隔血腫，小細胞癌．

最終診断

大動脈炎に伴う大動脈ステントグラフト感染．

解説

急激な大動脈の異常がみられるときは，CT血管造影（CTA）が第1選択となる．感染性大動脈炎では，大動脈に隣接して脂肪組織や液体貯留を伴い，大動脈周囲の軟部組織の異常がみられる．また一般的ではないが，大動脈周囲のガス像がみられることもある．単純CTもまた有用である．なぜなら造影剤による大動脈周囲の軟部組織の造影効果は，急性の血腫とは異なるからである[1]．感染性大動脈炎は典型的にはアテローム性動脈硬化性動脈瘤（真菌性動脈瘤）の状態のときに起こる．しかし本症例のように，ステントグラフトの感染の結果として起こることもある．感染した動脈瘤に関連した画像所見を認識することは，死亡率が高い点を考慮したうえでも，早期診断や適切な治療法の確立に重要である．抗菌薬の静脈内投与が重要であり，可能な限りステントを除去し，血行を再建することが重要である[2,3]．

設問：理解を深めるために

＊1 感染した血管ステントで同定される最も一般的な病原菌は何か？

読影医の責務

読影医は大動脈周囲の軟部組織の異常な造影所見をただちに報告する必要がある．それにより抗菌薬の静脈内投与を行うことができ，またICUで

の入院を準備することができる．時にドレナージが治療のオプションとなることがあるため，明らかな膿瘍の存在もまた報告すべきである．大動脈径の変化や，ステント損傷の証拠もまた重要である．

治療医が知っておくべきこと

- 異常な大動脈周囲の軟部組織影の位置と程度．
- 慢性化（過去の画像があれば比較する）．
- 前記のその他の所見．

解 答

*1 グラム陰性サルモネラ桿菌とグラム陽性レンサ球菌[3]．

CASE 7

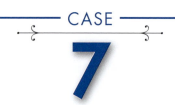

- **病歴** 18歳女性．歩行者対車の交通外傷．

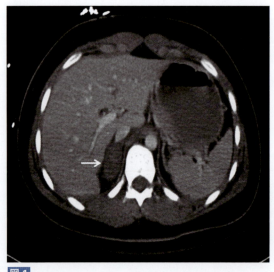

図1

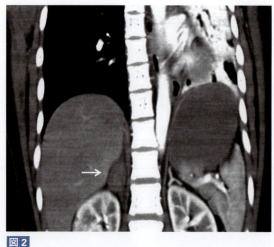

図2

画像所見

図1, 2：腹部造影CTの水平断と冠状断で，右副腎にCT値56 HUの濃い増大した血腫を認め，周囲組織の混濁を伴う（**矢印**）．左副腎は正常．冠状断で，左気胸および虚脱した左肺を認める．

鑑別診断

副腎出血，副腎腺腫，副腎腺癌，転移性副腎腫瘍，副腎リンパ腫，副腎感染（結核性もしくは真菌性）．

最終診断

外傷性副腎出血．

解説

CTは副腎の評価に有用な検査である．副腎出血のCT所見は，球形や卵形の高吸収な腫瘤（通常50〜90 HU）と副腎周囲組織の混濁を伴う非対称性の副腎腫大である．横隔膜脚の肥厚がみられることもある．副腎出血のサイズと濃度は時間の経過に伴い減少していき，多くは完全に消失する．慢性の血腫は，中心が低吸収もしくは副腎の萎縮を伴う壁の薄い出血性の仮性嚢胞を呈する．成人の場合は1年以内，新生児では1〜2週間以内に石灰化が認められることもある．

腹部鈍的外傷は片側性の副腎出血のありふれた原因であり，損傷は右副腎に多い．これは右副腎が肝と椎骨に直接圧挫されることや，下大静脈圧迫により右副腎内の静脈圧が上昇することが原因と考えられているからである．右副腎出血は肝損傷や脾損傷，両側腎損傷，右気胸に合併すること

が多い．左副腎出血は脾損傷，左腎損傷，左気胸に合併することが多い．両側副腎出血は外傷の場合にみられることはまれであるが，もし発生した場合には急速に副腎不全へと進行する．

　成人の場合，外傷以外の原因による副腎出血は敗血症のような重症疾患やストレス，腫瘍，手技，抗凝固療法中にみられることが多い．新生児の副腎出血は周産期のストレスや分娩に関連する損傷によって起こりやすい．胎児の副腎は大きく血管に富み，生後6週間までに急速に縮小する．もし典型例のように胎児の副腎組織が巻き込まれているだけであれば，新生児は通常は副腎不全を発症しない．副腎血腫は神経芽腫と類似しているため，血腫が縮小していくことを確認するためにフォローアップの超音波が勧められる．

　副腎出血の予後は血腫の広がりよりもその原因によって規定される．片側の副腎出血であれば，副腎機能も正常であり血腫も通常は消失する．治療は通常は内科的な支持療法であり，手術となることはまれである．副腎摘出術を行うのは出血をきたした腫瘍性病変が存在した場合に限定される．

設問：理解を深めるために

*1 Waterhouse-Friderichsen症候群とは何か？

*2 急性の腫瘍内副腎出血はどのような腫瘍に最も多くみられるか？

読影医の責務

　副腎出血は他の外傷性損傷やショック・敗血症を伴うことが多いため，速やかに報告しなければならない．特に両側副腎出血の場合，ステロイド補充療法をただちに開始することは重要である．

治療医が知っておくべきこと

- 巻き込まれている副腎が片側性か両側性か．
- 外傷の場合には他の臓器損傷の同定．
- 悪性腫瘍除外のため副腎出血のフォローアップ推奨．

解 答

*1 Waterhouse-Friderichsen症候群とは敗血症に起因する非外傷性の両側副腎出血である．起因菌には髄膜炎菌，インフルエンザ菌，緑膿菌，大腸菌，肺炎球菌が挙げられる．

*2 最も副腎出血をきたしやすいのは褐色細胞腫である．

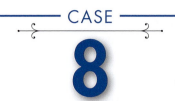

- **病歴** 41歳男性．スキー外傷後の膝痛．

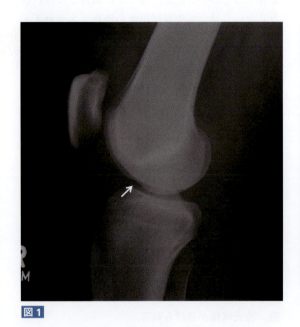

図1

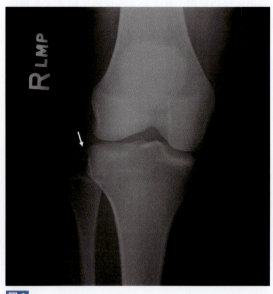

図2

画像所見

図1：右膝単純X線写真側面像．中等量から多量の関節液貯留と大腿骨外側の荷重部関節面の陥凹（deep lateral sulcus terminalis）がみられる（**矢印**）．
図2：別の患者の右膝単純X線写真正面像．脛骨外側顆辺縁に垂直方向の剥離骨片を認める（**矢印**）．

鑑別診断

図1：正常破格，陥没骨折，靭帯損傷を伴う陥没骨折．
図2：裂離骨折，直達外力による骨折，骨棘，副小骨，異所性骨化．

最終診断

図1：大腿骨外側の荷重部関節面の陥凹．
図2：Segond骨折．

解説

　ACL（前十字靭帯：anterior cruciate ligament）損傷は，特にアメリカンフットボールやサッカー，スキーなどのスポーツに伴う膝の損傷のなかで，頻度の高い疾患の1つである．ACLは顆間靭帯であり，近位では大腿骨外顆の内後側に，遠位では脛骨の内側顆間隆起に付着している．その機能は，脛骨の前方移動や膝関節の過伸展を防ぐことである．ACL損傷の一般的な機序には，伸展位での膝の外反ストレスやpivot shiftが挙げられる．pivot shift損傷は，脛骨の外旋や大腿骨の内旋と

同時に屈曲した膝へ外反ストレスが加わることによって生じる．これは急速に減速すると同時に方向転換を行う動作の際にみられる．ACLの不完全損傷は，臨床的にも画像診断的にもしばしば見逃され，初診時に正しい診断に至る例は9.8％に過ぎないという報告がある[1]．正しい診断がなされなければ，ACLによる関節の安定性が損なわれるため，早期に変形性関節症が生じる可能性がある．

ACL損傷は，ほとんどの症例で身体所見により診断され，迷う症例ではMRIにより確定診断に至る．また，単純X線写真でもSegond骨折やdeep sulcus signがみられれば，ACL損傷が示唆される．Segond骨折は脛骨外側顆辺縁の剥離骨折である．Segond骨折の正確な原因についてはいまだ定まっていないが，最近では，この骨折は非常に薄い前外側靱帯の剥離によって生じると考えられている．Segond骨折は，単純写真の正面像で評価し，脛骨高原に平行に突出する小さな曲線状の骨片として認められる．CTの感度は高いが，ほとんどの症例では靱帯の評価のためMRIが優先される．Segond骨折はACL損傷症例の75～100％に認められ[2]，半月板損傷の合併も多い．

deep sulcus signは，lateral femoral notch signとしても知られているが，損傷時のpivot shiftの過程で，大腿骨外顆が脛骨高原の後側方へ衝突して生じる大腿骨外顆の陥凹骨折を表している．荷重部関節面の陥凹は，膝蓋大腿関節と脛骨大腿関節の間に位置してみられる．諸説あるが，感度はきわめて低いものの，陥凹が1.5 mmを超えればACL損傷が示唆される．2 mmを超える陥凹がみられれば，特異度は100％，感度は3％と報告されている．1.5 mmを超える陥凹の場合では，特異度は78％，感度は37％となる[3]．陥凹が2つみられる場合，double notch signと呼称され，ACL損傷の特異度は100％に達するが，感度は17.2％と低い[4]．

Segond骨折やdeep sulcus signが単純X線写真でみられれば，靱帯損傷を併発している可能性が高く，MRIが推奨される．そのほか，単純X線写真の所見にarcuate signがある．これは弓状靱帯複合体の付着部での腓骨近位の剥離骨折の所見で，後外側支持機構の損傷が示唆され，ACL損傷の合併もしばしばみられる．

設問：理解を深めるために

＊1 reverse Segond骨折はどの靱帯の損傷と関連があるか？

読影医の責務

ACL損傷は緊急を要しない．適切な時期に報告書を作成する．

治療医が知っておくべきこと

- Segond骨折やdeep sulcus signは，ACL損傷の非常に特異的な所見である．確定診断のため待機的にMRIを撮像する．

解答

＊1 reverse Segond骨折は，頻度は低いが，脛骨内側縁に沿った剥離骨折であり，PCL（後十字靱帯：posterior cruciate ligament）損傷や内側側副靱帯損傷の合併が多い．PCL損傷は，膝を屈曲した状態で転倒した際や，交通事故による外傷，特にダッシュボードで膝に強い力が加わった際に生じる．PCLは大腿骨内顆の前方および脛骨の顆間区後方に付着している．PCLは膝が屈曲位の際に緊張するため，屈曲位では損傷しやすい．いわゆるダッシュボード損傷では，交通事故の際にダッシュボードが前方より衝突することで，脛骨に後方への強い力が加わり，PCL損傷が生じる．

CASE 9

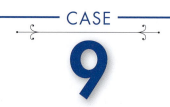

- **病歴** 28歳男性．自動車衝突事故後の腰痛，下肢筋力低下．

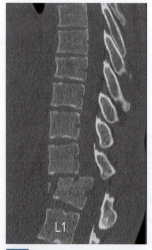

図1

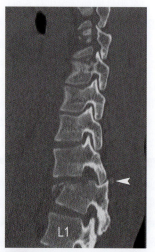

図2

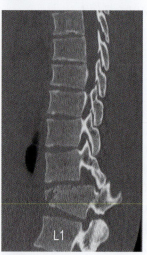

図3

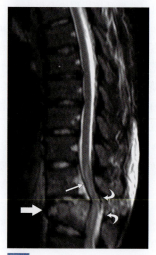

図4

画像所見

図1：胸椎CTの正中線での矢状断で，骨折片の前方転位を伴うT12の前方圧迫骨折およびT12に対するT11椎体の前方すべり症を認め，結果として重度の脊柱管狭窄を認める．

図2, 3：胸椎矢状断CTの正中線左方（**図2**）と正中線右方（**図3**）では，T12椎体の左上関節突起の小さな転位骨片（**図2矢頭**）を伴う両側の椎間関節脱臼（jumped facet）を認める．

図4：STIR MRの矢状断では，骨折によるT12全体の高信号な骨髄浮腫を認める．前縦靱帯（**太矢印**）がT12前面から分離し，後縦靱帯（**細矢印**）が靱帯下の急性出血によりT11椎体後面から持ち上がっている．また，棘間靱帯および棘上靱帯内の異常信号を伴う棘突起間の広がりと，黄色靱帯（**曲矢印**）の不連続性があり，後方靱帯の複合損傷を示している．圧迫による急性脊髄損傷の結果として，重度の脊髄狭窄と脊髄信号の増加を認める．

鑑別診断

画像所見からは，両側の椎間関節脱臼を伴う屈曲伸延損傷の診断となる．考慮すべき他の損傷にはChance骨折および破裂骨折が含まれる．Chance骨折もまた屈曲伸延損傷の一種であるが，椎体，椎弓根および棘突起へと骨折が水平に広がる．破裂骨折は椎体が粉砕される圧迫損傷で，椎体後部の脊柱管内への後方突出を伴う．椎間関節の脱臼は破裂骨折では特徴的でない．

最終診断

両側椎間関節脱臼を伴う胸椎の屈曲伸延損傷（両側椎間関節の前方脱臼）．

解説

この症例では，損傷の機序は重度の屈曲伸延損傷に相当し，前柱への軸方向の負荷損傷，中央柱への引っ張り損傷，および椎間関節脱臼，嵌頓を伴った後方靱帯損傷を認める．この損傷形態は，強い減速力による損傷の可能性が高く，この症例ではMVC（自動車衝突：motor vehicle collision）が原因であった．骨性および靱帯性成分による不安定な損傷であり，その後，両側椎弓根スクリュー，固定ロッド，および椎弓間骨移植を用いてT9〜L2椎体の固定術を行い，整復された．

重度の脊髄損傷が多くの患者に残り，医療システムへ甚大な影響をもたらす．毎年1万人を超える患者が脊髄損傷を患っており，約1/3で対麻痺または四肢麻痺がみられる．通常，胸腰椎の骨折は，MVCまたは墜落で発症し，T12〜L2レベルに約60％が発生する．

脊椎骨折は，脊柱を3つの構成成分に分けて考えるDenis分類を用いてしばしば説明される．すなわち，
・前柱（前縦靱帯，椎体／椎間板の前方2/3）
・中央柱（後縦靱帯，椎体／椎間板の後方1/3）
・後柱（関節突起，椎弓根，棘突起，椎間関節包，黄色靱帯，棘間および棘上靱帯）

である．これは急性脊髄損傷の初期評価を可能にし，3つの柱のうち2つが崩れた状態を不安定であると表現される．中央柱が損傷した場合は，多くの場合，他の柱も損傷を受けている可能性が高いと推測される．TLICS（胸腰椎損傷重症度のスコアリング：thoracolumbar injury classification severity score）のように，最新の画像技術を取り入れ，患者の骨折形態，後方靱帯複合組織の完全性および神経学的状態に基づいた，より新しく詳しい分類もあり，治療アルゴリズムの選択を容易にする．

多断面再構成を用いたCTは，骨折および骨のランドマーク同定のための最適なモダリティである．MRIは，放射線画像でははっきりとわからない椎骨骨折を同定することができ，また，靱帯，椎間板および脊髄損傷の評価に不可欠である．著明な浮腫や大量の脊髄内出血が存在すると神経学的転帰がより不良になる．

設問：理解を深めるために

＊1 CT所見陰性なら，不安定な脊椎損傷は除外できるか？

読影医の責務

重度の脊椎損傷／骨折の所見および脊柱管狭窄の所見は，依頼した臨床医にただちに伝えるべきである．評価し，一般的な固定，牽引および手術を含む迅速な治療を可能にするためにはタイミングが不可欠である．靱帯，椎間板および脊髄損傷のようなCTでははっきりと同定できない所見を精査する場合にはMRIを提案するべきである．

治療医が知っておくべきこと

CT：
- どの構造が骨折したか．可能性のある損傷機序は何か．
- 不安定な損傷が存在する可能性があるか．
  ・脊椎構造の不整列や転位があるか．椎間関節の位置がずれているか（亜脱臼か嵌頓か）．回転している構成成分はあるか．
  ・椎間腔，椎間関節，または後方成分が広がっているか．これらは靭帯損傷の存在を示唆している可能性があるか．
- 有意な脊髄狭窄はあるか．脊柱管内に骨片があるか．
- 腹部内臓損傷が存在するか．

MRI：
- 脊髄が圧迫されているか．脊髄に浮腫や出血があるか．
- 靭帯断裂の所見があるか．もしそうなら，どの靭帯が関与しているか．
- 有意な硬膜外血腫または外傷性椎間板ヘルニアの所見はあるか．

解 答

*1 いいえ（除外できない）．分離された靭帯損傷は，進行性で深刻な不安定性を引き起こすことがある．MRIは靭帯，椎間板，および脊髄損傷をよりわかりやすく視覚化できる．これらの損傷のうち，いくつかはCT所見からも推測することができるかもしれないが，放射線画像でははっきりと指摘しえない損傷をMRIは同定できる．

CASE 10

■病歴　71歳女性．胸痛，慢性咳嗽．

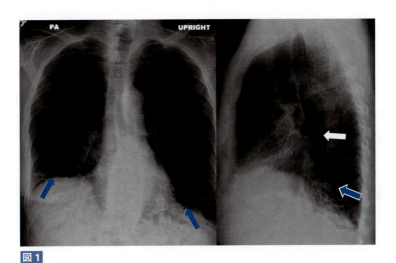

図1

画像所見

図1：胸部正面PA像および側面像では，両側の肺底部優位な線状陰影と気管支拡張症（**青矢印**）を認める．また，食道内に液面形成（**白矢印**）を認める．

鑑別診断

嚢胞性線維症，COPD（慢性閉塞性肺疾患：chronic obstructive pulmonary disease）増悪，食道機能不全による誤嚥から引き起こされる気管支拡張症．

最終診断

食道機能不全による誤嚥によって引き起こされる気管支拡張症．

解説

慢性または反復性の誤嚥は，慢性気道炎症による肺底部優位の気管支拡張症を引き起こし，未治療の場合には最終的に線維化を引き起こす可能性がある．胸部X線写真では，気管支拡張症は拡張した気道として認められ，しばしば，"tram-tracking"と呼ばれる，正常な先細り像を欠いた気管支壁の肥厚や屈曲を伴う．肺の末梢の気道の見え方は異常で，通常，小さな末梢気管支は胸部X線には写らない[1]．誤嚥には多くの原因があり，嚥下や食道の機能不全による逆流が最も一般的である．通常，胸部X線上の食道では空気がほとんどまたはほんのわずかしか認めないため，食道内の液面形成は異常となる．この症例では，患者は胸痛と咳嗽が認められている．胸痛は逆流か，もしくは食道機能不全（中部食道で液面形成している）により引き起こされており，咳嗽は誤嚥による声帯刺激か，拡張気管支からの分泌物の排泄低下か，もしくはその両方によって引き起こされてい

る[2]．もちろん，この年齢層では心疾患による胸痛は除外された．

設問：理解を深めるために

＊1 肺底部優位の気管支拡張症の他の病因は何か？

読影医の責務

読影医は，さらなる精査が行われるために，所見を集約して報告し潜在的な病因を示唆する必要がある．急性誤嚥性肺炎（この症例ではみられない）の存在は，嫌気性菌をカバーした抗菌薬の選択が必要となるため，報告すべきである．

治療医が知っておくべきこと

- 異常所見の場所と程度．
- 慢性か（以前の検査が比較可能な場合）．
- 誤嚥性肺炎の存在．

解 答

＊1 PCD（原発性線毛機能不全：primary ciliary dyskinesia），免疫グロブリン欠損症，a_1アンチトリプシン欠損症[3]．

CASE 11

病歴 80歳男性．急性発症の腹痛および腹部膨満感．

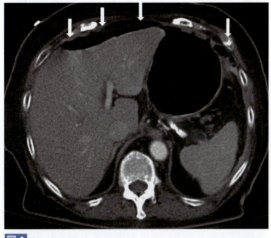
図1

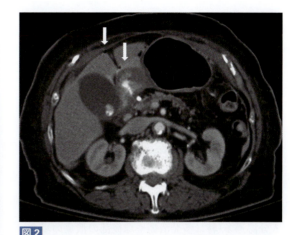
図2

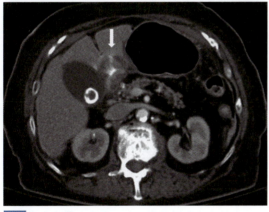
図3

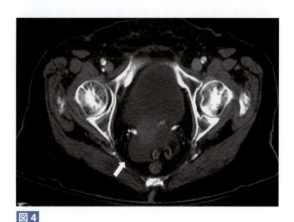
図4

画像所見

図1：上腹部造影CTの水平断で，腹側に腹腔内遊離ガスを認める（**矢印**）．

図2：上腹部造影CTの水平断で，十二指腸球部は円周性に肥厚しておりその内腔に経口造影剤を含んでいる．球部に隣接して前方に，高吸収の液体といくつかの腸管管腔外気泡を認める（**矢印**）．

図3：上腹部造影CTの水平断で，十二指腸球部の内腔から壁を貫く線状の高吸収域を認めており，経口造影剤の腸管管腔外漏出が示唆される（**矢印**）．

図4：骨盤造影CTの水平断で，骨盤底に腹水を認める（**矢印**）．

鑑別診断

医原性十二指腸穿孔，穿孔性十二指腸潰瘍，Crohn病，十二指腸炎，十二指腸癌，十二指腸憩室炎，外傷性十二指腸損傷，胆嚢炎，膵炎．

最終診断

穿孔性十二指腸潰瘍．

解 説

十二指腸潰瘍は十二指腸球部に発生しやすい．診断・治療がこの数十年で飛躍的に進歩したにもかかわらず，Helicobacter pylori（H. pylori）感染とNSAIDsの使用が十二指腸潰瘍の最も多い原因である．潰瘍の他の原因としてCrohn病や，他の感染性の病原体，悪性新生物，ガストリノーマによる分泌過多（特に多発潰瘍や球後部の潰瘍の場合）などが挙げられる．

消化性潰瘍の症状には焼けるような心窩部痛がある．これは食後2～4時間後に発生し，食事摂取や制酸薬によって軽快する．しばしば受診の数日～数週間前から症状が始まっていることも多く，寝ているときに痛みで目が醒めることも多い．H. pyloriの感染は血中抗体や便中抗原，尿素呼気試験などで同定される．潰瘍のリスク因子にはNSAIDsやH. pylori，ステロイド，飲酒，ICU滞在のようなストレス要因などが挙げられる．

上部消化管内視鏡検査が発達し，病理学的な診断だけでなく出血性潰瘍の場合には治療までも行えるようになったため，上部消化管透視は減多に行われなくなった．腹部X線では十二指腸の穿孔部位によって腹腔内か後腹膜に遊離ガスを認める．

非穿孔性十二指腸潰瘍は，ほとんどの場合CTでは検出できない．しかし十二指腸潰瘍や十二指腸炎を示唆する所見を見つけるためにはCTは優れている．CT所見には十二指腸壁の肥厚・浮腫，周囲脂肪織混濁，管腔の狭小化，十二指腸閉塞のため2次性に拡張した胃などが含まれる．穿孔した場合のCT所見には，十二指腸壁の肥厚，遊離腹腔内や後腹膜のガス像や液体貯留があり，穿孔部位からの経口造影剤の管腔外漏出がみられることもある．穿孔性十二指腸潰瘍の所見は，少量の腹腔内遊離ガスであったり，十二指腸周囲の脂肪層の不明瞭化のみであったりと捉えづらいこともある．穿孔性十二指腸潰瘍は胆嚢炎と並んで腹部CTで見逃されやすい2大急性腹症の1つである．

限局した穿孔と十二指腸憩室がまぎらわしい場合があるが，十二指腸憩室は通常下行脚の内側に発生し，滑らかな円形の境界を呈し周囲の脂肪織混濁を伴わない．

医原性のものでなければ，穿孔性十二指腸潰瘍は穿孔性胃潰瘍やS状結腸憩室炎に並び腹腔内遊離ガスの頻度の高い原因の1つである．最近の手術歴がない場合，網嚢腔の遊離ガスは通常胃後壁の潰瘍か十二指腸潰瘍の穿孔に続発し，前腎傍腔の遊離ガスは球後部の潰瘍穿孔を示唆する．S状結腸窩や左下腹部の遊離ガスの多くはS状結腸憩室穿孔が原因である．

穿孔性十二指腸潰瘍の治療は手術である．もしH. pylori保菌者であれば，抗菌薬と制酸薬による治療の適応となる．非保菌者であればPPIかH_2受容体拮抗薬を投与する．

設問：理解を深めるために

*1 なぜ穿孔性十二指腸潰瘍は見逃されやすいか？
*2 胃壁の肥厚を伴う穿孔性球後部十二指腸潰瘍の原因として考えやすいものは何か？

読影医の責務

穿孔性十二指腸潰瘍は緊急手術を要する病態であるため，検査をオーダーした医師にただちに知らせなければならない．

治療医が知っておくべきこと

- 十二指腸の穿孔部位．腹腔内か後腹膜か．
- 腹腔内遊離ガスの存在とその原因．脂肪織混濁や腸管壁肥厚，異常なガス像などわずかな所見であっても同定する．

解 答

*1 十二指腸炎や十二指腸穿孔の所見はごくわずかなこともあるため,十二指腸を読影するときは特に注意を要する.

*2 ガストリノーマからのガストリン過剰分泌によるZollinger-Ellison症候群.

CASE 12

病歴 人工関節置換術後の患者．同側の股関節痛，腫脹，発赤，発熱を主訴に受診．

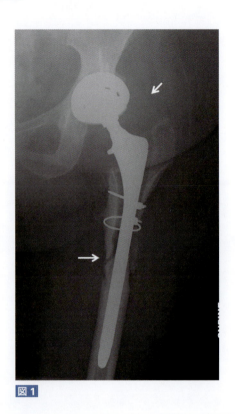
図1

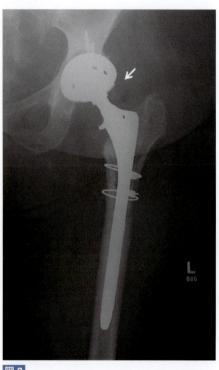
図2

画像所見

図1：左股関節の前後（AP）像．左全人工股関節がみられ，大腿骨骨幹部上半の過度なゆるみとそれに関連した人工関節周囲の病的な骨折（**長矢印**）を認める．

図2：1年前の同部位のAP像．同じ人工関節が十分正常に骨を支持している．また**図2**と比較して**図1**では左股関節に液体貯留による大きな軟部組織濃度がみられるのも注目すべきである（**短矢印**）．（画像はNC. Chapel Hill, University of North CarolinaのJordan Renner医師の厚意による）

鑑別診断

局所的な疾患，人工関節の弛緩，骨髄炎/感染性関節炎，滑膜下囊胞，溶骨性腫瘍．

最終診断

人工股関節感染．

解説

不安定性，非感染性のゆるみ，そして感染は，人工関節置換術後に再置換を引き起こす股関節痛の中で最も多い原因である．感染は初回の人工股

関節置換術後の1～2％で起こり[1]，すべての人工関節再置換術の14.8％を占める[2]．感染は周囲の軟部組織感染症，外科的創部からの直接波及や，遠隔臓器の感染症や一時的な菌血症から血行性の波及で起こりうる．皮膚瘻の存在やCRP，ESR，そしてWBCといった血液マーカーの上昇は診断に寄与するだろう．患者は臀部痛，股関節外側部痛，鼠径部痛，または大腿部痛を含む股関節領域の疼痛を最もよく訴える．また発熱，硬結，浸出液の訴えもありうる．人工関節は細菌が成長し拡散していく体内異物病巣となるため，人工股関節周囲の感染は治療困難である．加えて，生来の股関節への感染では異物の除去/洗い出しと血管内抗体によって感染を阻止できるのとは対照的に，人工関節には血流，抗体が届かない．したがって，人工関節周囲の感染を早期に認識することは必要以上の骨の損失と関節への損傷を避けることにつながり，重要である．再置換した人工関節への感染は3.2～13％という高い確率で起こりえて[3]，しかも感染の所見は再置換後ではほとんど予測できない．

人工関節感染には確定診断のための特異的検査が存在しないため，診断上のジレンマが起こる．股関節痛を訴える患者では，X線写真はしばしば最初に撮影される．人工関節感染の状況では，X線写真の所見は正常から人工関節周囲の明らかな骨溶解までと幅がある．骨溶解は骨-骨セメント間または骨-人工関節間が2mm以上開いたものと定義される（人工関節の固定にはセメントを使う方法と使わない方法があり，使わない場合はさらにin-growth法とon-growth法がある．臼蓋部分はスクリュー固定される）．また感染による2次性の骨溶解と，非感染性のゆるみや局所的疾患（ポリエチレンを含む人工関節の場合）の鑑別もX線診断上のジレンマである．経時的な進行は感染が疑われるため，以前の画像と必ず比較する．人工関節周囲の感染はしばしば急速な骨溶解を引き起こす一方で，非感染性弛緩ではより緩徐に人工関節周囲の弛緩が進行する．非感染性弛緩は均一な人工関節周囲の弛緩を，局所的疾患は斑状の骨溶解を起こし，感染はどちらかのパターンをきたすことがある．新たな骨周囲の骨形成，隣接した軟部組織への液体貯留，軟部組織のガス像は感染を示唆する．断面画像は問題解決の手段として使われる．CTは早期の骨溶解や再置換前の骨溶解の存在を示すように使われることがある．CTやMRIは軟部組織の区別をより向上させ，液体貯留，膿瘍や関節の弛緩を隣接する軟部組織の中で特定する．CTの金属によるアーチファクトやMRIの磁化率アーチファクトにもかかわらず，これらのアーチファクトを減弱させるプロトコールを用いることができ，断層画像による診断的情報は増加する．微生物学的な確証は血液，関節穿刺，骨生検から求められる．しかし，結局は関節穿刺が感染性関節炎の最も決定的な診断方法である．

人工関節周囲感染の治療方法は通常2段階からなる．最初の段階で感染した人工関節は除去され周囲の軟部組織はデブリされる．そして数週間から数か月後，次の段階で新しい人工関節が設置される．抗菌薬を含有させたスペーサーがしばしば留置される．また経静脈的抗菌薬投与も行われる．

設問：理解を深めるために

＊1 核医学画像は人工関節感染の評価においてどのような役割を担うか？　その機序は？
＊2 人工関節置換術後の股関節痛の他の原因は何か？

読影医の責務

人工股関節感染はただちに侵襲的治療が必要な緊急疾患ではない．タイムリーなレポートが求められる．もし軟部組織にガスが存在した場合，壊死した軟部組織感染の可能性があり，外科的救急疾患の観点からただちに依頼医に連絡するべきである．

治療医が知っておくべきこと

- 骨溶解の存在と拡大は液体貯留の存在や軟部組織のガスと同様の所見である．
- 関節穿刺は関節感染の診断のゴールドスタンダードである．

解 答

＊1 核医学は非感染性の骨溶解を感染性のものから区別しうる非侵襲的な方法だが，このモダリティはどの施設でも利用可能なわけではない．^{99m}Tc sulfur-colloid と標的白血球は以下の2つのプロセスで病理的な情報を提供する．

① ^{99m}Tc sulfur-colloid と標的白血球は骨髄に集積する．

② 標的白血球は局所好中球による誘導で2次的に感染組織に集積するが，^{99m}Tc sulfur-colloid は集積しない．

したがって，もし両方のトレーサーが骨溶解の領域にみられた場合，非感染性と診断される．もし標的白血球のみがみられた場合，感染性と診断される．この方法では症例の90％で正確な診断が可能であった[2]．

＊2 腸脛滑液包炎，大転子裂離，中臀筋/小臀筋断裂，血腫，転位/位置異常，非感染性弛緩．

CASE 13

- **病歴** 57歳女性. 初発の部分痙攣発作を起こした. 3年前に乳癌の治療歴あり.

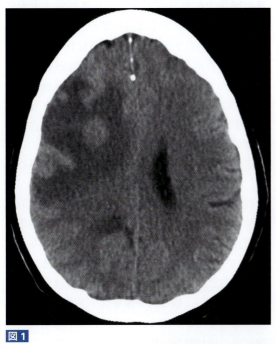

図1

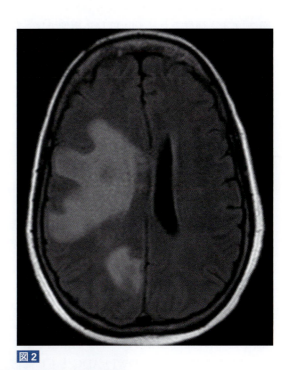

図2

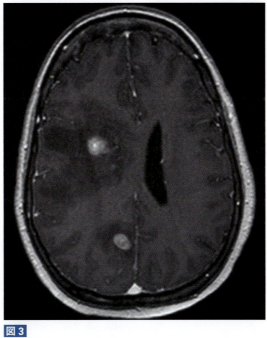

図3

画像所見

図1：側脳室体部レベルの頭部単純CT水平断像では，右前頭葉放線冠白質に灰白質と同様の吸収値を呈する腫瘤性病変を認め，その周囲に血管性浮腫を認める．また，その背側には右後頭葉の内側に沿う形で軽微な浮腫性変化も認める．
図2：CTと同様のレベルのFLIAR画像では，右前頭葉と後頭葉の皮質下白質に血管性浮腫性による高信号域を認める．
図3：造影後T1WI水平断ではCTでははっきりしなかった腫瘤病変を認める．

鑑別診断

脳内多発病変に対しての鑑別診断を示す．第1に考えるべきは転移性脳腫瘍と多発脳膿瘍である．多発転移性脳腫瘍は造影CTやMRIで結節状に濃染するものからリング状・辺縁のみ濃染するものなどさまざまな造影パターンを示す．一方，脳膿瘍は一般的に薄く辺縁のみが濃染する．加えて，典型的な化膿性脳膿瘍の場合には膿瘍の中心部分がDWIで高信号を示し，拡散制限を反映してADCでは低信号を示す．リング状濃染を示す転移性脳腫瘍は一般的にDWI・ADCともに高信号を示し，同部は造影効果を伴わない．膿瘍形成では，特徴的にT2WIで内部が低信号を示す．多発性硬化症（MS）も脱髄斑の活動性を反映して脳実質内には多発性病変もしくは不完全なリング状濃染を示す．まれにMSプラークは非常に大きくなり，mass effectを伴う分葉状腫瘤様病変を呈することもある．脱髄巣は一般的に脳室に対して直交する形でT2WI高信号として認める．MSは脳梁にも病変を認めるが，多形膠芽腫を除いて他の鑑別疾患では脳梁病変は認めない．多形膠芽腫は脳内に多発造影結節を認め，通常壊死や出血を伴う．

最終診断

乳癌を原発とした多発転移性脳腫瘍．

解説

癌患者の15〜40％に転移性脳腫瘍を認める．高頻度に脳転移する原発巣は肺癌，乳癌，悪性黒色腫であり，画像検索を行うと50％の患者で2か所もしくは多発する脳転移を認める．この症例のように新規の神経学的異常所見，神経脱落症状の後に画像で転移性脳腫瘍が発見されることもある．神経脱落症状としては痙攣や失神，持続する頭痛，うっ血乳頭，局所神経脱落症状などが認められる．しかしながら転移性脳腫瘍患者のうち60〜75％は無症候性である．転移性脳腫瘍がある場合には，ステージングおよび治療方法を変更する必要があるため，画像で転移性脳腫瘍も含めた全身の転移検索を行う必要がある．

癌のステージングのために画像検索が行われるか，神経学的徴候が発症したのちに画像検査が行われるが，転移性脳腫瘍はCTやMRIで特徴的な所見を示す．ほとんどの転移性脳腫瘍は大脳半球の白質灰白質境界に認める．低頻度ではあるが小脳（15％）や基底核（3％）にも転移を認める．子宮や前立腺に原発巣がある場合には後頭蓋窩に転移しやすい．脳室内や脈絡叢，下垂体にも転移がみられることがある．悪性黒色腫や絨毛癌，腎細胞癌，甲状腺癌の場合には転移性脳腫瘍に出血を伴う傾向にある．肺癌や乳癌の転移性脳腫瘍も出血を伴うこともあるが，他の癌と比較すると脳転移の頻度が高いため，肺癌や乳癌は出血を伴う転移性脳腫瘍の主な原発巣となる．脳内に転移性病変を認めた場合には，髄膜や頭蓋骨にも転移がないかどうかを注意深く確認するべきである．

単純CTは脳神経学的異常所見をきたした場合に初回画像検索としてよく行われる．しかし，今回の症例のように単純CTは転移性脳腫瘍の検査感度は低く，単独での転移検索はスクリーニングとして勧められない．単純CTでは転移性脳腫瘍が孤発性か多発性か，吸収値の変化や程度によって血管性浮腫や出血の有無をみることができる．

転移性脳腫瘍のスクリーニングとしては一般的に造影MRIを行う．脳転移部は一般的にT2WIで高信号，T1WIで等信号〜低信号を示す．ただし，メラニンの2次的な常磁性を反映したT2WI低信号，T1WI高信号を示す悪性黒色腫による脳

転移は除く．ほとんどの転移性脳腫瘍は造影後のT1WIで造影効果を示す．上述したように，リング状の造影効果を伴う脳転移は一般的に，造影効果を示さない内部領域で拡散促進を反映してDWI，ADC mapともに高信号となる．T2WI高信号を示す血管性浮腫は認める場合，認めない場合どちらもあり，脳皮質に認められるような小さな脳転移の場合は血管性浮腫を認めない傾向がある．出血が存在する場合にはT1短縮（発症時期に依存）を示し，グラディエントエコー法で撮影されたシークエンスでは低信号を示す．

転移性脳腫瘍の治療は外科的切除，化学療法単独，化学放射線治療を行うが，その治療は考えられる原発巣や全身状態，頭蓋内病変の程度，化学療法や放射線療法に感受性のある腫瘍タイプかどうかによって決まるため，すべて同一の治療ではない．多発転移性脳腫瘍に対しての主軸となる治療は全脳放射線治療である．定位手術的照射は全身状態のよい患者や限局的な病変に対して行われる．多発転移性脳腫瘍に対しての外科的手術は一般的に一時緩和的なものであるが，脳転移が3か所以下の場合には生存期間を改善するという報告もある．

設問：理解を深めるために

*1 なぜ転移性脳腫瘍は白質-灰白質の境界にできるのか？

読影医の責務

転移性脳腫瘍を疑う所見をCTで認めた場合には担当外科医に連絡し，検査感度の高いMRIによる精査を勧めるべきである．読影レポートには脳転移の数，場所（テント上/テント下，基底核など），mass effectの有無やその程度，脳実質領域以外の転移の有無を記載する．加えて，頭蓋底や頭蓋骨，上位頸椎，軟部組織への転移の有無を評価する．

治療医が知っておくべきこと

- 転移性脳腫瘍の数とその部位．
- 硬膜や軟膜，脳室，脈絡叢を含む脳実質以外への転移，骨や軟部組織への転移の有無．
- mass effectや正中偏位がないか．第4脳室圧排の有無．
- 血腫や悪性黒色腫を示すT1短縮の有無．

解答

*1 一般的に脳へは血行性転移を示し，腫瘍塞栓がトラップされる急激に細くなる血管が分布している白質-灰白質境界に発生する傾向がある．

CASE 14

- **病歴** 31歳女性．呼吸困難．

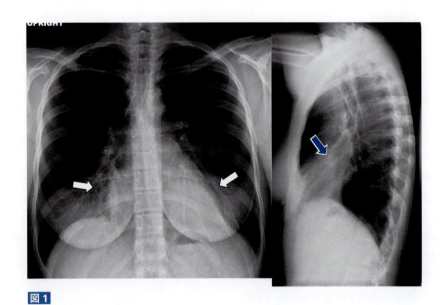

図1

画像所見

図1：胸部単純X線写真正面像および側面像にて両肺の軽度過膨張，血管陰影の不明瞭化，後胸骨腔の拡大を認める．正面像にて右中葉および舌区に線状影を認め（**白矢印**），側面像にて同部位に線状影を認める（**青矢印**）．

鑑別診断

肺気腫，漏斗胸，非定型抗酸菌症．

最終診断

喘息の急性増悪．

解説

急性呼吸障害を呈する患者がERを受診した場合には，気管支喘息の既往や喘息様の症状を確認する必要がある．喘息の急性増悪の一般的な画像所見は肺の過膨張，肺紋理の不明瞭化，気管支壁肥厚，無気肺である．本症例では粘液栓による中葉と舌区の部分無気肺がみられた．肺気腫は鑑別に挙がるが，より高年齢にみられ，胸郭の前後径の増大や横隔膜の平坦化を呈する．

設問：理解を深めるために

＊1 画像所見が正常であれば，喘息や喘息の急性増悪は否定できるか？

読影医の責務

前述の画像所見について詳細に読影する.

治療医が知っておくべきこと

- 粘液栓や肺炎合併はそれぞれ積極的な気管支拡張薬や抗菌薬の適応となりうるため,その評価は必須である.

解 答

＊1 できない.喘息や喘息の急性増悪では画像上異常所見がみられないことも多い.

CASE 15

病歴 36歳女性．腹部全体の痛みを訴え救急外来受診．最終月経は9週間前．最近異所性妊娠を疑われ子宮内膜掻爬術を受けたが，子宮内に絨毛膜絨毛はみつからずメトトレキサートの投与を受けていた．まず経腹超音波検査が行われたが，所見に基づき経腟超音波を行うこととなったため経腹超音波は中断された．

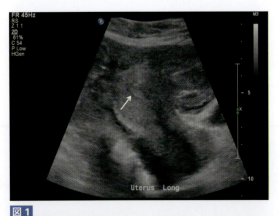

図1

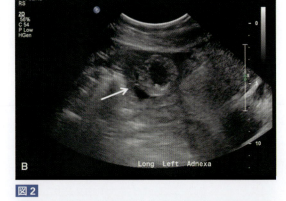

図2

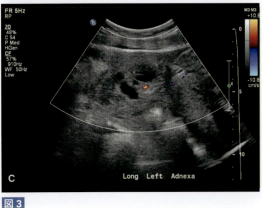

図3

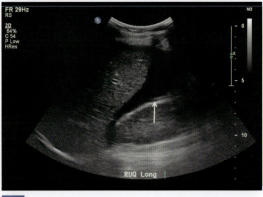

図4

画像所見

図1：経腹超音波，子宮の長軸像．子宮内膜のstripeがみえる（**矢印**）．子宮内妊娠は同定できない．

図2, 3：経腹超音波，左付属器の長軸像（**図2**：カラードプラーなし，**図3**：カラードプラーあり）．左付属器にリング状のエコー像とその周囲に液体貯留も認める（**矢印**）．これはtubal ring signと呼ばれ卵管への異所性妊娠を懸念すべき所見である．血流も軽度認められる．正常卵巣は同定されない．

図4：経腹超音波，右上腹部の長軸像．上腹部まで液体貯留が認められ（**矢印**），図2でもわかるように骨盤にも存在するため，異所性妊娠の破裂を疑う．

鑑別診断

卵管の異所性妊娠破裂，外方増殖性黄体嚢胞の出血もしくは破裂．

最終診断

卵管の異所性妊娠破裂．

解 説

異所性妊娠はすべての妊娠のうち2%を占める[1]．異所性妊娠のリスク因子は異所性妊娠の既往，骨盤炎症性疾患の既往，婦人科系の手術後，生殖補助医療，子宮内膜症，子宮内避妊具の使用，先天性卵管奇形，喫煙，高齢，ジエチルスチルベストロール〔訳注：かつて流産防止薬としても用いられた合成女性ホルモン（DES）〕の曝露などである[2]．異所性妊娠の3徴は疼痛，性器出血，触知可能な付属器腫瘤といわれるがこの3徴は非特異的であり，異所性妊娠で最も多い症状は疼痛のみの場合である[3]．疼痛と性器出血は妊娠初期によく認められる症状であるため，迅速な診察と超音波検査により妊娠の状態を評価する．

子宮内妊娠の超音波所見は典型的には最終月経から6週間頃にみられる[4]．もし超音波検査で子宮内妊娠が認められない場合には，超音波で妊娠を検知する時期には早すぎるか，もしくは流産が進行しているか，異所性妊娠が起こっている可能性がある．

異所性妊娠の超音波所見は多岐にわたる．卵巣や頸部，帝王切開創，腹腔内にも着床するが，最も多いのは卵管である．子宮外妊娠の検出（言い換えると，子宮外に胎嚢がありその内部に胎芽もしくは卵黄嚢を認める）は特異度100%ではあるが，それがみられるのは異所性妊娠の半分以下である[3]．

その次に特異的な異所性妊娠の所見は，この症例でもみられているように，超音波での内容液を伴う付属器のリング状の構造物や"tubal ring"である[3]．前述のように，このような形態の鑑別には外方増殖性黄体嚢胞も含む．これらの2者の鑑別には，卵巣と病変の境界面をエコー端子で圧迫し，リング状エコー像が卵巣から発生しているのか卵巣とは離れているのか試してみるのも判断の一助になるであろう．病変が卵巣から離れていく，もしくは反対方向に動けば病変は卵巣と隔てられている（より異所性妊娠らしい）ことを示唆し，病変と卵巣が同じ動きをすれば病変は卵巣内にあるということが示唆される．

異所性妊娠の他の超音波所見は，卵巣外の固形または混合性の付属器腫瘤であり，血流増生はその程度を問わない．これは異所性妊娠の最も多い超音波所見ではあるが特異度は低い[3]．卵巣外の固形腫瘤には卵巣腫瘍，付属器腫瘤，変性した子宮筋腫などが広く鑑別に挙がるが，妊娠反応が陽性かつ子宮内妊娠が認められない場合には異所性妊娠を考えなくてはならない．

異所性妊娠では超音波検査で子宮外の胎嚢や付属器の腫瘤を認めないことも多い．2次性の変化である腹腔内液体貯留は非特異的であるが，出血性の腹腔内液体貯留は異所性妊娠破裂の際の唯一の所見となることもあり，徹底的に腹腔内液体貯留を評価することはとても重要である．

上記の症例では経腹超音波で付属器の適切な画像が得られたが，一般的には経腟超音波のほうが付属器画像評価には優れているため，どちらのアプローチも同時に行われることも多い．

最後に，異所性妊娠の診断は超音波検査と臨床所見と，β-HCGの変化の組み合わせでなされるが，時に腹腔鏡検査も行われる．異所性妊娠の治療法には内科的なものと外科的なものの選択肢があり，異所性妊娠の破裂が懸念される場合には緊急での対応が求められる．

設問：理解を深めるために

*1 異所性妊娠の内科的な治療として，メトトレキサートが投与されることがあるが，治療成功に寄与する因子は何か？

読影医の責務

異所性妊娠が疑われた場合には検査をオーダーした医師に速やかに報告しなければならない．

治療医が知っておくべきこと

- 胎嚢や付属器腫瘤の大きさ．
- 胎芽や卵黄嚢の有無，心拍動の有無．
- 腹腔内貯留液体や腹腔内出血の有無や推定量．

解 答

＊1 メトトレキサートにより治療不成功の因子には，β-HCG 高値（2,000 IU/mL 以上の場合には外科的治療を推奨する文献もある），プロゲステロン高値，胎嚢 3.5 cm 以上，胎児心拍あり，腹腔内出血が挙げられる[5]．さらに免疫不全や肝疾患や腎疾患，もしくは消化性潰瘍などメトトレキサート投与によって増悪する病態の患者の場合には，メトトレキサートは禁忌となる[5]．

CASE 16

- **病歴** 10歳男児. 落馬後の右肘の痛み.

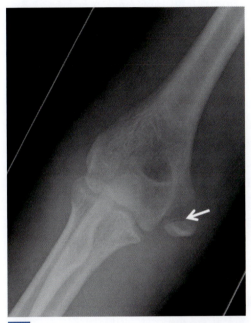

図1

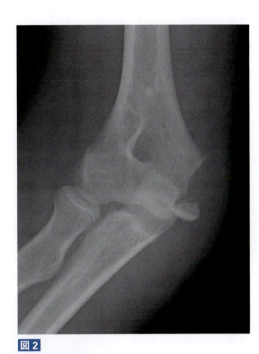

図2

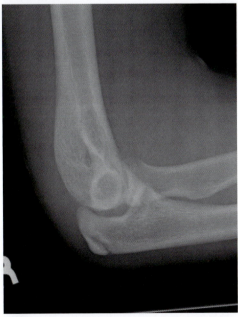

図3

画像所見

図1〜3：肘部X線写真AP像（**図1**），斜位像（**図2**），側面像（**図3**）で，内側上顆があると想定される位置の中央および遠位に骨片を認める．骨片と成長板（**矢印**）の開大を認める．右肘周囲の軟部組織の腫脹は，内側に向かうにつれて大きくなる．肘関節に液体貯留はみられない．

鑑別診断

上腕骨内側上顆剥離骨折，上腕骨内顆骨折．

最終診断

上腕骨内側上顆剥離骨折．

解説

小児の肘には骨化中心が複数あり，また年齢によっても異なるため混乱を招きやすい．CRITOE（上腕骨小頭 "capitellum"，橈骨頭 "radial head"，上腕骨内顆 "internal/medial epicondyle"，上腕骨滑車 "trochlea"，肘頭 "olecranon"，上腕骨外顆 "external/lateral epicondyle"）はよく知られている記憶法で有用である．内側上顆は典型的には5〜7歳でみられる．骨化中心が出現する正確な時期は重要ではないが，出現の順序は重要である．

上腕骨内側上顆剥離骨折は，小児でよくみられる肘の骨折のなかで上腕骨顆上骨折，上腕骨外顆骨折に次いで3番目に多い．上腕骨内側上顆剥離骨折は青年男性に好発する．この損傷は腕を伸展した状態で転倒して外反ストレスが加わり，引き起こされることが最も多い．この外反ストレスにより内側上顆に付着する総屈筋腱が骨端に牽引力を生じさせる．上腕骨内側上顆剥離骨折の約半数の症例で肘の脱臼を合併する．合併頻度は非常に高く，肘の脱臼を認めた場合は常に内側上顆の位置を確認すべきであり，内側上顆が滑車と尺骨近位との間の関節腔に留まることがある．

内側上顆骨折のX線画像所見はわかりにくいものから明らかなものまでさまざまである．軽症例では，軟部組織の腫脹が非常に少なく，成長板の開大がわずかなことがある．多くの小児骨折と同様に，本当に成長板が開大しているのか評価するために対側との比較が重要である．重症例では，軟部組織の腫脹が顕著で，典型的には内側上顆は大きく転位している．上述のように肘の脱臼を合併するか否か評価する必要がある．橈骨の中心軸（radiocapitellar line）のアライメントをみることで，肘の微細な脱臼があるかどうか評価できる．内側上顆の突起部分は関節外構造であるため，肘の液体貯留の程度はさまざまである．典型的には肘の脱臼があるときに液体貯留が存在する．

治療法はある程度X線画像所見に依存し，転位が5 mm未満の場合はギプス固定が一般的である．転位が5 mmを超える場合，関節腔に転位骨片がある場合，肘の脱臼を合併する場合は外科的介入を要する．

内側上顆骨折は，非常にまれな骨折である内顆骨折と混同されることがある．上腕骨遠位の顆上突起は，骨幹端と骨端両方のマージンとなっている．しかし，厳密には内側上顆は骨端の一部である．5歳未満の小児で，上腕骨遠位の内側縁に沿って存在する骨片は，正常な骨化中心ではなく内側上顆骨折である．骨化・癒合をしていない内側上顆を有する小児では，内側骨幹端に特に注意を払い，微細な骨折線や小骨片を探す．MRIは正確な損傷部位を特定するのに有用である．上記の2つの骨折は管理方法がまったく異なるため，鑑別が非常に重要である．

設問：理解を深めるために

*1 内側上顆が肘関節腔内にある場合，どのような骨化中心と間違えられることがあるか？
*2 内側上顆の慢性障害はどのような病名か．またそのX線画像所見はどのようなものか？

読影医の責務

上腕骨内側上顆剥離骨折に緊急性はないが，適時レポートが必要である．

治療医が知っておくべきこと

- 剝離骨折断片の転位の程度．
- 肘の脱臼の合併（受傷時に脱臼を起こしたかもしれないという根拠）．
- 剝離された上顆が関節腔内に留まっているか否か．

解 答

*1 内側上顆が肘関節腔内にある場合，典型的には滑車と近位尺骨との間になるであろう．このとき，特に滑車が骨化していない場合に，滑車の骨化中心と誤認されることがある．これは CRITOE と骨化中心出現順序の重要性を強く示唆する．内側上顆がまだ骨化していない場合には，滑車の骨化中心は存在しないであろう．

*2 内側上顆の慢性障害は野球肘または内側骨端炎として知られ，数週間にわたり肘の痛みを伴う．オーバースローを行う運動選手（ピッチャーなど）でよくみられる．X線画像上，内側上顆はやや骨が減少して連続性に欠け，骨端軟骨の広がりを認める．MRI は診断に非常に有用で，内側上顆は典型的には浮腫様に拡大し，骨端軟骨と同様に T2 強調画像で信号の増強を認める．また，尺側側副靱帯や総屈筋腱に損傷があるかどうかについても評価できる．

CASE 17

病歴 79歳女性．腰痛，下肢筋力低下，排尿障害にて受診．

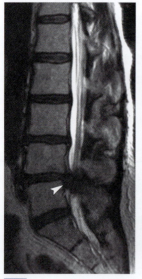
図1

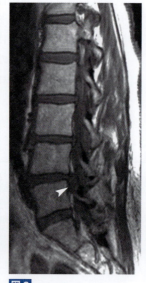
図2

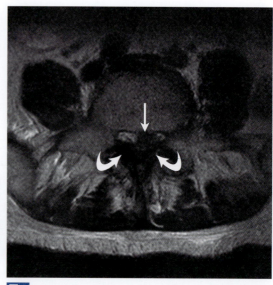
図3

画像所見

図1, 2：MRIのT2強調矢状断像（**図1**）とT1強調矢状断像（**図2**）ではL4/5椎間背側の硬膜外腔に分葉状の軟部腫瘤を認める（**矢頭**）．軟部腫瘤は椎間板と連続し，いずれのシークエンスにても椎間板と同様の信号を呈する．腫瘤はL4/5椎間に比してやや尾側に進展し，同部では正常な脊柱管は同定できない．

図3：L4/5椎間直下レベルのT2強調横断像にて同様の腫瘤が認められるが，横断像では卵円形を呈する（**矢印**）．また，黄色靱帯（**曲矢印**）の肥厚もみられる．腫瘤と肥厚した黄色靱帯により脊柱管は高度に狭窄し，同定できない．CSF（脳脊髄液）の信号がみられないことに注目する．

鑑別診断

本症例では，L4-5レベルにおける脊柱管狭窄が明らかで，狭窄の原因を鑑別診断として挙げる．本症例で最も疑われる診断は椎間板ヘルニアである．椎間板ヘルニアが疑われる場合には，突出した椎間板組織が元々の椎間板から完全に離断（離断椎間板）していないか，注意して読影する必要がある．腰椎における硬膜外腫瘍としてその他に考えられる疾患は，神経鞘腫，転移性腫瘍，硬膜外膿瘍，硬膜外血腫がある．神経鞘腫は一般的に脊髄神経根から発生するため，椎間孔の外側に生じることが多い．転移性腫瘍は隣接する椎体から硬膜外に進展する．本症例ではL4およびL5椎体の骨髄信号は正常である．硬膜外膿瘍は通常，椎間板炎や細菌性関節炎に合併する．本症例では感染症を示唆する所見はみられない．硬膜外血腫は頭尾方向に長い病変を呈することが多いが，骨

折や椎間板ヘルニアに伴う場合には限局することもある．

最終診断

腰椎椎間板ヘルニアによる馬尾症候群．

解説

腰痛によるER受診患者数は年間730万人，1日2万人である．腰痛患者のうち約85％は原因が不明で，筋肉や靭帯など軟部組織の病的変化が原因と考えられている．これら非特異的腰痛患者や単神経根症状を呈する椎間板ヘルニア患者では，保存的加療が推奨され，救急においてルーチンに画像を撮像する必要はない．

しかしながら，速やかな画像診断を要する場合もある．特に馬尾症候群，椎体感染症，切迫する脊髄圧排症状を伴う悪性腫瘍を示唆する臨床所見（red flags）が1つ以上みられる場合には速やかに画像撮像をすべきである．これらの病態は診断の遅れが予後の悪化に直結するため，早期発見が非常に重要である．"red flag"には膀胱・直腸障害，saddle anesthesia（訳注：自転車などのサドルと接する部分の感覚消失），免疫抑制状態の有無，違法薬物使用歴，不明熱，慢性的なステロイド使用歴，骨粗鬆症，重症外傷，悪性腫瘍の既往や原因不明の体重減少，局所神経障害，進行性もしくは日常生活に支障をきたす症状などが含まれ，病歴や身体診察にて評価する．

馬尾症候群は脊髄円錐や馬尾脊髄神経根の圧迫により生じる神経学的症候群である．馬尾症候群の3徴候はsaddle anesthesia，膀胱・直腸障害，下肢筋力低下である．saddle anesthesiaに加え，80％の症例で直腸診における肛門トーヌスの低下もしくは消失を認める．排尿障害は通常，排尿後の残尿により診断され，90％の症例でみられる．特に，排尿障害に起因する失禁を主訴として来院することもある．馬尾症候群は不完全および完全型に分けられる．不完全型は排尿障害や失禁はみられずsaddle anesthesiaを認めるもの，完全型はsaddle anesthesiaと排尿障害・失禁の両方を認めるものである．

馬尾症候群を疑う場合には，緊急腰椎MRI検査を行い，脊髄円錐や馬尾圧迫の有無，原因となる病変の評価を行う．馬尾症候群は腰椎の病変が原因であることが多いが，より高位の脊髄病変が同様の症状を呈することもある．MRIを施行不可な症例では，CT myelographyを施行する．正中方向の大きな椎間板ヘルニアが原因であることが多く，L4/5，L5/S1，L3/4レベルの順に多い．腰椎椎間板ヘルニアのうち外科的治療を要する症例は1〜6％である．また，馬尾症候群は外傷，脊髄腫瘍，脊髄血腫や膿瘍，急性横断性脊髄炎，強直性脊椎炎などの炎症性病変でも起こりうる．

神経学的長期予後のためには，早期の外科的除圧術（症状出現から48時間以内）が理想である．

設問：理解を深めるために

＊1 馬尾症候群の患者はなぜ排尿障害をきたすか？

読影医の責務

診断の遅れが長期神経学的予後や予後に直結するため，高度脊柱管狭窄を呈する症例では迅速に主治医へ報告する必要がある．馬尾症候群を疑う症例で，腰椎MRIに異常所見がみられなかった場合，撮像範囲より頭側に病変が存在する可能性を考慮し，頭側の脊椎MRI検査を追加する．

治療医が知っておくべきこと

- 脊髄円錐や馬尾を圧迫する病変があるか．あるのであれば，その高さ，頭尾方向への進展は？
- 脊柱管圧迫の原因は何か（例：椎間板ヘルニア，脊椎腫瘍，血腫，膿瘍）．
- 脊柱管狭窄や圧迫がない場合，その他に症状の原因となる異常所見はみられるか．

解答

＊1 膀胱の神経支配は複雑で副交感神経，交感神経，体性神経のすべての成分が含まれる．副交感神経はS2-4神経根から，交感神経は下腹神経叢

(Th11-L3由来)から分布する．副交感神経系は排尿筋の収縮と内括約筋の弛緩により排尿を促す．一方，交感神経は排尿筋の弛緩と括約筋の収縮により蓄尿を促す．加えて外括約筋（横紋筋）はS2-4から分布する陰部神経によって調節される．馬尾を圧排する病変は，副交感神経と外括約筋への神経を障害する一方，交感神経系は障害しないため，排尿筋の収縮・括約筋の弛緩ができず排尿障害をきたす．

CASE 18

- **病歴** 22歳男性．ハイスピードの乗用車の交通事故後．右胸腔ドレーンからの持続するエアリークと右肺の再拡張の消失．

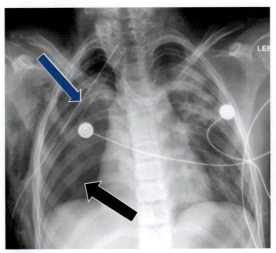

図1

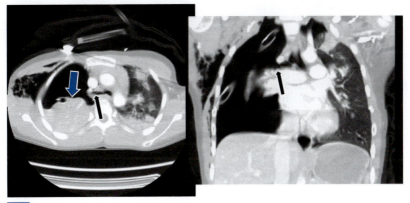

図2

画像所見

図1：仰臥位での胸部AP画像．右胸腔ドレーン（**青矢印**）が留置されている．正常な右肺の輪郭が認められず，肺は膨らんではいない（**黒矢印**）．

図2：胸部造影CTの水平断．右肺（**青矢印**）は完全に虚脱しており，右胸郭の背側に落ち込んでいる．残った右胸郭の半分には空気が充満している．右主気管支断端（**黒矢印**）が完全な気管支の裂創であると確認できる．左側の陰影は肺挫傷である．

鑑別診断

気管支損傷，食道損傷，肺裂傷．

最終診断

気管支損傷．

解説

気管支損傷の多くは，気管分岐部から2.5 cm以内で起こり，一般的に右主気管支に生じる．これらの患者は典型的には呼吸苦や喀血の症状を呈する．画像所見としては，肋骨骨折（気管支損傷の原因となりうる）や，軟部組織の気腫が通常みられる[1]．背側部（仰臥位でCTを行っている患者の背側）への肺虚脱の所見は，気管支損傷を示し，また落下肺徴候（fallen lung sign）を呈する．この患者の胸部X線画像（図1）では，効果的な胸腔ドレーンを適切に挿入したにもかかわらず難治性気胸がみられる．これは気管支裂創を疑う必要がある．さらに，挿管チューブの位置がおかしいことはこの診断の手がかりとなりうる[2]．

設問：理解を深めるために

*1 外傷における落下肺徴候の画像所見の有用性は何か？

読影医の責務

気管支破裂は外科的修復を行わなくてはならない．そのため放射線科医は，この損傷を少しでも疑った場合は，その部位も含めて治療チームに早急に連絡しなければならない．この損傷は重度な鈍的外傷によって起こる．そのため放射線科医は食道破裂，縦隔気腫，気胸，肋骨骨折など起こりうる他の重篤な所見を検索すべきである．これらの外傷患者の約80％が発症から2時間以内に死亡するため，タイムリーな報告が必須である[3]．

治療医が知っておくべきこと

- 場所も含めた気管気管支損傷の存在．
- 肋骨骨折の関連や，他の骨損傷の証拠．
- 食道損傷や破裂の合併．
- 気胸，縦隔気腫，皮下気腫の存在[4]．

解答

*1 鈍的胸部外傷の約1〜3％の患者に気道損傷がある．気管気管支破裂は鈍的外傷の1％未満でみられる．落下肺徴候はこれらの患者にいつもみられるわけではない．しかしその所見の存在は，気管気管支破裂に特異性が高く，その損傷に特徴的なものである[5]．

CASE 19

病歴 73歳男性．ヘテロ接合性の第V因子ライデン変異があり，最近深部静脈血栓症に対し抗凝固療法を受けていた．拡大する腹部腫瘤を訴え受診．

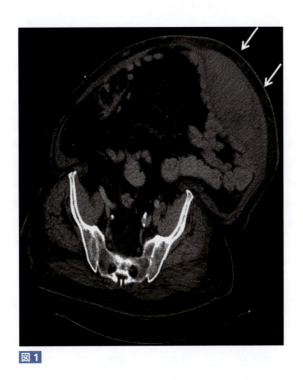

図1

画像所見

図1：骨盤部の造影CT水平断で，両凸レンズ状の若干高吸収で不均一な左腹直筋の著明な肥厚を認める（矢印）．左腹直筋鞘血腫として矛盾しない．

鑑別診断

孤立性線維性腫瘍，デスモイド，神経線維腫，転移性病変，リンパ腫，肉腫，腹壁膿瘍，腹直筋鞘血腫．

最終診断

腹直筋鞘血腫．

解説

腹直筋鞘内の血腫は上腹壁動脈か下腹壁動脈の損傷が原因であり，外傷や腹部手術，激しい腹筋の収縮によって引き起こされる．原発性の非外傷性の原因として最も多いのは抗凝固療法である．腹直筋鞘出血の徴候としては，臍周囲もしくは側腹部の出血斑と有痛性の腹壁腫瘤があり，腹壁を緊張させたときに腫瘤が不変もしくはより顕著となるか（Fothergill徴候），疼痛が増悪する（Carnett

徴候）（訳注：原文ではCamettとなっているが，Carnettの誤植だと思われる）．

腹直筋鞘血腫は下腹部に好発する．弓状靱帯の尾側では腹直筋後鞘と側腹の3つの筋肉の腱膜は欠損しているため，血腫はこの部位でより進展しやすい．弓状靱帯より頭側の血腫は上腹壁動脈もしくはその分枝からの出血によって，弓状靱帯より尾側の血腫では下腹壁動脈もしくはその分枝からの出血によって引き起こされる．

造影CTは多くの外傷例において有用である．腹直筋鞘血腫は造影CTで容易に検出・診断でき，典型的には断面像で両凸レンズ状の形状を示す．内容は均一なことも不均一なこともあるが，急性期の血腫の典型例では高吸収である．fluid hematocrit level（訳注：血腫が血漿成分と血球成分に分離し，水平な境界面を形成すること）がみられる場合もある．重症例では活動性の造影剤血管外漏出像が認められることもある．血腫は通常造影効果を伴わない．存在診断と大きさの確認，フォローアップのためには単純CTで十分である．

小児や妊婦においては超音波検査が第1選択であり，フォローアップにも用いられる．CT同様に，腹直筋鞘血腫は短軸では内容不均一な卵型の病変として，長軸では両凸レンズとして描出される．

循環動態が安定している患者においては，腹直筋鞘血腫は保存的加療となる．もし凝固異常に関連した血腫であれば抗凝固/抗血小板療法の調整や中断を要し，輸液負荷や支持療法，凝固系の正常化が求められる．外傷性の限局性の血腫は，吸収されるまでには月単位を要するものの，通常自然軽快するため多くは保存的に加療される．まれではあるが，出血が持続していたり，循環動態が安定しない場合は，TAEや手術が必要になることもある．

通常は潜在疾患を除外するために血腫が消失するまでのフォローアップが行われる．もし外傷歴や出血性の素因がないのに無痛性の腫瘤が触知され，不鮮明な境界や造影効果，浸潤傾向などの所見を伴う場合，悪性疾患を考えなければならない．

設問：理解を深めるために

＊1 CTの代わりに超音波検査もしくはMRIが用いられるべきか？

読影医の責務

大きな腹直筋鞘血腫の場合，ヘモグロビンの低下をきたしていたり，さらに低下することもある．密にフォローアップするよう治療に当たる医師に知らせるべきである．もし凝固異常障害が認められた場合や抗凝固や抗血小板療法中である場合，適時に拮抗することができるよう，より速やかに知らせるべきである．活動性の出血があれば，検査をオーダーした医師に迅速に報告すべきである．

治療医が知っておくべきこと

- 腹直筋鞘血腫の大きさ，位置，広がり．
- 活動性出血の徴候．
- 外傷による他臓器損傷の有無，他部位（例：大腰筋など）の自然出血の有無．

解 答

＊1 超音波もしくはMRIは外傷や活動性出血で来院した場合には好ましくない．CTは迅速に検査可能であり，腹壁の筋肉や脂肪層を評価するのに優れた空間分解能を有する．超音波検査は小児や妊婦の場合に最初に行う検査として，また腹直筋鞘血腫のフォローアップとして用いられる．MRIはすぐに撮影できる検査ではなくまた撮影時間も長いため，急性期に行うには限界がある．

CASE 20

病歴 25歳男性．スノーボード事故後に疼痛．

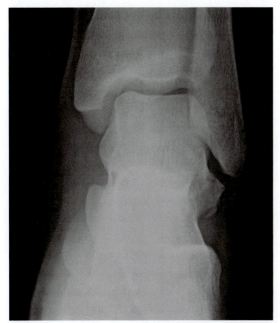

図1

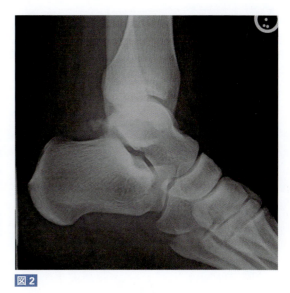

図2

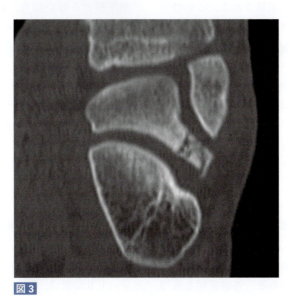

図3

画像所見

図1：足関節前後像．距骨側縁に沿い，外側突起下方に薄い線状骨片が存在している．骨片の転位は2mm未満である．
図2：側面像．骨片が踵骨と重なり指摘しづらい．偶発的所見として，三角骨（os trigonum）を認める．
図3：同症例のCT冠状断像．骨折の偏位は最小限にとどまるものの，距骨外側突起にわたる粉砕骨折が指摘でき，骨折は距骨下関節や距腓関節にまで及んでいる．

鑑別診断

距骨外側突起骨折，距骨頸部骨折．

最終診断

距骨外側突起骨折．

解説

距骨外側突起骨折は，活動的な人に起きる骨折で，しばしば足関節捻挫と誤診される．この骨折は古典的に「スノーボーダー骨折」といわれる．その理由は，強制的な背屈と内反によって損傷をきたし，この動きはスノーボードのビンディングで固定された足部の位置関係を反映するからである．事実，一般集団と比べると，スノーボーダーでの発生率は15倍に及ぶ[1]．単純X線写真では，損傷範囲の過小評価が起きたり，40〜50%の確率で骨折を見逃す可能性さえある[2]．この病態に対する認識は重要で，見逃しや不適切な治療が行われた場合，予後不良となる重大な危険性をはらんでいる．たとえば，偽関節形成や，早期の変形性関節症，また症例によっては最終的に距骨下関節固定術を要することすらある．

距骨には，2つの突起がある．外側突起と後突起である．外側突起は距骨体部外側の後面から突出しており，2つの関節面をもつ．1つは背外側方向の腓骨（外果）との関節形成である．もう1つは下内側方向において，距骨下関節における後踵骨関節前面と形成する関節である．サイズが小さいにもかかわらず，多くの靱帯がこの距骨外側突起から生じている．外側距踵靱帯，頸部靱帯，二分靱帯，前距腓靱帯である．それ自体で，距腓関節と距骨下関節双方の安定化に対して重要な構造となっている．

Hawkinsは，距骨骨折の一般的な分類に加えて，外側突起特有の3つの骨折形態を述べている．
- グレードIの骨折は，単純骨折で距腓関節面，距踵関節面の両方に及ぶもの．
- グレードIIの骨折は，外側突起全体の粉砕骨折で，こちらもまた両関節面にも及ぶもの．
- グレードIIIの骨折は，距骨下関節のみに関与する剥離骨折である．

距骨外側突起骨折は，前後像で最もよく評価できる．この前後像は，標準的足関節単純X線写真のシリーズ（前後像，側面像，mortise view）に含まれる．骨折に伴う骨片は，小さく，近接する骨構造によって覆われてみえるため不明瞭である可能性がある．骨折が疑われた場合には，Broden's view（足部内反，外顆中心，頭側方向にさまざまな角度で傾ける）が撮像されることもある．Harris view（軸方向投影法，約35〜45°の角度）もまた，距骨下関節への波及をよく評価できる．骨折が指摘できない場合，距骨下関節後方の浸出液が，潜在している骨折の存在を強く示唆する所見である．足関節損傷の場合，外顆から1cmほど遠位に痛みがあるとき，臨床的にこの骨折を疑う必要がある．距骨外側突起骨折の際には，CTも詳細評価や確認のためにしばしば撮像される．

損傷範囲を完全に評価することは重要である．なぜなら，骨折サイズ，距骨下関節の関与，骨片の偏位についてすべてを考慮したうえで，外科的治療の必要性を決定するからである．上記に示した分類法は，治療法に直結している．グレードI骨折は，2mm以上の偏位があれば，内固定を必要とする．偏位が2mm以下であれば，外科的治療なしにギプス固定が行われることもある．グレードII骨折は，粉砕骨片の除去（とギプス固定）が必要となる．グレードIII骨折は，ギプス固定を要し，可能であれば徒手整復が行われる．時期をおいて偏位が増悪する場合や，乏血性壊死への進展を除外するため，フォローの画像検索が推奨さ

設問：理解を深めるために

*1 距骨外側突起骨折の鑑別疾患は？
*2 距骨頸骨折の分類は？

読影医の責務

距骨外側突起骨折は，緊急を要する病態ではなく，適切なタイミングでのレポートが必要である．

治療医が知っておくべきこと

- どの関節面が関与しているか．
- 偏位についての正確な計測．2 mm 以上では手術が必要となる．
- 破砕骨片の有無．

解 答

*1 まず，骨片が距骨頸部骨折由来なのか，距骨体部骨折由来なのかについて鑑別を検討する．この鑑別は重要である．なぜなら，より広範な損傷を示唆する可能性があるからである．損傷によっては，広範囲固定を要したり，異なったアプローチ法（単なる外側アプローチとは違い，内側，外側からの複合アプローチのような）が必要となる．さらには距骨下関節完全固定のため，外果の骨切り術が必要な場合もある．もう1つ鑑別に重要な検討は，外果骨折の下方への偏位である．皮質辺縁部が正常にみえることを確認するため，外果の末端部を詳細に評価する．最後に，潜在的なピットフォールとなるのは，三角骨の存在である．この骨は距骨の副骨であり，単純X線写真正面像では，距骨外側突起領域に突出する．このことは，単純X線写真側面像で評価できる．三角骨の前縁は，距骨後縁にあり，辺縁部は皮質を形成している．疑問が残る場合，対側の単純X線写真も有用である．

*2 距骨外側突起骨折の分類に加えて，Hawkinsはまた，距骨頸部骨折の分類システムも考案している．

- タイプⅠ骨折は，偏位のない距骨頸の骨折で，脱臼を伴わないもの．
- タイプⅡ骨折は，偏位があり，距骨下関節の亜脱臼や脱臼を伴うもの．
- タイプⅢ骨折は，タイプⅡ骨折と同様で，加えて，距腓関節にも波及したもの．
- タイプⅣ骨折は，距骨下関節，距腓関節，距舟関節に及ぶもの．

タイプⅢやタイプⅣと，タイプⅡのうちの一部は手術対応が必要となる．この分類システムは，治療に対する指針や，予後因子としての役割も果たす．とりわけ乏血性壊死への進展リスクは，タイプⅠでは約10％，タイプⅢになると90％にまで及ぶ．

CASE 21

病歴 29歳男性.交通事故に遭い,頭部を打撲したことは覚えていないが,右頬骨弓と上顎部の痛みを訴えている.

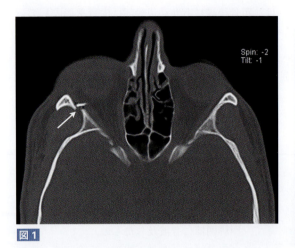

図1

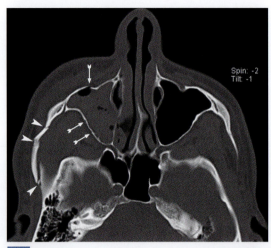

図2

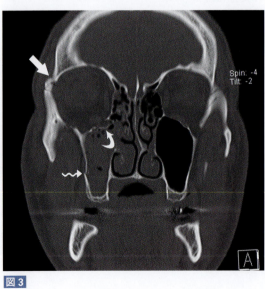

図3

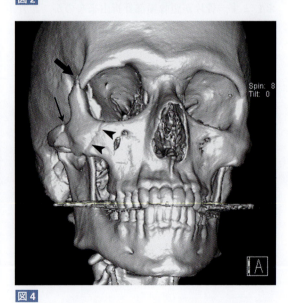

図4

画像所見

図1，2：顔面の単純CT水平断像．
図1：右蝶頬骨縫合を含む眼窩外側壁の粉砕骨折を認め，眼窩外側縁は後側方へ，遊離骨片は前内方へ転位している（**矢印**）．
図2：右頬骨弓粉砕骨折を認め（**矢頭**），側頭骨頬骨突起基部を含む．右上顎洞前壁，後側壁に転位を伴わない骨折を認める（**矢印**）．
図3：再構成冠状断像．右眼窩上外側縁の前頭頬骨縫合直上部分に骨折を認める（**太矢印**）．右眼窩底に下方へ転位した粉砕骨折を認め（**曲矢印**），眼窩下神経管を含む．右上顎洞外側壁にわずかな転位を伴う骨折を認める（**波矢印**）．
図4：3Dサーフェスレンダリング（ボリュームレンダリング）右前斜位．右眼窩外側壁（**太矢印**），眼窩下縁（**矢頭**），右頬骨弓（**細矢印**）に骨折を認める．

鑑別診断

上記所見はZMC（頬骨上顎骨複合：Zygomaticomaxillary complex）骨折に特徴的なものである．この骨折を，眼窩縁や上顎洞を含まない単独の頬骨弓骨折と区別することは有用である．ZMC骨折とLe FortⅢ型骨折は管理が異なるため，これらを区別することも重要である．Le FortⅢ型骨折は，ZMC骨折と同様に頬骨弓を含むが，ZMC骨折と対照的に翼状突起も含む．Le FortⅠ，Ⅱ型骨折は頬骨弓を含まない．鼻眼窩篩骨（naso-orbitoethmoid）骨折は，内眼角領域に起こる．しばしば，骨折型を分類することが難しく，複数のオーバーラップする特徴を示す．そのような場合，顔面中央部骨折という．

最終診断

ZMC骨折．

解説

この症例の画像所見は典型的なZMC骨折のものである．ZMC骨折の多くの症例は頬部への直接的な外傷によるものである．顔面骨の損傷では鼻骨に次ぐ2番目で，顔面中央部骨折の約40%を占める．頬骨は上顎骨，前頭骨，側頭骨，蝶形骨と関節を成す．ZMC骨折では，これら4つの骨のすべてが損傷される．ゆえに，"quadrapod fracture"や"quadramalar fracture"という言葉が用いられる．ZMC骨折の構成要素には，①頬骨弓，②眼窩外側縁と下縁，③眼窩底，④上顎洞前壁と後壁の骨折が含まれる．そのため，ZMC骨折は，上部上顎の横方向，上顎外側の顔面中央部の支えを破綻させる．

ZMC骨折は10代や若年成人に最も起こりやすい．患者は外傷後に顔面の腫脹や頬部や上口唇の異常感覚を訴える．眼窩下神経管と眼窩下神経の損傷による頬部の異常感覚が患者の90%までにみられるだろう．側頭筋のインピンジメント（衝突）により開口障害が起こることもある．

ZMC骨折の治療は粉砕や転位の程度によって決まる．治療の主要な目的の1つは，眼窩容積を保ち，顔面の対称性を再建することである．美容面では，顔面の横幅が対称であることが必要である．顔面の対称性とrotational balanceの再建のためには，頬骨と蝶形骨のアライメントを保つ必要がある．rotational deformity（奇形・変形）は，（眼窩外側壁の）蝶頬骨縫合の形成する角度により評価され，頬骨の転位の程度は，水平断での頬骨隆起部の陥入の程度によって測定することができる．

設問：理解を深めるために

＊1 ZMC骨折において，眼窩外側壁の変形を修正することが重要なのはなぜか？
＊2 ZMC骨折において，頬骨弓の側頭突起の変形を修正することが重要なのはなぜか？

読影医の責務

公式の放射線レポートには，そのZMC骨折に含まれる骨折部位を明記すべきである．また，角度，粉砕，転位を明確に伝えるべきである．さらに，予期されない頭蓋内損傷，眼球損傷を同定し，迅速に伝えるべきである．

治療医が知っておくべきこと

- 蝶頬骨縫合の形成する角度は？
- 骨折の粉砕や転位の程度は？
- 眼窩や脳の損傷があるか．

解 答

＊1 蝶頬骨縫合の角度の整復は，正常な眼窩容積の再建に重要である．外側の rotational deformity が修正されなければ，眼窩容積が増加し，顔面が左右非対称になる．

＊2 他の骨折を治療する前に，側頭骨の形成する角度を整復させなければ，顔面の横径や頬部のへこみが増加する．

CASE 22

病歴 39歳女性．全身倦怠感．

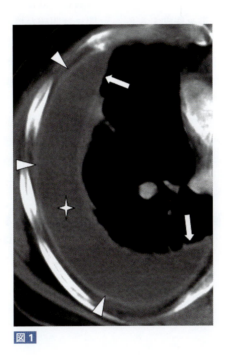

図1

画像所見

図1：造影CTの軸位断面．水のCT値に比してやや高吸収な胸水貯留（**星印**）がみられる．辺縁は肥厚し増強効果を示す臓側胸膜（**矢印**）と壁側胸膜（**矢頭**）で囲まれている．

鑑別診断

膿胸，胸水貯留，胸水を伴う気胸，肺膿瘍，乳び胸．

最終診断

膿胸．

解説

膿胸は胸腔内の膿汁貯留である[1]．単純な浸出液貯留とは異なり，膿胸は胸腔内で被包化して認められ，背側に存在することが多い．CTでは，膿胸は肥厚し増強効果を示す隔壁によって囲まれており，図1でみられるように"split pleura sign"として知られている．慢性膿胸の画像所見では，上記に加えて隣接する胸膜外脂肪の肥厚がみられる[1]．膿胸の診断は，胸腔穿刺により膿汁が排液されることで確定に至る．胸水検査では，通常，白血球数の上昇，pH＜7.0，グルコース＜40 mg/dLが認められる．肺炎球菌や黄色ブドウ球菌が起因菌として一般的である[2]．

設問：理解を深めるために

＊1 膿胸と肺膿瘍を鑑別するための画像所見は何か？

読影医の責務

膿胸が疑われれば，早期に報告書を作成する必要がある．診断が確定されれば，抗菌薬治療に加えて，開胸術や胸腔ドレナージの適応となる．胸腔内の線維化や敗血症，恒久的な肺機能障害を予防するため，早期の治療介入が重要である．

治療医が知っておくべきこと

- 膿胸の場所とサイズ．
- 肺感染の合併の有無．
- 肺や気管などの隣接臓器の有無や，隣接臓器への膿胸による mass effect.
- 胸壁への進展．

解答

＊1 膿胸と肺膿瘍の鑑別は，治療法が異なるため重要である．初診時には胸部単純写真が用いられるが，両者を鑑別し，診断を確定させるためにはCTが必要である．一般的には，膿胸では液貯留は血管や気管から離れて位置しており，肺実質の間には明確な境界がある[5]．肺膿瘍では液貯留と肺実質との境界が不明瞭となっている．膿胸では楕円形や三日月形を示し，肺の末梢に位置する傾向にあるが，肺膿瘍では円形で肺の中心部に位置することが多い[1,5]．膿胸では胸膜によって隔壁されているため壁は平滑なことが多いが，肺膿瘍では不整な壁が認められる[5]．

膿胸の1次治療は，経静脈的な抗菌薬投与と経皮的胸腔ドレナージである．慢性化した症例や多発する症例では，開胸もしくは胸腔鏡下での胸膜剝離術が行われる[3]．肺膿瘍の1次治療は，抗菌薬投与と体位ドレナージであり[4]，抗菌薬治療で反応がない場合にはドレナージ術が施行される．

CASE 23

- **病歴** 48歳女性. 急性発症の腹痛と腹部膨満感.

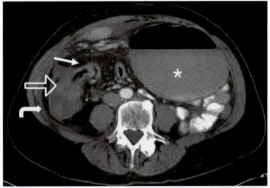
図1

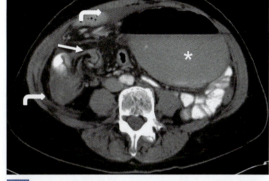
図2

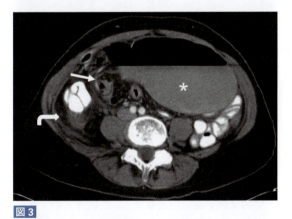
図3

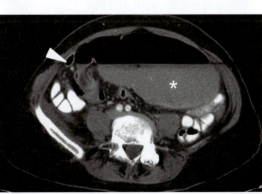
図4

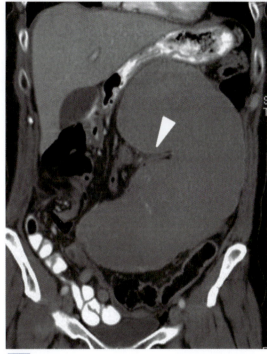
図5

画像所見

図1～4：腹部造影CTの水平断で，右下腹部に鏡面像を伴い拡張し捻転した盲腸（**アステリスク**）と，渦を巻くようにねじれている腸間膜の脈管と結腸（**矢印**）を認める．右側結腸は虚脱している（**図1空洞の矢印**）．水平断では少量の腹水も認められる（**曲矢印**）．**図4**では盲腸が鳥の嘴様にねじれ始めているところが最もよく描出されている（**矢頭**）．

図5：腹部の冠状断では，左上腹部に向かってインゲン豆のように拡張・捻転した盲腸を認め，拡張した盲腸は回腸末端と回盲弁の位置で折れ曲がっている（**矢頭**）．

鑑別診断

盲腸捻転，S状結腸捻転，高度閉塞による胃拡張，腫瘍による大腸閉塞．

最終診断

盲腸捻転．

解説

盲腸捻転は右結腸の軸に沿った回転性の捻転である．発生過程で後腹膜への固定が不十分であった場合に，移動盲腸が後腹膜固定部周囲でねじれることにより盲腸捻転が発生する．盲腸捻転には病態生理学的に3型がある．軸捻転型（axial torsion type）では盲腸は長軸に沿って捻転しており，ループ型（loop type）は長軸に沿って捻転した後に上方に反転する．跳ね上げ橋型（cecal bascule）では盲腸はねじれずに盲腸の上に折り重なる．軸捻転型とループ型では回腸末端も通常巻き込まれる．

盲腸捻転では特徴的な画像所見を示す．腹部単純X線では大きなインゲン豆様の拡張した大腸が認められ，通常右下腹部から左上腹部に広がっていく．

CTでは広い鏡面像を伴う著明に拡張した盲腸がみられ，拡張腸管が捻転部位に向かうにつれ鳥の嘴状の所見が認められる．whirl signは腸間膜の血管と虚脱した腸管がねじれている所見である．遠位の結腸も相対的に虚脱する．潜在的な合併症には腸管穿孔，腸管虚血，小腸閉塞などがある．

盲腸捻転のタイプによって盲腸の位置が変わることは覚えておきたい．軸捻転型では盲腸は右下腹部に，ループ型では盲腸は左上腹部に位置する．跳ね上げ橋型では盲腸は腹部正中に折り込まれている．

治療は通常手術となり，腸管の状態に応じて捻転解除や盲腸固定術，結腸切除術などがある．合併症がなければ予後は良好だが，腸管虚血があった場合には予後不良である．

設問：理解を深めるために

＊1 他にどのような臓器が捻転しうるか？

読影医の責務

盲腸捻転は緊急手術となる疾患であり，検査をオーダーした医師にただちに連絡しなければならない．

治療医が知っておくべきこと

- 壁内気腫や腹腔内遊離ガス，門脈ガスのような腸管虚血や梗塞，穿孔の徴候．
- 捻転の起点となるような腫瘍が存在するかどうか．
- 盲腸の直径．

解答

＊1 ほとんどの臓器が捻転を起こし緊急症となりうる．S状結腸捻転は頻度が高く，骨盤腔内から発生する．他に捻転しやすい臓器として小腸や卵巣，精巣がある．まれなものとして脾捻転や肺捻転，肝捻転などが挙げられる．

CASE 24

病歴 外傷後に肩の痛みと可動域制限が出現.

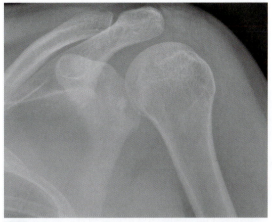
図1

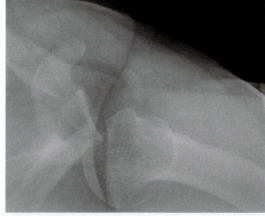
図2

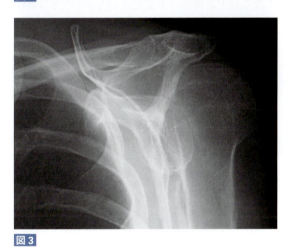
図3

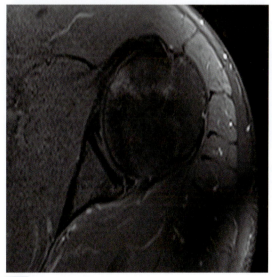
図4

画像所見

図1：左肩X線写真AP像・内旋位．上腕骨頭と関節窩の重なりが通常より小さくなっている．これを"half-moon overlap sign"の消失という．

図2：軸位像．上腕骨頭の後方脱臼および関節窩後縁が引かれた関節前面に大きな三角形の欠損を認める．

図3：別患者のscapular-Y像．関節窩から上腕骨頭が後方に転位しており，後方脱臼を示唆する．

図 4：別患者の MRI 脂肪抑制 T2 強調画像の水平断．後方関節唇損傷，上腕骨頭関節前面に軽度の挫傷，背側に軟部組織の Bankart 損傷と Hill-Sachs 病変を認める．

鑑別診断

肩関節後方脱臼（AP 像のみでは正常または後方脱臼または偽性亜脱臼）．

最終診断

肩関節後方脱臼．

解 説

肩関節は最も不安定性がある関節であり，脱臼，特に前方脱臼の頻度が高い傾向にある．肩関節脱臼の約 2～5％が後方脱臼である．後方脱臼の最も頻度が高い原因は，強い力が直接加わった外傷（約 67％を占める）である．内転・内旋・前方挙上位で上肢の軸方向に力が加わり起こる．痙攣や感電はまれな原因であり，痙攣では内転するような力強い収縮が起こり，その力は後方の安定性に勝るものである．

身体所見上は，肩の内旋，烏口突起の高度前方転位，上腕骨頭の高度後方転位を認める．上肢は可動域制限を伴い，内旋，屈曲，内転した肢位となる．肩関節後方脱臼の 15％は両側性に起こる．身体所見，X 線検査所見いずれでも診断がつきにくい．約 60～79％は初回で誤診される[1]．

臨床所見が不明瞭な骨折を伴うことも，後方脱臼が見逃される原因である．そのため，患者は急性期，慢性期，再発期とさまざまな時期に来院する．軟部組織損傷には後方関節包の損傷，関節唇損傷，小円筋や棘下筋腱の断裂がある．関節窩後縁の骨折も起こることもある．通常，神経血管損傷を合併することはまれで，前方脱臼よりも頻度は低い．

X 線検査は肩関節脱臼を疑う場合，初めに行われることが多い．scapular-Y 像や軸位像では，上腕骨頭は関節窩後方へ脱臼しているであろう．肩の X 線写真 AP 像では所見がわかりにくいため，scapular-Y 像や軸位像での撮影が重要である．AP 像では上腕骨は内旋位で固定され，小結節は内側に，大結節は外側に位置し "lightbulb sign" を形成する．脱臼は後方へ（肩峰下方向へ）まっすぐ起きることが多い．関節窩と上腕骨頭の重なりが小さくなる "half-moon overlap sign" の消失は AP 像でみられ，関節窩と上腕骨頭の間に開大（"rim sign" として知られる）もみられる．

reverse Hill-Sachs 病変や reverse Bankart 損傷などの骨傷を合併することが非常に多いため，画像評価は慎重に行うべきである．reverse Hill-Sachs 病変は上腕骨頭の前内側面の陥没骨折で，脱臼が起こるときに上腕骨頭の前内側面が関節窩後面に強く当たることで生じる．これは AP 像で "tough line" として認められる．reverse Bankart 損傷は上腕骨頭が当たることで生じる関節窩後縁の骨折である．大結節・小結節の骨折だけでなく外科頸骨折も起こることがあるため十分に注意する．

reverse Hill-Sachs 病変がある場合，病変が大きくなるほど肩関節の不安定性が大きくなり反復性脱臼をきたしやすくなるため，上腕骨頭の陥没の程度を評価するために CT が有用である．整復時に骨折の転位を起こさないように，整復前に CT を撮影し，転位がない骨折を確認する．肩関節後方脱臼が認識されていなければ，肩関節は脱臼したままの状態となり，reverse Hill-Sachs 病変の軟下骨が再吸収されるほど骨の再生に影響が出てきて，病変部の欠損が大きくなる．さらに，この欠損は解剖頸骨折の伝播点となり，関節面の変形により関節軟骨損傷，変形性関節症，無腐性壊死が引き起こされやすくする．初診で診断できれば，関節形成術の可能性を減らすことができる．

対応の仕方は症例ごとに異なり，上腕骨頭の欠損の大きさ，合併骨折の有無，上腕骨頭の血流，脱臼していた時間などの因子がある．reverse Hill-Sachs 病変がある場合には，欠損の大きさが重要であり，関節面＜20％，関節面の 20～45％，関節面の 45～50％より大きい，に分類される．骨折部位や損傷の程度に応じて，非観血的整復，観血的整復，関節形成術まで治療はさまざまである．関節面が 20％より大きく欠損している症例の多くは手術を要する．骨傷（reverse Hill-Sachs 病変や reverse Bankart 損傷）の治療は，原則として観

血的治療が必要であり，軟部組織の修復は関節鏡下に行われることもある．肩関節の再発性の不安定性や機能低下が治療後の合併症である．

設問：理解を深めるために

＊1 どのような運動が肩関節後方脱臼と特に関連があるか？
＊2 どのような軟部組織損傷が肩関節後方脱臼で起こり，またそれをどのように評価するか？

読影医の責務

肩関節後方脱臼に緊急性はないが，適時レポートが必要である．臨床所見やX線検査で見逃される頻度を考慮すると，担当医と電話で話すことも重要となる．

治療医が知っておくべきこと

- 脱臼だけでなく，後方脱臼に伴う骨傷もあるということ．
- 断面像があれば，reverse Hill-Sachs 病変の大きさ（関節面の割合）．

解 答

＊1 どんなスポーツにおいても，アスリートは肩関節前面への直接外力や腕を介した外力を受けてしまう可能性がある．例えば，アメリカンフットボールのなかでも特にラインマンのポジションは，肩関節後方脱臼を起こしやすい．レスリング選手もまたリスクが高い．交絡因子として，肩関節を安定化させる筋肉が競技中に疲労してしまい，肩関節が不安定となり後方に脱臼してしまう．
＊2 後方関節唇損傷（reverse Bankart 損傷），後方関節包の骨膜ひだ剥離損傷，下関節上腕靱帯の後方損傷，後上部の関節包損傷が起こる可能性がある．MRI 検査，時に MR 関節撮影での評価を要する．MR 関節撮影は高い感度を有し，関節の腫脹のためにみつけにくい損傷を診断できる．

CASE 25

病歴 5歳女児．汎下垂体機能低下症がある．最近ウイルス感染症に罹患．口周囲に湿った嘔吐物が付着し，反応がない状態で両親に発見された．救急隊により現場から心肺蘇生が開始された．

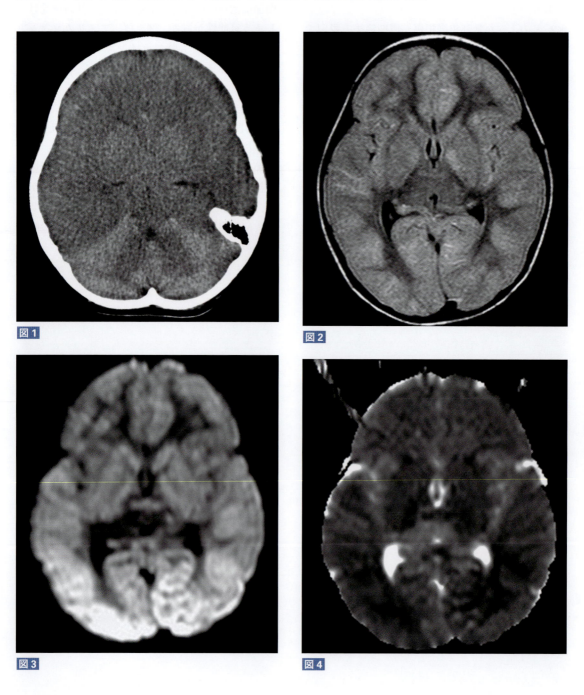

図1

図2

図3

図4

画像所見

図1：頭部単純CT水平断では，モンロー孔レベルでびまん性の脳浮腫と皮髄境界の不明瞭化を認める．浮腫を伴い低吸収を示す大脳半球と比較して，小脳は相対的に高吸収を示しており，これは"white cerebellum sign"と呼ばれている．

図2：4日後に撮像されたFLAIR像水平断では，モンロー孔のレベルで両側レンズ核の高信号および大脳皮質のびまん性の高信号を認め，特に後頭葉で目立つ．加えて，皮質は肥厚し脳溝は消失している．

図3, 4：拡散強調像（**図3**）および対応するADC map（**図4**）では，モンロー孔のレベルで，皮質から大脳基底核にいたるまで広範に左右対称性の拡散制限を認める．ADC mapでは拡散強調像で高信号がみられた領域に一致して低信号がみられ，拡散制限と一致する．

鑑別診断

臨床背景から，上記はびまん性脳浮腫を伴った低酸素脳症に特徴的な所見である．外傷に関連したびまん性脳浮腫は低酸素性虚血性脳症の所見に極めて類似し，共通する所見がかなりある．これらの疾患はびまん性脳浮腫，および脳実質の腫脹による脳脊髄液腔の消失といった特徴的な所見を共有する．しかし，外傷性脳浮腫はしばしば頭蓋内出血，時に頭蓋骨骨折を伴う．脳浮腫が外傷性によるか低酸素性虚血性によるかを鑑別するのは病歴である．一酸化炭素中毒に関連した低酸素脳症は単純CTで無酸素性脳損傷のようにみえることがあり，左右対称性の脳浮腫，大脳基底核病変がみられ，これらの領域で拡散強調像で拡散制限がみられる．一酸化炭素中毒はまた，曝露から2～3週間後に遅延性の脳症を起こすことがあり，MRIでは皮質下白質優位の拡散制限，淡蒼球に遷延性，左右対称性のT2高信号がみられうる．脳梗塞は拡散強調像で高信号を呈し，時にその変化は広範囲にみられる．しかし，一般的には楔状で血管支配領域に一致した病変がみられる．CJD（クロイツフェルトヤコブ病：Creutzfeldt-Jakob disease）は画像上でHII（低酸素性虚血性脳損傷：hypoxic-ischemic brain injury）と類似する．これら2つの疾患の臨床像はまったく異なっているが，MRI拡散強調像で皮質と大脳基底核にびまん性，左右対称性の拡散制限がみられる．CJDはT2強調像でも皮質灰白質および大脳基底核に高信号を認める．

最終診断

長時間の呼吸停止による，びまん性脳浮腫を伴ったHII．

解説

HIIは全年齢層において死亡率の高い疾患である．小児では窒息，誤嚥，そして非偶発的外傷が原因となりうる．成人では心肺停止がHIIの最も多い原因である．年齢層に応じてHIIの原因は異なるものの，病態生理学的機序は同様である．脳血流と血中酸素濃度の減少によって細胞内の代謝が破綻し，細胞傷害と細胞死が段階的に進行する．傷害され死滅していく神経細胞は，すでに酸素が枯渇した領域へ，隣接する神経細胞に一連の破壊性反応を起こす興奮性神経伝達物質を放出し，細胞傷害や細胞死を引き起こす．一般的には皮質，深部灰白質といった脳で最も代謝が活発な領域ほどHIIに対する感受性が高い．

CTは，広く普及し比較的速やかに施行可能であることから，一般的に最初に施行される検査である．CTで予想される所見として，深部および皮質灰白質の低吸収化や，びまん性脳浮腫による2次性の灰白質白質境界の不明瞭化がある．全体的な浮腫により脳脊髄液腔は消失し，より重症の場合は脳ヘルニアをきたす．最初の24時間では，CTで灰白質が白質より低吸収を示すことがあり，"reversal sign"と呼ばれる．この所見は，びまん性脳浮腫による2次的な頭蓋内圧亢進状態の影響で静脈還流が減少した結果深部髄質の静脈が拡張するために生じると考えられている．"the white cerebellum sign"（**図1**でみられる）は，"reversal sign"の変異もしくは一要素であり，浮腫をきたした大脳半球に対して小脳が高吸収にみえるというものである．この所見は，脳幹と小脳の

血液灌流が後方血流の再分布によって維持されるためにみられると考えられている．

MRIは一般的にHIIに対してより感受性が高く，特に実際に受傷がありCT所見が判然としない最初の数時間で有用である．拡散強調像は早ければ受傷後3時間で陽性となる．拡散強調像では深部灰白質，視床，脳幹，小脳半球，海馬，皮質灰白質（特に後頭葉，傍中心回）といった構造に高信号が最もみられやすい．拡散異常は1週間で偽正常化する．偽正常化は，拡散画像およびADC mapの正常化により，疾患の経過中に改善を呈しているように間違ってみえることである．T2強調画像では拡散強調像の変化が顕在化した後に所見が出現し，病変部位の灰白質の浮腫と高信号がみられる．T2高信号は大脳基底核で慢性的にみられることがある．HIIの慢性経過では，皮質壊死に一致したT1高信号が皮質にみられることがある．

低酸素性虚血性脳症の治療は主に対症療法である．ACLSガイドラインに沿った心肺蘇生が成功すると，人工呼吸器での換気が継続され，循環動態がモニタリングされる．現行のガイドラインではCPRの後に患者に意識が戻らない場合，低体温療法の選択が推奨されている．蘇生後に32〜34℃で12〜24時間，低温管理される．現在の研究では広範な低酸素性虚血性脳症の患者に対し明確な治療効果を示すことができていないが，一方で，低体温療法の有害性もまた示されていない．加えて，低体温療法は軽度から中等度の低酸素/虚血性脳症となった患者の，生存率とQOLの向上をもたらす．

設問：理解を深めるために

＊1 低酸素性虚血性脳症の患者に対し高張生理食塩水と高浸透圧療法（マンニトール輸液）を考慮すべきなのはどのような場合か？

読影医の責務

低酸素性虚血性脳症の所見をみた場合，ただちに依頼医に報告すべきである．依頼医は損傷の重症度および脳ヘルニアの有無を知るべきである．もし病歴がHIIを強く疑う状況であるにもかかわらず，最初の画像検査では正常かわずかな異常であった場合，精査するためにMRIが推奨される．MRIはしばしばHIIに関係する早期の変化を鋭敏に検出し，拡散画像は受傷から3時間で陽性となりうる．放射線科読影レポートでは脳浮腫，および脳脊髄液を含む空間の消失から推定される重症度を記載すべきである．大脳基底核と小脳に病変が及んでいる場合は特にそれについて言及すべきである．最後に，脳ヘルニア所見の存在の有無についても明確に報告する．

治療医が知っておくべきこと

- 画像所見は患者の低酸素性虚血性の受傷の病歴を矛盾なく反映したものか．もしそうでないならば，再検査や追加検査をすべきなのか．
- 患者が子供の場合，非偶発的な受傷機転を疑わせる所見はないか．
- 画像上，脳ヘルニアを示唆する所見を認めるか．

解答

＊1 高張生理食塩水と高浸透圧療法は，低酸素性虚血性脳症にあると考えられる患者において，びまん性脳浮腫に加え脳ヘルニアの所見を呈した場合に考慮されるべきである．

CASE 26

- **病歴** 29歳女性．自動車横転事故による受傷．右胸郭の奇異性呼吸．

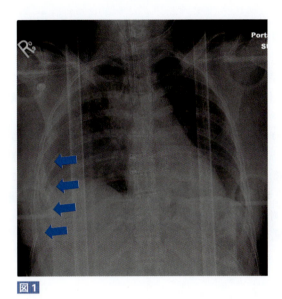

図1

画像所見

図1：バックボード上での胸部X線AP像．右第5～8肋骨後外側部（**矢印**）の転位を伴う骨折がみられる．さらにどの肋骨も1か所以上で骨折がみられる．気管チューブ，経鼻胃管が留置されている．

鑑別診断

単純肋骨骨折，フレイルチェスト，肺ヘルニア．

最終診断

フレイルチェスト．

解説

フレイルチェストは鈍的胸壁外傷後に起こる現象である．連続した3本かそれ以上の肋骨の多発骨折か，4本かそれ以上の肋骨の単純骨折は，結果として残った胸郭から独立して動く胸郭のセグメントとなる（フレイルセグメント）．これが結果として，このセグメントの奇異性運動となり，結果として換気の低下，無気肺のリスクの増大，肺機能低下を起こす．フレイルチェストはしばしば身体所見で明らかになり，単純X線写真は立体的な配置が明らかになる．所見として3本かそれ以上の連続した肋骨それぞれの多部位での骨折か，4本かそれ以上の連続した肋骨の1か所の骨折がみられる．関連する所見としては，胸膜外血腫（単純写真における局所，末梢，小葉の異常陰影の存在），肺挫傷（解剖学的に沿わないまだらな空気のスペースを伴う陰影），そして肺裂傷がある[2,4]．

フレイルチェストの起こりうる合併症はフレイルセグメントを越えての肺ヘルニアである．この合併症のリスクは，患者が陽圧換気の状態であると増えていく．もし疑われるときはCT検査が最も所見がわかる検査である．ヘルニアセグメントは空気の通りを妨げるため，外科的治療が必要となる．

設問：理解を深めるために

＊1 フレイルチェストの患者における死亡率，罹患率に影響を及ぼす要因は何か？

読影医の責務

高い罹患率と死亡率を考えると，フレイルチェストと診断したタイムリーな報告は必要である．そして迅速な機械的人工呼吸がしばしば鍵となる．肺挫傷，肺裂傷，血腫，気胸などほかの損傷が疑われる所見は報告すべきである．

治療医が知っておくべきこと

- 肋骨骨折の数と場所．
- 肺挫傷，肺裂傷，気胸，血腫の有無．
- さらなる診断的評価が有用かどうか．

解答

＊1 フレイルチェストのみの患者の死亡率は16％である．いくつかの要因がフレイルチェストの患者における結果に影響を及ぼす．両側の前方の肋軟骨の離開は機械的人工呼吸による補助の必要性がより高くなり，ISS（injury severity score）の増加，片側の後外側のフレイルチェストの患者より死亡率が高い．関連する頭部外傷，肺挫傷の存在は，ともに独立して死亡率を上昇させる（それぞれ19％と42％）．傷害のスコアと死亡率は55歳以上で悪く，ショックの所見があると死亡率が上昇する[1,3]．

CASE 27

- **病歴** 30歳女性．高速自動車事故後に頸部痛がある．

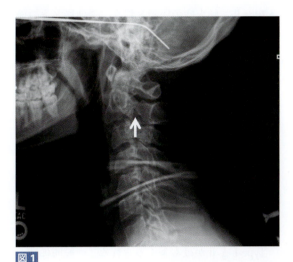

図1

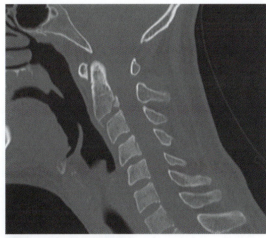

図2

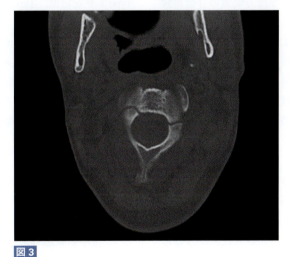

図3

画像所見

図1：頸椎X線側面像で，C2の前方すべりと後方開大を伴い，椎間関節部を通過する骨折線（**矢印**）を認める．
図2：C2右側面のCT矢状断像．
図3：C2椎体の水平断像．C2の前方すべりを伴う両側椎間関節骨折が確認される．前方すべりの度合いはX線で最もよくみえることが多い．

鑑別診断

外傷性軸椎すべり症（TSA：traumatic spondylolisthesis of the axis），先天性軸椎すべり症，歯突起

骨折.

最終診断

TSA（"hangman fracture"）.

解 説

　TSA は C2 椎体の骨折のうち，歯突起骨折に次いで 2 番目によくみられ，軸椎骨折の 22％，頸椎骨折の 4％を占める[1]．絞首刑によって起こる外傷ということで「ハングマン骨折」と名付けられたが，近年では，自動車事故によって起こることが最も多く，墜落と飛び込みの事故がそれに続く．古典的には，顎下に結び目がある絞首刑で起こる損傷との関連から，過伸展損傷と考えられたが，rebound injury であろうと屈曲のみの損傷であろうと，より重篤な TSA の形式には，屈曲成分がより大きく関連する．TSA に関連する後方要素の骨折は，もともとは両側椎間関節部骨折として記載されてきたが，あらゆる後方要素の骨折が含まれ，骨折箇所が両側で異なることもある．過伸展と過屈曲の両方の場合において，C2 椎体と歯突起は，回転ストレスと，それによる骨折を受けられる部分がなく，最も脆弱な後方要素へ伝達する．また，回転によって縦靭帯や C2-3 椎間板の損傷が起こる．TSA 損傷のスペクトラムは安定型と不安定型を含む．適切な管理を早期に開始し，合併症を予防するために，損傷自体と損傷の型を早期に認識する必要がある．幸いなことに，外傷初期を生存した場合，神経脱落症状はまれである．これは，C2 で脊柱管径が最も大きく，脊椎すべり症では一般的に脊柱管がさらに広がるためである．

　体系的な分類の目的は，治療と予後を決定することである．TSA における分類の目的は，骨折の安定性を予測することであり，分類をする際には，前縦靭帯，後縦靭帯，C2-3 椎間板の状態が中心となる．しかし，残念ながら，安定性を正確に評価できる分類はなく，安定性の程度を決定するためには，さらに臨床的，画像的評価が必要である．Effendi らにより提唱され，Levine, Edwards によって修正された分類は，X 線，CT に基づいており，広く用いられている[2,3]．この分類では 4 タイプに分けられており，そのすべてに両側の後方要素の骨折が関連する．以下にタイプごとのメカニズム（画像所見），関連する軟部組織損傷を記載する．

- **Type I**：軸方向の負荷を伴う過伸展．転位 3 mm 以下，後方開大なし．外傷性前方すべり症．
- **Type II**：軸方向の圧迫を伴う，過伸展とその後の過屈曲．C2 椎体前方の転位（>3 mm），有意な後方開大（程度は定義されていない，別の分類では cutoff 値 11° を使用している）．前縦靭帯，後縦靭帯，C2-3 椎間板の損傷あり．
- **Type II A**：牽引を伴う過屈曲．C2 椎体の後方開大あり，転位なし．後縦靭帯，C2-3 椎間板の損傷あり，前縦靭帯は保たれる．
- **Type III**：圧迫を伴う過屈曲．C2 椎体前方の転位，有意な後方開大があり，片側または両側の椎間関節のロッキングを伴う．前縦靭帯，後縦靭帯，C2-3 椎間板の損傷あり．

　Type I と II が最も多くみられる．一般的には，Type I を安定型，Type II，II A，III を不安定型と考える．

　頸椎の評価のために CT の使用が普及する前には，TSA の特徴を示す初期検査は，X 線側面像であった．C2 の後方要素の骨折，椎体の脱臼，後方開大が主要所見である．後方開大は C2 と C3 の終板間で測定する．損傷部の椎体前軟部組織腫脹もみられることが多い所見である．C2 椎体前下方の剝離骨折がみられ，前縦靭帯の損傷を示唆する．屈曲要素がある TSA の場合には，関連して，C3 椎体前上方の終板鈍化がみられることがある．しかし，TSA の X 線の感度は 40％ と低値である[4]．近年の救急外来においては，CT を迅速に行うことができ，頸椎損傷に対し，X 線よりも高い感度・特異度をもつ．この結果，頸椎損傷のリスクが高い患者の評価において，CT が X 線にほぼ取って代わった．X 線でみられる TSA の特徴は，CT で容易に明らかになる．ところが，転位のない後方要素や横突孔の骨折を含む X 線ではわからない小さな所見までも CT では明らかである．横突孔を含む場合には，椎骨動脈損傷の評価のために，すぐに CT angiography も撮影することができる．安定性の評価は管理を左右するために最も重

要である．X 線と CT は頸椎の静的検査である．明らかな不安定性の徴候（著明な後方開大や転位）はみられるが，それほど明白ではない不安定型損傷は，見逃されてしまう．縦靭帯や椎間板の状態を最も評価しやすいのは，MRI である．MRI を施行できない場合，屈曲-伸展 X 線は，安定型損傷を不安定型損傷から区別するために役立つ．例えば，一見，type I と思われる TSA でも，屈曲位での C2-3 椎間腔の後方の開大があれば，type II A へ分類変更になる[2]．神経脱落症状を示す患者は，CT で特定される損傷があろうとなかろうと，MRI で評価を行うべきである．MRI は，椎間板や靭帯と同様に，脊柱管の血腫，脊髄の圧迫，脊髄浮腫の同定において，CT より優れている．もし神経脱落症状の原因の 1 つとして血管損傷が疑われ，CTA を撮影していなければ，MRI とともに MRA を撮影できる．

TSA の急性期合併症には神経損傷，椎骨動脈損傷が含まれる．永続的な神経損傷は約 2〜3% で，一過性の神経脱落症状は最大 25% に起こる[4]．椎骨動脈損傷は急性の椎骨脳底動脈の症状を呈することもあるが，数日までの遅れがあって症状が発現することもある．あるケースシリーズでは，約 28% に椎骨動脈損傷がみられたと報告されている[5]．

治療は最初の分類，安定性により異なる．Type I では，牽引後に頸椎カラーや頸胸部の装具で安定化させる保存加療が有効である．Type II は同様の管理だが，より長期間行う．整復できない例もあり，観血的整復固定術が必要になることもある．Type II A と III は一般的に外科的治療をする．適切に管理されれば，合併症はまれである．主要な合併症は，保存加療患者における変形治癒，偽関節である．

設問：理解を深めるために

＊1 TSA は絞首刑でみられる損傷とどう違うのか？

読影医の責務

不安定型の可能性を考慮すると，TSA は緊急に報告されるべきである．臨床医に直接コミュニケーションをとる必要がある．

治療医が知っておくべきこと

- X 線は TSA の感度が低く，TSA が疑われるすべてのケースで CT を撮影するべきである．
- 転位，後方開大を含めた骨片の位置．
- 骨折の安定性は臨床指標や軟部組織の評価に基づいて決定される．転位や後方開大がないということで不安定型を除外できるわけではない．このようなケースでは MRI が必要である．
- 横突孔を含むか：CTA や MRA を撮影すべきである．
- 脊柱管を含むか．
- 他の頸椎骨折．

解 答

＊1 外傷性の軸椎の過伸展骨折は，顎下の結び目を用いた絞首刑による損傷を連想させる．しかし，その損傷のメカニズムは異なる．絞首刑では過伸展と牽引が起こり，脊髄の損傷に至る．自動車事故，墜落，飛び込み事故で受ける過伸展の形式は典型的には軸方向の圧迫を伴い，脊髄の損傷はまれである．

CASE 28

病歴 21歳男性. 氷上で転倒.

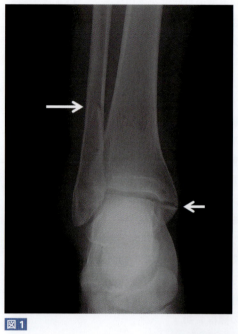

図1

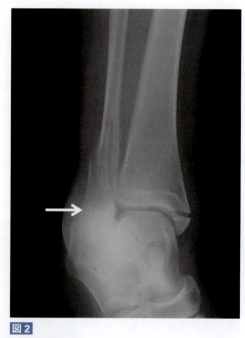

図2

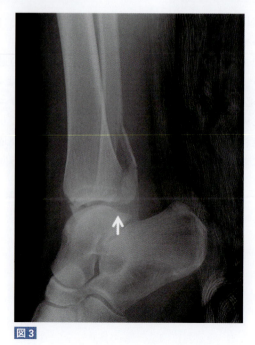

図3

画像所見

図1：仰臥位での単純X線写真，足関節前後像．内果（**短矢印**）を横走する骨折，腓骨遠位で靱帯結合部頭側のレベル（**長矢印**）に骨折を認める．周囲脂肪織の腫脹があり，これは外側部で最も目立っている．

図2：足首のmortise view（訳注：足基準線を10〜15°内旋し，3つの関節裂隙を観察）．腓骨遠位の骨折は，足関節の下関節面に向かって斜め方向に波及（**矢印**）している．

図3：足関節のcross-table lateral view．外果後方（**矢印**）に偏位を伴わない骨折を認める．また，側面像では，軽度後方偏位と，重なりを伴う外果の斜骨折を認める．

鑑別診断

足関節の内反損傷，外反損傷．

最終診断

外反損傷によって生じた足関節三果骨折．

解説

足関節の骨折は，股関節の骨折と並び，下腿骨折のうち最も頻度が高いものである．英国のある研究によると，すべての下腿骨折のうち22％を足関節骨折が占めることが示されている[1]．ほとんどの損傷機序においては，軟部組織損傷のみに終わるが，一定の割合で骨折に至り，その結果，より侵襲的な治療を要することがある．臨床医にとって，放射線学的評価が確かなものかどうか見定めるために，公表されているガイドラインが入手可能で，有用である．このようなガイドラインとして「オタワアンクルルール」は，骨折の検索において感度がほぼ100％であることが示されている[2]．これらガイドラインによれば，画像検査が施行されるべきであるのは，損傷後と評価時に，内外果領域の圧痛が存在する場合や，荷重制限をきたすほど著しい痛みが存在する場合とされる．

初期画像評価は，足関節の標準的な単純X線写真シリーズとなる．つまり前後像，側面像，mortise viewである．これらの画像評価には，病歴が重要である．その理由として，損傷機序の情報が，可能性のある靱帯損傷だけでなく，骨折の同定の一助になりうるからである．病歴がすぐ手に入らない場合でも，これら画像により骨折パターンの評価を行うことで，逆に損傷機序を示唆したり，軟部組織の評価に役立つことがある．

多数の分類図表が，提案，利用されている．例えば，Lauge-Hansenの分類では，骨折のメカニズムを2つの要素の描出（訳注：足部の肢位と，下腿に対する距骨の動き）を基に分類する方法を用いている．2つの要素のうち初めの要素は，回内か回外かという点での描出である．2つ目の要素は，背屈，回外，外転，内転のいずれかについての描出である．外科治療は，最適な整復と転帰を得るために，損傷機転の逆をたどって修復が行われる．この概念に基づいて，上記の分類システムがデザインされている．しかしながら，この分類システムは，Weberの分類に取って代わられている．

Weberの分類では，骨折をA，B，Cに分類し，それぞれのカテゴリーにおいて，損傷機序や，遠位脛腓靱帯結合への波及確率の増加，といった内容を暗に示している．

Weber A型骨折は，通常，回外・内転損傷の結果起こる．

Weber B型の骨折は，回外・外旋で起こる．

Weber C型骨折は，回内機序のいずれかに伴って起こる．

このシステムを用いるときに，骨折パターン評価の鍵となるのは，剝離損傷部位の認識である．剝離骨折は，骨にかかる伸長力および伸延力によって起こる．診断医が注意すべきは，このような剝離骨折が存在する場合，足関節対側に陥入型損傷が付随して生じることである．

Weber A型の損傷は，外果剝離骨折で，通常は，脛骨下関節の天蓋面より遠位で起きる．外力は外側から内側にかけて及ぶ．内果への波及も起こりうるが，靱帯損傷の危険性はない．

Weber BおよびC型の骨折は，内果剝離骨折で，外果の骨折も伴う．これは外果側の距骨陥入型骨折である．B型，C型双方において，垂直方

向への外力により，腓骨に斜骨折をきたす．しかしながら，Weber B 型骨折は，脛骨と距骨の関節線レベルで起きるのに対し，Weber C 型骨折は，この関節より頭側で起きるという違いがある．これら 2 つの骨折型は，靱帯損傷のリスクと関係している（Weber C 型損傷が Weber B 型よりリスクが高い）．その理由は，外力が内側から外側に向かうからである．

　靱帯結合は，足関節の安定性において重大な役割を担うため，評価すべき重要構造である．靱帯損傷を伴った場合は，たいてい内固定を必要とする．靱帯の整合性を評価するため，脛骨と腓骨間の関節裂隙の幅を評価する．これは関節面から 1 cm の幅である．関節裂隙の幅が 10 mm 以上に広がるのは異常であり，これまでに述べた損傷について考慮すべきである．しかし，この関節裂隙の評価は，適切なポジションで撮像された単純 X 線写真により行われなければならない．その理由は，背屈，外旋，非直交断面では，この裂隙は拡大してみえ，偽陽性になる可能性があるためである．

　さらには，剝離骨折はいつも存在するとは限らない．こういった症例の場合，靱帯の断裂は，同じように重要で，除外すべき損傷である．これらの損傷タイプの場合，最も懸念されるのは，Weber B 型または C 型骨折で，三角靱帯の断裂を伴うことがある．三角靱帯の損傷が示唆されるのは，内果を中心とした軟部組織の著明な腫脹がある場合である．脛骨の下関節面もまた拡大しうる．その内側の関節裂隙（訳注：内果関節）は，4 mm を超えてはならない．もし 6 mm を超える場合，または脛骨下関節天蓋部と距骨との距離より拡大している場合は，靱帯損傷が存在する可能性が高い．こういった計測値を評価する場合には，適切なポジションで単純X線写真が撮影されているかについて注意を払う必要がある．

　骨折をきたした足関節において，脛骨距骨間の適合性や安定性が，骨が癒合に至るまでの期間で保てるかどうか，それにより治療の選択肢が決まってくる．通常保存的治療は，ブーツまたはギプスの形態のまま，免荷を保ちながら 6 週間行われる．不安定損傷では，外科的整復や，内固定を用いて治療が行われるが，時には保存的治療や慎重フォローが選択されることもある．両果骨折，三果骨折は同様の治療が行われる．これまでに言及したように，靱帯結合への損傷の波及は，不安定性につながる．そして遠位脛腓関節を貫通するスクリューを用いて治療される．外傷後の関節炎は，1 回の骨折あたり 14％までの症例で起こるとされているが，通常転帰は良好である[3]．加えて，足関節骨折は，特に脱臼骨折の場合に関節内遊離体を生じ，整復後の関節腔に，その遊離体が再度移動することがある．重要なことは，治療と密接な関係があるという観点から，こういった異常所見を同定していくことである．軟部組織もまた，ガスの有無を評価せねばならない．なぜならガスの存在は，開放骨折を示唆し，より急性期での外科治療を必要とするからである．

設問：理解を深めるために

＊1 足関節単純 X 線写真を評価する場合，果部以外に，他のどういった骨構造の骨折を精査すべきか？

＊2 足関節の回外損傷で内果単独の剝離骨折を評価する場合，放射線科医は，次のステップとして何を提案するべきなのか？

読影医の責務

　足関節骨折は決して緊急を要しないが，適切なタイミングでのレポートが必要である．

治療医が知っておくべきこと

- 骨折の部位と方向．
- 遠位脛腓靱帯結合への関与．
- 脛骨下関節面の整合性．
- 関節内遊離体の有無．
- 開放骨折を示唆する所見．

解答

＊1 第 5 中足骨の基部，踵骨前方突起，距骨外側部などが評価すべき部位である．第 5 中足骨基部骨折は，内反損傷によって起こる剝離骨折の 1 つ

のタイプである．しかし，上述の骨折と違い，踵骨前方突起や距骨外側部の骨折は，足部の異常な屈曲によって起こる．踵骨前方突起は，内転と足部底屈が強制されることによって起こりうる．対して，距骨外側部の骨折は，背屈と内反が強制されることによって起こる．

＊2 下腿全長の単純X線写真が推奨される．理由は，腓骨高位骨折（Maisonneuve fracture：メゾヌーブ骨折）が懸念されるためである．腓骨方向に距骨の陥入が起こると，腓骨はどのレベルでも骨折をきたしうる．この骨折は従来の足関節単純X線写真では見逃すことがある．

CASE 29

- **病歴** 27歳男性．1週間前からの咽頭痛，発熱と頸部痛を伴う．

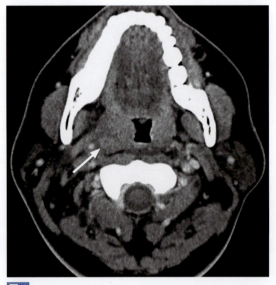

図1

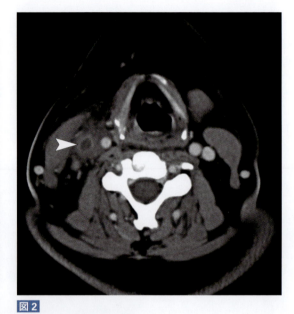

図2

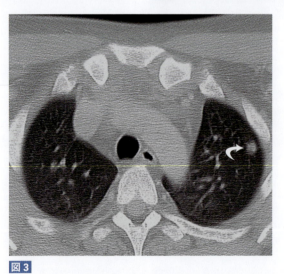

図3

画像所見

図1：頸部造影CT上，右口蓋扁桃に隣接する上咽頭領域および頸動脈領域の脂肪織混濁を伴う右口蓋扁桃の非対称性の増大（**矢印**）と後咽頭の少量の浸出液を認める．

図2：右内頸動脈の外側に卵円形の辺縁に造影効果を伴い，中心部が低吸収の病変がみられ（**矢頭**），周囲の脂肪織混濁を伴っている．右内頸静脈内に造影剤が認められていないか注目する．

図3：境界不明瞭な左上葉の末梢結節を認める（**曲矢印**）．他にも両側の胸膜下に，同様の結節が複数存在していた（**本書には非掲載**）．

鑑別診断

特になし．頸静脈血栓は多くの状況でできうるが，画像所見および臨床所見を合わせると敗血症性血栓性静脈炎に矛盾しない．

最終診断

内頸静脈の敗血症性血栓性静脈炎および敗血症性肺塞栓を伴うLemierre症候群（後咽頭静脈血栓症）．

解説

通常，頸部の敗血症性血栓性静脈炎は咽頭炎の発症後に生じるが，中耳炎，乳様突起炎や歯原性感染症などのほかの頭頸部感染症から生じることもある．感染は直接的に排出静脈やリンパ節へ広がり，そして頸部静脈へ広がり，そこから血流を介して全身へ達することになる．Lemierre症候群における古典的な原因微生物は *Fusobacterium necrophorum*（嫌気性口腔内菌）であり，通常はほかの口腔内嫌気性菌と併存する．本症例では患者の血液培養はFusobacterium陽性であった．

Lemierre症候群は，抗菌薬がない時代よりは著明に減少したが，現代でもそれほどまれではない．それまで健康であった10代の小児や若年成人で発症することが多く，男性に好発する．徴候や症状には咽頭炎や全身性炎症（頸部の軟性腫脹，咽頭痛，発熱，筋肉痛）が含まれる．古典的な経過は，咽頭炎が治癒してから約1週間後に起こる敗血症である．

画像の3大所見は，咽頭の腫脹，頸部静脈血栓，末梢性肺結節である．血栓は小さな排出静脈もしくは関係する内頸静脈・外頸静脈にみられることがあり，その血栓化した静脈内に小さなガスを含む場合もある．感染の原発巣として咽頭，歯および中耳・乳様突起に注目し，脂肪織混濁，再燃性のリンパ節腫大および後咽頭の滲出液にも注意する．肺は感染の遠隔進展領域として最も好発部位である．敗血症性塞栓による末梢の結節影が典型的な所見で，空洞形成やcentral feeding vessel signを呈することがある．また，関節に波及することも多く，敗血症性関節炎を引き起こす．その他の遠隔進展部位はまれであるが，感染の頭蓋内拡大が疑われる場合，血栓の頭側拡大を評価するためにMRI，特にMRV（magnetic resonance venography）が有効である．

患者が適切な治療を受けられるよう正確な診断が必要である．静脈血栓に対する抗凝固療法に加えて嫌気性菌をカバーする適切な抗菌薬は必須であり，さらに，敗血症性関節炎への発展は関節穿刺および手術を考慮する必要がある．Lemierre症候群における死亡率は約8%と高く，適切な診断を行うことが重要である．

設問：理解を深めるために

*1 典型的な咽頭炎に対する治療はLemierre症候群に対する治療とどのように異なるか？

読影医の責務

本症例は緊急性があり，主治医と議論すべきである．

治療医が知っておくべきこと

- 静脈血栓の存在．
- 咽頭の他にも可能性のある感染源はないか．
- 排膿が必要となる可能性がある膿瘍はないか．
- 脳のMRIが必要とされる感染の頭蓋内進展の

徴候はないか．
- 肺に敗血症性塞栓の徴候はないか．

解答

*1 咽頭炎は典型的にはA群β溶血性連鎖球菌によって引き起こされ，しばしば日常診療の現場では，培養診断なしで経験に基づきペニシリンもしくはアモキシシリンを用いて治療される．Lemierre症候群は嫌気性菌を直接標的とする抗菌薬および抗凝固薬を用いた治療が望ましい．適切な治療を行うために，適切な診断を行うことが重要である．

CASE 30

病歴 30歳男性．胸腔穿刺後の呼吸困難．

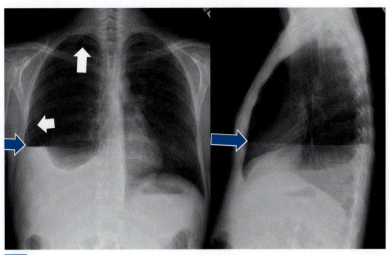

図1

画像所見

図1：胸部単純写真の立位正面像で，右胸腔内で黒い空気を背景にして臓側胸膜が認められる（**白矢印**）．正面像および側面像で，右胸腔内にair-fluid level（**青矢印**）がみられる．右側の横隔膜は不明瞭化している．

鑑別診断

気胸，胸水，水気胸，無気肺，肺炎．

最終診断

水気胸（医原性）．

解 説

水気胸とは胸腔内に空気と液体が貯留している状態である．症状には胸痛や呼吸困難があり，身体所見では患側で呼吸音低下や浸水音が聴取される．診断は可能であれば立位，またはデクビタス像での胸部単純写真で行われる．air-fluid levelは胸水貯留のみではみられず，気体と胸水がともに存在する場合にのみ認められる．air-fluid levelは，立位画像で完全に水平でなければならない．単純写真上，胸水や血液，膿汁はいずれも同じ濃度を示すため，病歴や他の画像所見からその性状を推察する必要がある．

　原因のなかで外傷は最も一般的であり，その場合，貯留する液体は血液であることが多い（血気胸）．自然気胸は反応性胸水や血胸を伴うことがある．他の原因には，壊死性肺炎や肺膿瘍，空洞性病変の胸腔内への破裂がある．また医原性では，胸腔穿刺による肺損傷や気管支鏡による穿孔がある[1]．悪化すると緊張性水気胸や膿胸に至ることがある．治療は胸腔ドレナージ術が通常行われる．

設問：理解を深めるために

＊1 膿気胸例において，胸腔内に貯留した気体はガス産生菌に起因しているか？

読影医の責務

水気胸はさまざまな病態によって生じるが，その多くは生命に危険を及ぼしたり，緊急対応を要したりする．そのため治療医に胸腔ドレナージ術を施行するよう，ただちに報告書を作成する必要がある．

治療医が知っておくべきこと

- 縦隔偏位の有無や左右．
- 被包化の有無．
- 原因となる病態を示唆する所見（骨折，肺炎，縦隔気腫）の有無．

解 答

＊1 膿気胸と水気胸は，貯留した液体が膿汁であることを除けば，よく似ている．他部位の感染で軟部組織にガスを伴う場合とは異なり，胸腔内では，鋭的外傷でもない限りウェルシュ菌（*Clostridium perfringens*）などのガス産生菌が起因菌となることはまれである[5]．膿気胸は多くの場合，細菌性の壊死性肺炎や肺膿瘍に続発して生じ[2,3]，臓側胸膜の破綻した部位より肺から胸腔内へと空気が漏出する．膿気胸の症状には，咳，発熱，呼吸困難，胸痛が挙げられる．流行地域では，結核菌（*Mycobacterium tuberculosis*）が膿気胸の一般的な原因となる[4]．治療は，感染した胸水に対するドレナージ術と，原因菌に対して有効な抗菌薬治療である．

CASE 31

病歴 16歳男性．急性発症の陰嚢痛を呈している．

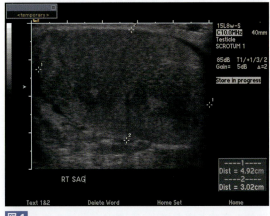
図1

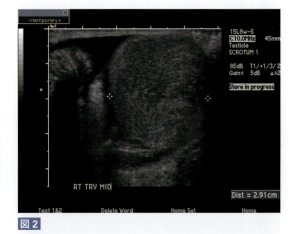
図2

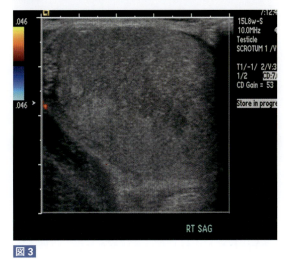
図3

図4

画像所見

図1, 2：長軸と短軸方向のBモード超音波像では患側の右精巣に不均一なエコー像を認める（**カーソルの間**）．

図3：カラードプラーでは血流信号を認めない．

図4：比較のために両側の精巣を同画面に描出すると右側では血流を認めず左側では認める．術中所見では両側にベルクラッパー奇形を認めた．右側の捻転を解除し温存できた．両側の精巣固定術を施行した．

鑑別診断

精巣上体炎，精巣捻転，精巣垂捻転，精巣膿瘍，精巣腫瘍，精巣外傷．

最終診断

精巣捻転.

解説

　精巣捻転は精索がねじれ，患側の精巣の血流が障害されることで生じる．最も一般的な症状は急性発症の精巣痛である．鞘膜外と鞘膜内の2種類のタイプがあり，鞘膜内捻転が最も一般的で学童や若年成人に好発する．ベルクラッパー奇形や鞘膜への精巣の固定異常により精巣が回転しやすいことが誘因となる．鞘膜外捻転は新生児に最も多く，外鼠径輪の高さで起こる．精巣鞘膜と精巣がともにねじれて起きる．このどちらかを区別する必要はなく治療は同様に行われる．

　精索がねじれるとまず静脈還流が障害され次に動脈血流の障害が起こる．虚血の程度はねじれる回数と捻転の持続時間によって規定される．精巣痛の発症から4〜6時間以内であれば精巣を温存できるとされる．ほとんどの捻転は特発性だが5〜8％は外傷が契機とされる[1]．臨床的には痛みの発症は突然で，精巣の挙上により軽快する．通常発熱や感染を疑わせる尿道分泌物は伴わない．ほかにも自然と捻転が解除されることで間欠的な痛みと嘔吐を呈する場合もある．

　超音波は被曝することなく評価でき，精巣捻転における画像検査の選択肢の1つである．比較のためにできれば同じ画面内に両側の精巣を描出するのが望ましい．Bモードでは均一な低エコーを呈する腫大した精巣が描出されるのが精巣捻転の初期の所見である．進行すると徐々に不均一となり，カラードプラーでは血流信号が消失する．間欠的な捻転では充血しているかもしれない．卵巣捻転と同様に静脈かつまたは動脈信号の消失は診断の補助所見であり，血流の存在が捻転を否定するものではない．捻転した精索が外鼠径輪の高さで認められるwhirlpoolサインや，反応性の陰嚢水腫，陰嚢の肥厚やうっ血所見も認めることがある．

　精巣捻転とまぎらわしい疾患として精巣上体炎は重要である．精巣上体炎は通常陰嚢痛，発赤，腫脹，圧痛，発熱，尿道分泌物を認める．精巣上体炎は超音波では腫大した不均一な精巣と精巣上体を認める．一方で血流は通常亢進していることが多い．

　精巣垂捻転も同様に精巣捻転と区別が難しい．古典的には精巣垂捻転はblue dot sign（訳注：陰嚢の皮膚を通して虚血に陥り変色した精巣垂が透けて見えること）を呈するとされているが臨床的にはかなり類似している．精巣垂捻転は精巣上体の頭部か精巣から生じた小さな軟部組織の茎部が捻転することにより起きる．超音波所見では卵形の血流の乏しい均一な構造物が精巣の上に認められる．さらには陰嚢水腫や血流に富んだ肥厚した強膜などが認められるかもしれない．

　精巣捻転の治療は手術による捻転解除術である．発症6時間以内に手術介入がなされれば精巣は温存できる可能性が高い．精巣が温存できない場合は睾丸摘出が通常施行される．精巣捻転が確定したら健側の精巣も捻転のリスクがあるため予防的な意味で睾丸摘出が同時に行われることもある．

設問：理解を深めるために

*1 急性発症後，温存できる可能性と自然に捻転が解除される可能性はどの程度か？
*2 カラードプラーで血流が確認できることが捻転を否定するのに十分な所見か？

読影医の責務

　精巣捻転は外科的緊急性であるため専門家への紹介はただちに行わなければならない．早期の発見と血流の改善は精巣の温存に重要である．そのための手術介入は発症6時間以内に行われなければならない．

治療医が知っておくべきこと

- 急性の睾丸痛における捻転のサイン．
- 睾丸温存が難しくなる壊死や梗塞を示唆する超音波所見．

解 答
―

＊1 発症から捻転解除までが6時間以内であれば睾丸温存は100％近く可能である．6〜12時間であれば50％程度となり12〜24時間になると20％程度となる．

＊2 血流の消失は捻転を強く示唆する所見であるが血流がドプラーで確認できることで捻転を否定することはできない．実際，間欠的な捻転であれば血流が増加しているときもある．

CASE 32

▪病歴　28歳女性．交通外傷により手関節痛を訴えている．

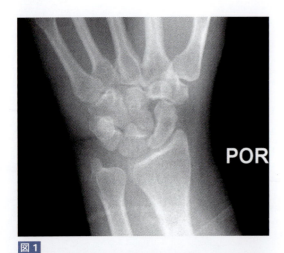
図1

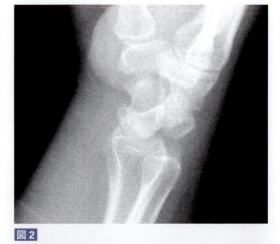
図2

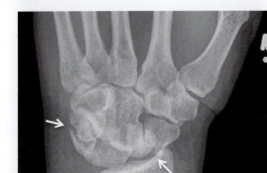
図3

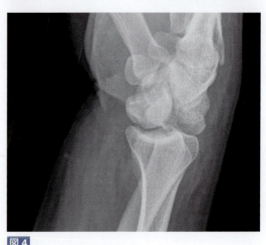
図4

画像所見

図1：ポータブルのPA前方向で撮像された左手関節のX線写真．月状骨と有頭骨の重なりによって月状骨が三角形に見える異常像を呈している（piece of pie sign）．手根骨の中央のライン（舟状骨，月状骨，三角骨の遠位を結ぶライン）が追えなくなっている．舟状月状関節における近位のライン（舟状骨，月状骨，三角骨の近位を結ぶライン）のわずかな異常も認められる．

図2：側面X線．月状骨を除けば手根部全体が背側に転移し，月状骨のみが橈骨との正常な連続性を保っている．

図3, 4：他患者の手関節正面側面像．舟状骨と三角骨の骨折も伴っている（**矢印**）．

鑑別診断

月状骨脱臼，月状骨周囲脱臼，月状骨脱臼骨折，月状骨周囲脱臼骨折．

最終診断

図1, 2：背側月状骨周囲脱臼．
図3, 4：背側経舟状骨経三角骨月状骨周囲脱臼骨折．

解 説

月状骨周囲脱臼と月状骨周囲脱臼骨折は高エネルギー外傷（墜落，交通事故，スポーツ外傷）の結果生じることがほとんどで，手関節が過伸展，尺骨が偏位し，手根骨は回旋（手根部が固定され前腕が回内）する[1]．外傷は靭帯損傷のみのときもあれば靭帯損傷に骨折を伴うこともある．経舟状骨月状骨周囲脱臼は60％にものぼり，長期の障害をきたす可能性を最小限にするために早期の診断・治療が必要である．残念ながら25％の症例が初期に見落とされる[2]が自然整復などの可能性も考えられる．

月状骨周囲脱臼は月状骨周囲の不安定性から生じた結果であり不安定性は月状骨を支える靭帯や骨成分の障害の程度によって規定される．Mayfieldは月状骨周囲の不安定性を4段階に定義し通常橈側から障害され尺側に進展していく[1]．

- **Stage 1**：舟状月状骨間距離の開大，舟状骨の掌側回転亜脱臼．
- **Stage 2**：Stage 1に続いて有頭骨の離開が出現する．X線上は目立たないが有頭骨の背側亜脱臼が生じる．
- **Stage 3**：月状骨周囲脱臼（Stage 2に加えて月状骨・三角骨間の途絶が生じる），有頭骨の背側脱臼がみられるが月状骨と橈骨遠位の連続性は保たれる．
- **Stage 4**：月状骨脱臼（Stage 3に加えて月状骨と橈骨間の途絶が生じる），月状骨の掌側脱臼と回旋が起きる．残った有頭骨は本来の位置に近いところに留まる．

月状骨周囲脱臼骨折においては靭帯損傷は有頭骨骨折と同様に扱うべきものもある．例えば舟状骨は舟状月状靭帯の代わりに折れることもあり，三角骨は月状三角靭帯の代わりに折れることがある．

画像診断はまず手関節の正面側面像から行われる．側面像は月状骨周囲脱臼を診断するのに最も特異的な画像となる．月状有頭関節において（残りの手根骨とともに）有頭骨が背側に脱臼し，正常の橈骨，月状骨，有頭骨の直線関係が失われていることが診断の決め手になる．月状骨は橈骨遠位とともに正常の解剖学的位置に留まる．正面像ではGilulaの第1第2アーチが失われて月状骨が三角形に傾いている（piece of pie sign）と，舟状骨周囲の損傷が推測され，このサインは有頭骨と重なっており，月状骨周囲脱臼や月状骨脱臼でもみられる[3]．（Gilulaの第1アーチとは舟状骨と月状骨，三角骨で形成される手関節のスムーズなアーチである．第2アーチは先ほどの3つの手根骨遠位の曲線である．第3アーチは中手骨と遠位手根骨で形成される曲線である[4]）．月状骨周囲脱臼に伴って生じた骨折は転位しやすい．しかしながら曖昧な状況では他の画像検査（CTもしくはMRI）と組み合わせて治療方法や外科的介入を考えていくのがよいと思われる．手根管を観察するために超音波も使用できる．

X線の最も重要な優れた点は月状骨周囲脱臼とより重篤な月状骨脱臼を鑑別できることである．月状骨周囲脱臼では橈骨月状関節は保たれ有頭骨の背側転位を呈するが，月状骨脱臼では橈骨月状関節は破壊され，月状骨が橈骨と残りの手根骨に対して掌側に転位する．残りの手根骨は橈骨に対して正常の位置に（ほぼ）留まる．言い換えれば月状骨脱臼では月状骨のみが転位し，月状骨周囲脱臼では月状骨以外の手根骨が転位する．

治療方針は迅速な整復により正中神経と軟骨組織に対する圧迫を減じることである．正中神経障害は月状骨脱臼・月状骨周囲脱臼併せて24～45％のケースで生じる[5]が月状骨周囲脱臼のほうが少ない．急性の手根管症候群が生じ外科処置が必要となることもある．整復に続き早期の内固定が行われる．理想的な治療がなされても手関節の屈曲伸展や握力が障害されたり，早期に関節症所見が生じたりする[5]．介入が遅れれば機能予後が

悪化する．

設問：理解を深めるために

＊1 月状骨周囲脱臼ではどの靱帯が障害されるか？
＊2 手関節における小さなアーチと大きなアーチとは何か？
＊3 Mayfield の月状骨周囲の不安定性モデルの限界とは何か？

読影医の責務

月状骨周囲脱臼は緊急介入の必要な所見であり撮影依頼医に直接報告することが必要となる．

治療医が知っておくべきこと

- 月状骨周囲脱臼の方向と他の骨折の合併．
- 月状骨周囲脱臼もしくは脱臼骨折と関係ない骨折．
- 開放創の有無．
- 緊急の整復を必要とする神経血管損傷の有無．

解答

＊1 有頭骨と月状骨が離断するためには舟状月状，橈骨舟状，橈骨有頭，橈骨側副，月状三角，長橈骨月状，掌側尺骨三角靱帯が損傷する必要がある．背側の橈骨有頭靱帯は保たれている．
＊2 小さいアーチは橈骨舟状，舟状月状，有頭月状，月状三角，橈骨尺骨関節を表している．小さいアーチの損傷は靱帯のみである．大きなアーチは舟状骨短弯，有頭骨，有鉤骨，三角骨からなり，どれか1つの骨折は靱帯損傷と同等の意義をもつ．単純な大きなアーチにおける月状骨周囲脱臼はかなり珍しい．
＊3 Mayfield モデルは手関節橈側から生じ月状骨を回って尺側に進展する骨もしくは靱帯の機能不全を指す．脱臼は尺側への外力か直達外力によって生じる．

CASE 33

- **病歴** 8歳女児．自動車の正面衝突に巻き込まれた．患者は後部座席でシートベルトを着用していた．背部痛を訴え受診．

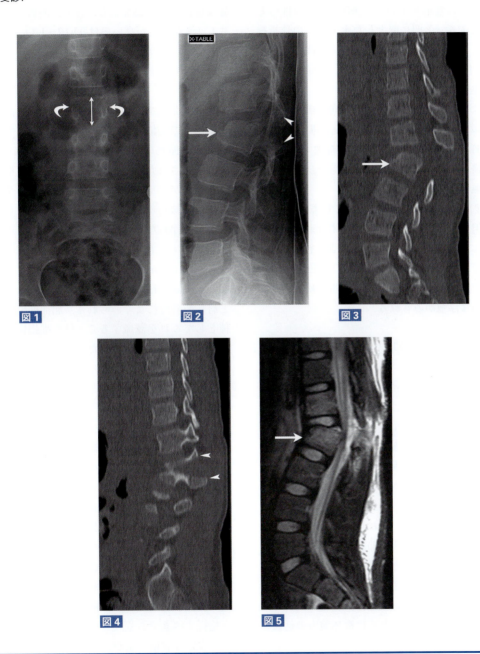

図1　図2　図3　図4　図5

画像所見

図1：腰椎単純X線写真の前後像でL2の両側椎弓根に骨折線（**曲矢印**）およびL1-L2の棘間距離の拡大を認める．

図2：腰椎単純X線写真の cross table lateral view（訳注：単純X線写真の撮像方法の1つ）ではL2椎体前方が楔状に変形している（**矢印**）．L2の椎弓と棘突起に走る，著明に開大した水平方向の骨折線を認める（**矢頭**）．また椎間板後方の空間拡大を伴うL1椎体の前方すべり症を認め，限局的な不安定性が生じている．

図3, 4：腰部脊椎CTの矢状断方向再構成像ではL2椎体の楔状変形（**図3の矢印**）と棘間距離の拡大を同様に認める．CTの傍矢状断像（**図4**）では，左後方の椎弓に開大した骨折線を認め，垂直方向に離開している（**矢頭**）．

図5：腰部脊柱のSTIRの矢状断像ではL2椎体前方の圧迫骨折を認める（**矢印**）．椎体および上方のL1椎骨にも浮腫性変化を認める．より後方では，後縦靭帯がその後上方のL2および黄色靭帯への付着部で断裂している．棘突起周囲の軟部組織には広範囲な浮腫がみられる．

鑑別診断

本症例の所見はChance骨折に特異的であり，他の鑑別を挙げる必要はない．他の胸腰椎損傷として圧迫骨折，破裂骨折，片側性/両側性の椎間関節脱臼および脱臼骨折といった translational（偏位性）および rotational（回転性）損傷，そして過伸展損傷が挙げられる．本症例では椎体の圧迫骨折が明らかに存在するが，純粋な軸方向の受傷（圧迫骨折および破裂骨折）では後方椎弓の開大をきたさない．同様に，椎間関節脱臼の症例では椎間関節嵌合をきたす伸延力が働くが，これらの損傷では椎弓根から関節突起間に及ぶ開大した水平方向の骨折をきたしにくい．過伸展による受傷は通常，椎間板前方の拡大もしくは椎体前方の延長転位を伴う骨折をきたす．

最終診断

L2 Chance（屈曲伸延）骨折．

解説

Chance型骨折は脊椎後方成分が開大する不安定な屈曲伸延損傷である．通常，胸腰椎移行部に生じ（最も頻度が高いのはTh12〜L2の高位），胸腰椎の骨折の5〜15％を占める．ほとんどのChance型骨折は車両の正面衝突によって生じ，シートベルト（古典的には2点式）を装着している状況で発生する．車両の突然の減速により，ベルトはその高位で支点の役割を果たし，脊椎に屈曲および伸展の両方の力を加える．1948年に最初に報告された古典的Chance骨折は，椎体および神経弓が水平方向に走る骨折線によって離開され，前方成分に圧迫骨折をほとんど，もしくはまったく伴わないことが特徴である．ところが，患者の48％に破裂骨折の合併がみられる（Chance-burst fracture と呼ばれる）．これらのChance-burst fracture は3点式のシートベルト（腰と肩）装着時によくみられる．屈曲伸延損傷の一種としてこれを認識することは脊椎損傷への治療に著明な影響を与えうるため重要である．後方へ突出する骨片がある場合に伸展位固定を行うと，後方突出がさらに進行し，結果的に脊髄損傷をきたす可能性がある．

Chance型損傷では骨と軟部組織成分の両方が普通分かれるが，軟部組織損傷のみで骨損傷を伴わず，椎間板と靭帯構造を含む平面に亀裂，開大をきたすものがある（soft tissue Chance injury と呼ばれる）．soft tissue Chance injury は前方椎体の亜脱臼および片側性/両側性椎間関節脱臼と関係している．これらの純粋な軟部組織損傷は単純X線写真，ましてやCTでさえ診断は難しい．重度外傷がある状況において椎間関節や棘突起間の空間の拡大をみた場合，靭帯損傷の評価のためMRIを施行すべきである．

不安定な脊椎損傷があるという事実に加えて，Chance型骨折を認識することは重要である．Chance型骨折は腹部損傷合併の可能性が高く（最大で40％），損傷は小腸や腸間膜に起こる頻度が

最も高い．したがって，胸腰椎の屈曲伸延損傷が疑われた場合，腹部臓器損傷の評価のため腹部CTを撮影すべきである．腹部臓器損傷の合併は2点式シートベルト装着時のほうが3点式装着時より起こりやすい．Chance骨折によって起こされる神経損傷は成人ではあまりみられず，完全対麻痺は数例の報告があるのみである．しかし，幼児のChance骨折では少しリスクが上がり，15%ほど起こりうる．

大半のChance型骨折は脊椎後方固定術が行われる．しかし，純粋な骨損傷のみで変形がほとんどみられない例では伸展ギプスによる非観血的整復法とギプス固定下の安静による保存的治療の効果が期待できる．Thoracolumbar Injury Classification and Severity Score（TLICS）は，胸腰椎骨折の重症度分類と治療方針決定の手引きとして現在よく用いられている．このスコアリングシステムは3つの特徴について，重症度に基づいて点数を振り分け評価する．特異的な特徴は骨折形態/機序（1〜4点），神経状態（0〜3点），そして後方靱帯組織（0〜2点）．点数を合計し，TLICS＞4の場合外科的治療が推奨され，TLICS＜4のときは保存的治療が推奨される（訳注：4点の際は外科医の判断次第）．

設問：理解を深めるために

＊1 なぜ屈曲伸延損傷による破裂骨折は2点式シートベルト装着時より3点式シートベルト装着時に起こりやすいのか？

読影医の責務

脊椎の不安定性を示唆するいかなる所見も，脊椎への適切な注意が払われるようただちに治療チームへ報告されるべきである．すべての胸腰椎損傷において報告が求められる重要な特徴は，損傷の機序（圧迫，破裂，偏位/回転，または伸延損傷）および後方靱帯組織の不安定性（正常，疑わしい/軽度，破綻）などである．単純X線写真やCTにおいて後方構造物の著明な伸延損傷がみられた場合，後方靱帯組織の破損が示唆される．どちらともいえない症例でなお後方靱帯組織の損傷が疑われる場合，靱帯損傷の確認や除外，および脊髄評価のため，MRIによるさらなる評価を勧めるべきである．さらに腹部CTを勧め，Chance骨折に伴う腹部臓器損傷がみられないか精査するべきである．

治療医が知っておくべきこと

- 胸腰椎損傷の推定される機序は何で，後方靱帯組織の状態はどうか．損傷のパターンは屈曲伸延損傷を示唆するものか（例えば，後方成分の伸延損傷の所見はみられるか）．
- 腹部臓器損傷の合併を示唆する所見はあるか．
- 関連した破裂骨折の所見はあるか．ある場合，後方へと突出する骨片が脊柱管内へと嵌入している所見はあるか．
- 脊椎前方すべり症や椎間関節脱臼の所見はあるか．
- MRIで脊髄もしくは馬尾への損傷，圧迫の所見はあるか．

解 答

＊1 3点式シートベルトの肩部分は胸部を後方へ固定する役割を担い，したがって腰部に生じる屈曲の角度を限定する．屈曲伸延損傷において，椎体にかかる圧力の総量は，圧力が生じる際の屈曲の角度と回転の軸の位置に依存すると仮定されている．屈曲が増強するにつれて，圧力のかかる支点は椎体内から腹部へと徐々に前方に移動する．ゆえに，屈曲を伴わない圧迫は破裂骨折をきたし，中等度の屈曲を伴う圧迫は前方成分の圧迫を伴う屈曲伸延損傷をきたし，強度の屈曲を伴う圧迫（2点式シートベルト着用時に生じる）は全体的な延長転位を伴う損傷をきたす．このことはなぜ腹部臓器損傷が破裂骨折よりChance骨折に合併しやすいかもまた説明可能である．

CASE 34

病歴 69歳女性．胸痛．

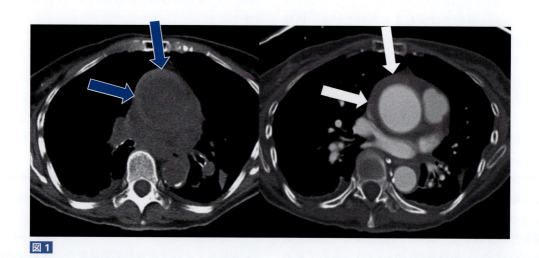

図1

画像所見

図1：単純CT水平断では，上行大動脈は拡張し，壁内に弧状の高吸収域がみられる（**青矢印**）．大動脈内腔は壁に比して低吸収である．同一レベルの造影CT水平断では，大動脈内腔は造影されており，大動脈の壁内には異常な軟部影が認められる（**白矢印**）．

鑑別診断

急性大動脈壁内血腫，動脈硬化性プラーク，penetrating atherosclerotic ulcer（PAU），慢性壁在血栓．

最終診断

急性大動脈壁内血腫．

解説

単純CTの急性大動脈壁内血腫に対する感度は高く，急性の壁内血腫は大動脈内腔に比して高吸収に描出される．壁内血腫を示す辺縁の高吸収域は，弧状もしくは大動脈のほぼ全周にわたって認められる．造影CTでは，急性大動脈壁内血腫は動脈硬化性プラークや壁在血栓との鑑別に難渋することがある．急性の壁内血腫は造影されないか，わずかに造影される．それに対して感染性や炎症性動脈瘤では大動脈周囲に増強効果を示す軟部影が認められ，鑑別できる[1]．

設問：理解を深めるために

*1 急性大動脈壁内血腫の治療は？

読影医の責務

上行大動脈の急性壁内血腫は急速に悪化し致命

的となりうるため，臨床医にただちに読影所見を報告する必要がある．重要なポイントは以下．
①上行大動脈への進展
②冠動脈起始部への進展
③心囊液
④主要血管，大動脈弓，胸部下行大動脈への進展．

治療医が知っておくべきこと

- 急性大動脈壁内血腫の部位や進展範囲（上行大動脈や下行大動脈，もしくは双方）．
- 冠動脈起始部への進展．
- 心囊液の有無．
- 主要血管，大動脈弓，胸部下行大動脈への進展．
- 大動脈径．

解 答

＊1 急性大動脈壁内血腫の治療は，大動脈解離とおおむね同じである．上行大動脈に及んでいる場合には，冠動脈閉塞や心タンポナーデのリスクがあるため，緊急手術の適応となる[1]．胸部下行大動脈にとどまっている場合には，保存的治療の適応となる．

CASE 35

- **病歴** 36歳.精神疾患のため入院中の患者.カミソリの刃8枚とペンを飲み込んだ.また別の日には電池を6本飲み込んだ.

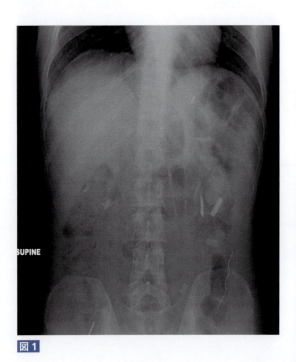

図1

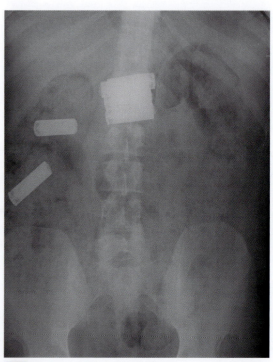

図2

画像所見

図1:腹部単純X線で,病歴と関係のある異物に加え,病歴では明らかにされていなかった異物も認められ,直線化したクリップが左下腹部に同定される.プラスチック製の物体は腹部単純X線では検出できない.

図2:別の日の腹部単純X線では,複数本の電池が胃と十二指腸に認められる.4本の単三電池が胃内から内視鏡的に摘出され,電池による胃潰瘍と軽度熱傷が観察された.

鑑別診断

消化管異物,内服した錠剤,挿入された異物,手術用具.

最終診断

消化管異物.

解説

異物誤飲は過失でも故意にでも生じうる.成人においては魚骨や家禽類の骨,肉塊,爪楊枝など

といった食餌の中に入っている非消化物を食事中に誤って摂取することが多い．他にコインや電池，睡眠薬の包みなども誤飲されやすい．異物誤飲のリスクが高い人々には，小児や高齢者，知的障害者，精神病患者，大工や仕立屋など口に小さいものをくわえることのある職業の従事者が挙げられる．意図的な異物誤飲は受刑者や精神病患者，薬の売人によくみられる．正確な病歴聴取が難しいこともあり，異物の存在や局在を評価するために画像診断が求められることが多い．

多くの嚥下された異物は何ごともなく消化管を通過することが多いが，異物が1か所に停滞すると局所の炎症や腸管閉塞をきたすこともある．幽門や十二指腸，回盲部といった腸管が狭小化している部位や，蛇行している部位に閉塞が起こりやすい．消化管穿孔の頻度はあまり高くないが，爪楊枝や針，小さい骨などのような鋭い先端をもつ物体の場合にはみられることがある．消化管穿孔は回盲部，S状結腸，直腸に起こりやすい．他の合併症には大量出血，膿瘍形成，腹膜炎などがある．

最初の検査として，頸部側面，胸部正面，腹部の単純X線がよく行われる．もし正面像で異常陰影が認められたのなら，その物体が体内にあるのか体外にあるのかを突き止めるために側面像が必要となる．頸椎前面の軟部組織の肥厚や，皮下気腫や縦隔気腫，気腹を示唆するような非解剖学的なガス像の存在といった単純X線での2次的な変化がある場合，異物の関連が懸念される．CTは単純X線でみられた異常所見をさらによく評価するために，また腸管閉塞や穿孔，膿瘍形成の評価のために用いられる．

口腔内や食道の異物は典型的には内視鏡的に摘除される．アルカリ電池は腐食や重金属中毒に陥ったり，鋭利物は穿孔を起こしたりすることがあるため，可能であれば危険な物体は内視鏡的に取り除くべきである．他の物であれば，単純X線やCTで十分に移動していることが確認できる場合には保存的に加療される．移動が確認できない場合には，内視鏡的治療となることもある．ひとたび腸管壁に刺さってしまえば潰瘍や穿孔，膿瘍形成に進行することもあり，穿孔した場合には外科的介入が必要となる．

設問：理解を深めるために

*1 薬物の密輸が疑われる患者において注意すべき放射線学的な所見は何か？

読影医の責務

消化管異物は，その数や局在，電池や鋭利物である可能性についてもただちに臨床医に報告されなければいけない．

治療医が知っておくべきこと

- 異物の種類，数，局在．
- 電池や鋭利物の存在．アルカリ電池は腐食や重金属中毒に陥ることがある．鋭利物は穿孔をきたしうる．
- 腸閉塞や，食道の近傍や腹腔内・骨盤腔内の腹腔内遊離ガスによって示される腸管穿孔の存在．

解 答

*1 drug mule とは，薬を詰め込んだ包みを飲み込んで密輸する者であり，コンドームや風船にコカインやヘロインを詰めることが多い．もし drug mule が強く疑われる場合には，単純X線で複数の境界明瞭な陰影とその周囲の三日月状の空気像を注意深く探すことで診断の一助になるであろう．これは CT でも確認可能である．パッケージが破れると急性薬物中毒に陥る．

CASE 36

- **病歴** 20歳女性. 乗用車と衝突し救急搬送された. 左下肢と腰部に痛みがある.

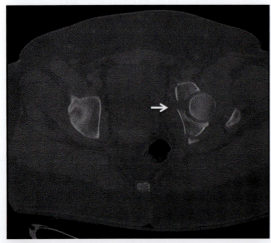

図1

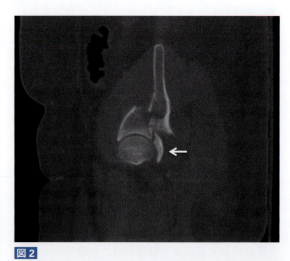

図2

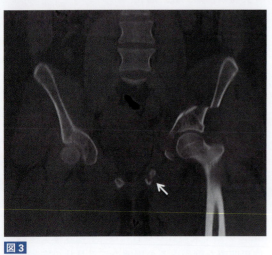

図3

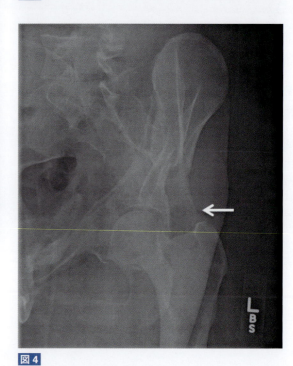

図4

画像所見

図1：CT 水平断．寛骨臼が冠状断方向（矢印）で最後に分断される粉砕骨折を認める．
図2：CT 矢状断．臼蓋にかかる骨折であることがわかり，寛骨臼と比して腸骨は後外側へ転位しているが，後壁の骨片（矢印）は転位がない．
図3：CT 冠状断．わずかに転位した恥骨下枝骨折（矢印）と，内側へ陥没した左寛骨臼粉砕骨折を認める．
図4：閉鎖孔X線斜位像．腸骨恥骨線と腸骨坐骨線がともに途絶した左寛骨臼粉砕骨折を認める．左腸骨片は支持を失って下方外側へ転位した spur sign（矢印）を認める．

鑑別診断

寛骨臼前柱骨折，寛骨臼後柱骨折，寛骨臼T字型骨折，寛骨臼両柱骨折．

最終診断

寛骨臼両柱骨折．

解説

寛骨臼骨折は 30〜50 代の高エネルギー外傷患者に最も多くみられる[1]．転倒などの低エネルギー外傷により高齢者でも起こりうるが，頻度は低く骨粗鬆症が誘因となる．寛骨臼骨折にはさまざまな骨折形態があり，それぞれ治療法が異なるため，骨折を正確に評価することが重要となる．両柱骨折は年齢に関係なく高エネルギー外傷で最も起こりやすく，不安定性が必発である．また，両柱骨折は寛骨臼骨折のなかで最も多くみられ約 27% を占める[1]．

寛骨臼骨折は Judet-Letournel 分類により単純骨折と複合骨折の2つに分けられる．単純骨折は前壁骨折，後壁骨折，前柱骨折，後柱骨折，横骨折のいずれか単独の骨折である．前柱は恥骨上枝，寛骨臼前面，腸骨稜まで至る腸骨前面から構成される．後柱は恥骨下枝，寛骨臼後壁，上前腸骨棘まで至る腸骨後面から構成される．複合骨折は少なくとも2つの要素からなる．両柱骨折は前柱と後柱両方の骨折を伴うため複合骨折に分類される．

両柱骨折は骨折線が冠状に走行し，前柱と後柱は互いに分断され，また軸骨格からも分断される．骨盤に特異的なランドマークの破壊を同定できると，寛骨臼骨折の診断を早くできる．両柱骨折では寛骨臼のランドマーク（腸骨恥骨線，腸骨坐骨線，臼蓋，寛骨臼前縁，寛骨臼後縁）の破壊だけでなく，坐骨恥骨枝と恥骨下枝の複合骨折（閉鎖孔断裂）も認める．後柱の内側への転位と大腿骨頭の正中への転位が，この骨折型でよくみられる．両柱骨折は臼蓋の荷重面が軸骨格から完全に分離されるため，本質的には不安定型骨折となる．

両柱骨折はX線写真AP像とJudet像（斜位45°）ではじめにわかることが多く，CTのような追加画像検査は骨折の精査や手術計画のために利用される．両柱骨折に特異的なX線およびCT所見は，冠状断で寛骨臼から恥坐骨（恥骨下枝）にかけて骨折がある．他の単柱骨折と同様に，臼蓋は骨折線で前後に分断される．寛骨臼のランドマークはすべて破壊され，前柱と後柱は互いに，また軸骨格からも完全に分断される．spur sign は両柱骨折に特徴的である．spur sign は閉鎖孔斜位像で最もよくみられ，仙腸関節に連続した腸骨片を認めやすいが，骨折した寛骨臼への連続性はすでに失われている．

両柱骨折は不安定性があるため，ほぼ全例に観血的整復固定術が行われる．骨盤内臓器損傷の合併はよくみられ，迅速な評価を要する．骨盤内臓器損傷には神経血管の断裂，膀胱や尿道，腸管や直腸の損傷がある．

設問：理解を深めるために

*1 寛骨臼骨折の安定性の指標として，何がよく用いられるか．また，指標はどのように評価するか？
*2 寛骨臼骨折で最もよくみられる晩期合併症は何か？

読影医の責務

単独の寛骨臼骨折では必ずしも緊急性があるわけではないが，高エネルギー外傷を示唆し，重度の神経血管損傷や骨盤内臓器損傷を伴う可能性があるため，適時レポートが必要とされる．CT で活動性の血管外漏出像を認めた場合には緊急性があり，画像を依頼した医師と直接連絡を取り合うべきである．

治療医が知っておくべきこと

- 解剖学的位置関係，骨折分類，寛骨臼骨折の特徴は特に重要である．これは骨折の種類によって治療法が大きく異なるためである．骨折の特徴とは，転位の程度，関節内浮遊体の有無，粉砕骨折の評価などである．
- 両柱骨折は不安定性があり手術を要する．
- 骨折の特徴を詳細に評価するためには CT が必要である．骨盤内臓器損傷は両柱骨折でよくみられ，CT は重度の血管損傷や内臓損傷の可能性がある場合や，これらを除外する場合でも有用である．

解 答

*1 roof arc の測定は，損傷を受けていない寛骨臼ドームが十分に安定しており荷重負荷に耐えられるか否かの判断材料としてよく用いられる．roof arc は大腿骨頭中心を通る垂線と，骨折部に交差する線との間の角度である．medial roof arc は骨盤 X 線写真 AP 像で，anterior roof arc は閉鎖孔斜位像で，posterior roof arc は腸骨斜位像で測定する．骨盤が十分に安定していると判断するためには，

medial roof arc＞45°
anterior roof arc＞25°
posterior roof arc＞70°

でなければならない．

*2 寛骨臼骨折の晩期合併症の多くは通常のフォロー画像検査でみつけることができるため，考慮に入れることが非常に重要である．最もよくみられる合併症は，外傷後の変形性股関節症である．寛骨臼骨折を解剖学的に整復することが，変形性股関節症を最小限に抑えるために重要である．次に多い合併症は異所性骨化で，治療介入しなければ疼痛や可動域制限の原因となりうる．大腿骨頭への血流供給は比較的乏しいことを考慮すると，特に長期間にわたり大腿骨頭が脱臼している場合には，大腿骨頭壊死を起こす可能性がある．骨壊死は疼痛の増強や可動域制限が生じるよりも前にフォロー画像検査でみつかるかもしれない．最後に，多くの整形外傷と同様，深部静脈血栓症や肺塞栓症のリスクが高い．

CASE 37

■病歴　63歳女性．失神様エピソード後の頭痛，悪心で救急外来を受診．

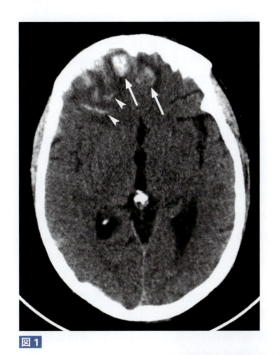

図1

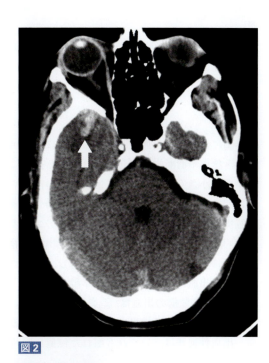

図2

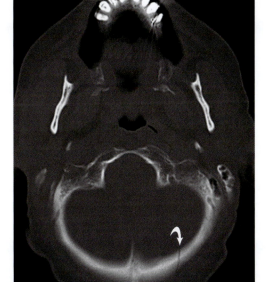

図3

画像所見

図1, 2：単純CT水平断像脳実質条件．皮質と皮質下白質に及ぶ高吸収な出血性脳病変がみられ，両側前頭葉（**図1矢印**）と右側頭葉（**図2矢印**）の最前部の頭蓋骨内板直下に位置している．また，前頭葉の脳溝にくも膜下出血がみられる（**図1矢頭**）．

図3：単純CT水平断像骨条件．後頭蓋窩高位．後頭骨左側に転位のない骨折を認める（**矢印**）．

鑑別診断

外傷において，出血性脳病変の鑑別には，出血を伴う挫傷や剪断損傷が含まれる．剪断損傷による出血は小さく，通常は，皮髄境界部の白質や脳梁に起こる．外傷の病歴がわからない場合，末梢の脳実質の出血の鑑別は，アミロイドアンギオパチー，転移性脳腫瘍の出血，高血圧性出血，静脈血栓症による出血，出血性梗塞を含む．アミロイドによる出血は多発性で多様な年齢に起こる．一方，転移性脳腫瘍の出血は，造影増強効果を示す．一般的には，高血圧性出血，静脈血栓症による出血，出血性梗塞は，いずれも離れた位置に同時には起こらない．

最終診断

皮質の出血性脳挫傷．

解説

皮質の脳挫傷は脳表面の挫傷を表しており，組織学的には皮質と軟膜の壊死と出血によって特徴づけられる．これらの損傷は，強い衝撃や脳と頭蓋骨の並進運動の結果として引き起こされる．よって，典型的には，挫傷は表層の灰白質に起こり，隣接する白質は保たれる．皮質の挫傷は最も一般的な脳実質損傷であり，外傷性脳損傷の40％以上を占め，中等症から重症の頭部外傷の5〜10％にみられる．

損傷パターンは衝撃時に患者の頭部が止まっているか動いているかによって異なり，脳挫傷の表現にcoupとcontrecoupという言葉が伝統的に用いられてきた．coup injuryは，動いていない頭部に動いている物体が衝突することによって起こり，頭蓋に衝撃があった部位にみられる．contrecoup injuryは，典型的には，頭部が加速し，硬い面に衝突するときに起こる．この挫傷は，衝突部と反対側に生じ，前頭葉の前方や下方，側頭極でみられやすい．本症例では，失神様エピソードで後頭部を地面にぶつけて（後頭骨骨折により示唆される），生じている．coup, contrecoup lesionは，前頭葉と側頭葉の下面によく起こる．おそらくこれは，脳の並進運動が前・中頭蓋窩の粗い骨性輪郭に沿うことが原因と推測される．まれに，閉鎖性頭部外傷で基底核と視床のintermediary hemorrhageといわれる出血が起こる．深部灰白質への穿通枝の剪断によるものと考えられている．低い加速度での前方・側方への衝撃は，後方の場合よりも損傷が起こりやすい．脳幹損傷とmass effectを伴わない挫傷は，典型的にはDAI（びまん性軸索損傷：diffuse axonal injury）よりも予後がよい（2つともみられることがしばしばあるが）．

約半分の皮質挫傷はCTでは出血性であり，脳回表面が主座の卵円形の高吸収域としてみられ，周囲の浮腫による薄いhaloを伴う．非出血性の挫傷を早期のCTでみることは困難であるが，一般的に，浮腫が進行する数日後のCTではっきりしてくる．大きな出血性の挫傷は最初の48時間で増大することが多い．最初に非出血性挫傷でも遅れて出血することがある．出血と浮腫は数週間の経過で解消され，CTで目立たなくなるが，脳軟化巣として残る．

設問：理解を深めるために

＊1 後頭葉，小脳の挫傷が比較的まれなのはなぜか？

読影医の責務

頭部外傷の病歴をもつどの患者においても，頭蓋内出血の存在，種類，位置を検索し，記載することが重要である．脳実質の出血は挫傷や剪断損傷の結果であり，両者の鑑別も重要である．なぜ

なら，後者は DAI を伴いやすく，予後が悪いことを表すからである．さらに，脳浮腫や mass effect は緊急の脳外科的介入に必要なため，これらを示す所見をみつけ，診療チームに注意喚起することが重要である．患者の臨床的な状態が，CT 所見よりも悪い場合には，DAI の所見に対する感度がより高い MRI でさらなる評価をするのが妥当であろう．

治療医が知っておくべきこと

- 脳実質の出血は挫傷や出血性剪断損傷をより表している傾向があるか．あるいはその両方か．
- 頭蓋骨骨折や硬膜下血腫，硬膜外血腫，くも膜下出血のような外傷に関連した所見があるか．
- 外科的介入を要する浮腫や mass effect の根拠はあるか．

解 答

*1 後頭葉，小脳の脳挫傷が比較的まれなのは，前・中頭蓋窩の粗い骨と異なり，後頭骨の内側面が非常に平滑なためである．

CASE 38

■病歴　41歳女性．食欲不振と咳嗽を訴えている．

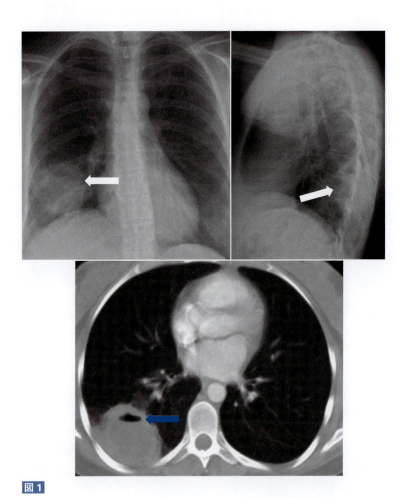

図1

画像所見

図1：胸部正面（PA）像（**左上**）と矢状断CT（**右上**）．小さな鏡面像を伴った均一で円形の腫瘤影（**白矢印**）を右肺底部に認める．水平断CTでは円形の腫瘤影が右下葉にあり鏡面像を伴っている（**青矢印**）．

鑑別診断

肺膿瘍，膿胸，気管原性悪性腫瘍，肺転移，横隔膜ヘルニア．

最終診断

肺膿瘍．

解説

肺膿瘍は被覆された感染巣であり誤嚥や肺炎から波及する1次性と肺癌や異物誤嚥など他の疾患に続発する2次性に分けられる[1,2]．X線検査上は膿瘍は円形で鏡面像を伴う内腔をもち被膜は厚く容易に同定できるため膿胸と鑑別ができる．膿瘍を取り囲むように浸潤影を伴うことが多く，膿瘍腔の消失前に改善することが多い．

設問：理解を深めるために

*1 肺膿瘍が最も生じやすい位置はどこか，またその理由は何か？

読影医の責務

放射線科医は膿瘍の大きさ，位置，鏡面像の有無，壊死所見，胸膜への進展（膿胸ではないか）などを同定する．いつものように以前の画像と比較することが勧められる．

治療医が知っておくべきこと

- 肺膿瘍か膿胸か．
- 悪性新生物などから2次性に生じたものではないか．

解答

*1 肺膿瘍の最も頻度が高い原因は誤嚥であるため右下葉の腹側が最もよく侵される．

CASE 39

- **病歴** 24歳男性. 右上腹部痛.

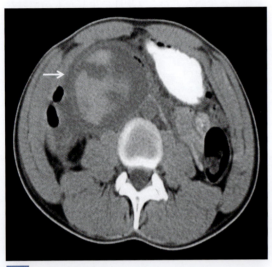

図1

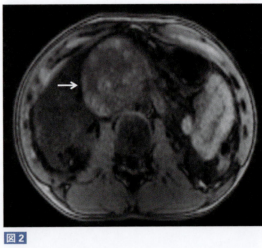

図2

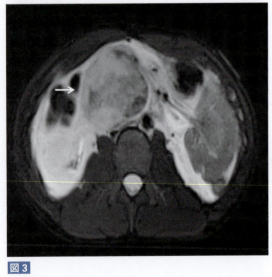

図3

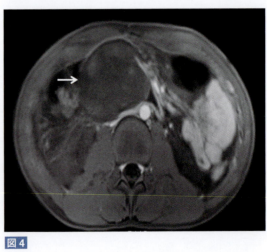

図4

画像所見

図1：上腹部の単純CT水平断で，十二指腸の下行脚から水平脚にかけて内部不均一な巨大な腫瘤を認め，血腫として矛盾しない（矢印）。内部の高吸収は急性出血を示唆している。

図2：MRIのT1強調像の水平断では，十二指腸下行脚から水平脚に大きな不均一な腫瘤を認め，高信号の部分がみられる（矢印）。

図3：MRIのT2強調像の水平断では，大きな不均一な十二指腸腫瘤を認め，血腫を示唆する低信号の部分を含んでいる（矢印）。

図4：MRIの造影T1強調像の水平断では，同部に造影効果を認めず，血腫であることを示唆している（矢印）。

鑑別診断

リンパ腫や絨毛腺腫といった十二指腸腫瘤，十二指腸血腫，穿孔性十二指腸潰瘍，重複腸管囊胞．

最終診断

十二指腸血腫．

解説

十二指腸血腫は通常，鈍的外傷や高速での交通事故といった十二指腸への外傷によって引き起こされる．医原性損傷（最近では内視鏡），出血性素因，Henoch-Schönlein紫斑病（HSP）も原因として考えられている．十二指腸の下行脚もしくは水平脚に最も起こりやすい．腹部鈍的外傷における腸管損傷として十二指腸血腫は最多であり，鈍的外傷の場合には膵損傷を合併することもしばしばである．小児においては4番目に頻度の高い臓器損傷である．典型的には小児において，自転車のハンドルやシートベルト，スポーツに関連した外傷ならびに小児虐待の際にみられる．頻度の高い症状としては腹部の自発痛/圧痛，嘔気，嘔吐などがある．

十二指腸損傷度はAAST（American Association for the Surgery of Trauma）grading scaleに基づいて重症度分類される〔訳注：原文とAAST Injury Scoring Scale（ISS）が若干異なるため，AAST-ISSに準拠して記載〕．

- **Grade 1**：十二指腸の1脚のみの血腫，部分的壁肥厚であり穿孔を伴わない裂傷．
- **Grade 2**：十二指腸の2脚以上の血腫，半周以下の十二指腸壁の断裂を伴う裂傷．
- **Grade 3**：十二指腸下行脚の半周〜3/4周性の壁断裂を伴う裂傷，球部・水平脚・上行脚の半周〜全周性の壁断裂を伴う裂傷．
- **Grade 4**：十二指腸下行脚の3/4周性〜全周性の壁断裂を伴う裂傷，膨大部もしくは遠位胆管を含む裂傷．
- **Grade 5**：膵頭十二指腸の広範な挫滅を伴う裂傷，十二指腸の虚血を伴う血管損傷．

CTは十二指腸損傷に最も適した画像検査であり，典型的な所見としては高吸収な管腔内の血腫と前腎傍腔の血液像を呈する．外傷症例では4 mm以上の局所的な壁肥厚があれば十二指腸血腫を疑う．巨大血腫の場合には，閉塞により胃拡張や近位小腸の拡張が並存することがある．壁内気腫や気腹は十二指腸穿孔の場合に認められる．MRIや上部消化管造影は緊急時にはあまり行われないが，上部消化管造影では十二指腸内腔の狭小化や腹腔内や後腹膜への造影剤の管腔外漏出像を捉えることができる．

穿孔を伴わない血腫単独の症例では通常保存療法が選択され，予後も良好である．しかし遅発性の穿孔や狭窄が起こりうることには留意しておかなければならない．虚血を伴うような血管損傷や十二指腸穿孔，膵頭へ及ぶ裂傷があった場合には通常手術が選択されるが，死亡率は高い．

設問：理解を深めるために

*1 鈍的外傷において十二指腸に血腫や裂傷が発生する機序は何か？

読影医の責務

出血や腹膜炎，敗血症により重篤な合併症や死亡につながるため，十二指腸血腫はただちに報告すべきである．他臓器損傷も緊急手術の正当な理

由となる．

治療医が知っておくべきこと

- 十二指腸血腫の大きさと広がり．
- 部分的もしくは完全な腸閉塞の存在．
- 十二指腸穿孔や膵頭部に及ぶ裂傷の徴候．

解 答

*1 十二指腸血腫や裂傷が発生する機序は，鈍的外傷により十二指腸が椎体との間に圧迫されるからと考えられている．

CASE 40

- **病歴** 63歳女性．トラックの後ろから落ちた．左足から着地してから立てなくなった．

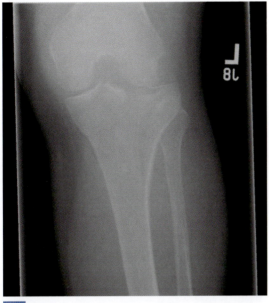
図 1

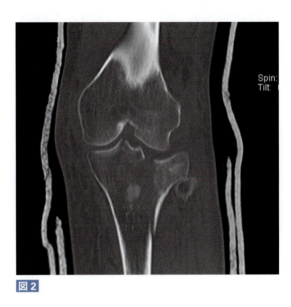
図 2

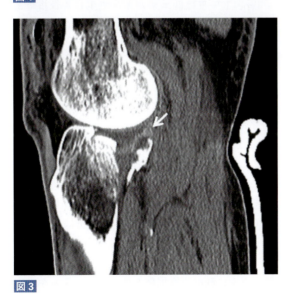
図 3

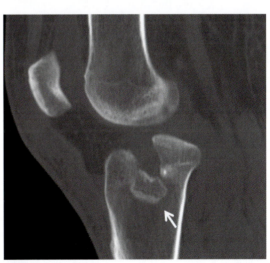
図 4

画像所見

図1：左膝のX線（AP）では脛骨外側には高原骨折を認め，縦方向にも避ける形で骨折も伴っている．小さな関節面のくぼみはこのようにみえる．

図2：左膝のCT冠状断，骨条件ではX線の所見に加え脛骨顆間隆起にも骨折を認める．

図3：CT矢状断，軟部条件では脛骨骨折部に落ち込むような形で外側半月板の損傷を認める（**矢印**）．

図4：別患者の膝関節CT矢状断骨条件では，長方形のような形状の骨片が脛骨近位に落ち込んでおり，いわゆるdie-punch骨折を認める（**矢印**）．

鑑別診断

外側脛骨高原骨折，外側・内側脛骨高原骨折，内側脛骨高原骨折．

最終診断

図1〜3：脛骨顆間隆起骨折，外側半月板損傷を伴った外側脛骨高原骨折．

図4：大きなdie-punch骨片を合併した外側脛骨高原骨折．

解説

30〜60歳の男性すべての骨折のうち脛骨高原骨折は1〜2%を占める[1]．この骨折は脛骨関節面にも及び，外反や内反，軸方向への負荷，それらが複合した負荷がかかった結果の骨折である．高所からの墜落，車のバンパー外傷，交通外傷，スポーツ関連外傷などさまざまな状況で起こりうる．脛骨高原骨折は高エネルギー，低エネルギーどちらでもみられる．高いエネルギーで起こる脛骨高原骨折は正常な骨量の若年者に起こる傾向があり，結果的に粉砕骨折となる．低いエネルギーで起こる脛骨高原骨折は骨量の減少した高齢者に起こる傾向があり，結果的に陥没骨折となる．また，外傷の結果として高原骨折だけのこともあるが靭帯損傷や半月板損傷，周囲軟部組織損傷を認めることもある．

Schatzker分類は脛骨高原骨折の一般的な分類としてよく使用されている[2,3]．縦断・横断する骨折が最もみやすい正面像でのX線を元にした分類である．下記にデータから分類に応じた軟部組織損傷の相対的頻度を述べる．

Type I：高原外側の分離状骨折であり陥没を認めない（4 mm以下）．最も半月板のentrapmentに関与する．

Type II：高原外側の分離状骨折であり関節面の陥没を認める．高頻度に内側側副靭帯の損傷を認めるが，外側側副靭帯損傷の頻度は高くない．外側半月板損傷は最も高率に認められる．

Type III：外側（A）もしくは正中の関節面に陥没を認めるのみであり，分離状骨折は認めない．

Type IV：内側の高原骨折であり，神経血管損傷のリスクのある膝関節脱臼を合併しやすい．内側半月板と後十字靭帯損傷を高率に合併する．

Type V：外側・内側の高原骨折であり，分離状骨折を合併する．

Type VI：高原骨折に脛骨骨幹端の斜骨折を伴うものであり，高原骨折の最も重症な骨折パターンである．十字靭帯に続いて側副靭帯の損傷を最も高率に認める．

Type I〜IIIは低エネルギーで生じる骨折であり，Type IV〜VIは高エネルギーでみられる骨折である．関節面陥没の形態で大切なことは，関節面にかかる脛骨高原（"die"）骨折の骨片が大腿骨顆に落ち込んでいる（"punch"）"die-punch"骨折が存在するかどうかである．原因によってType II骨折の発生頻度は25〜60%と変動があり，Type I骨折はすべての骨折タイプに含まれている．このように原因によってさまざまな骨折が発生する．

脛骨高原骨折の多くは靭帯や半月板損傷を合併している．高エネルギーによる骨折は低エネルギーによるものよりも軟部組織損傷を合併しやすい．高エネルギーによる骨折であるType IVでは最も高率に軟部組織損傷を伴い，低エネルギーによる骨折のうちType II骨折で高率に軟部組織損傷を伴う．半月板の合併損傷は非常に頻度が高く，約40〜100%であり[4]，外側半月板損傷の大部分は半月板と関節包接合部の分離である．十字靭帯損傷の大部分は脛骨付着部で起こる．側副靭

帯はほとんどが高エネルギーによる骨折で認められる．つまり，外側側副靭帯損傷はTypeⅡの骨折ではほとんど認められない．神経合併損傷はほとんど認められないが，TypeⅣ骨折で腓骨神経や膝窩動脈損傷を認める．

X線の正面・側面像は脛骨高原骨折の初回評価として用いられるモダリティであり，大部分はX線で容易に診断することができる．しかし，なかにはX線で特定できない症例も存在する．X線側面像で膝関節部に血液や脂肪を認める場合には他の異常所見が認められなくとも関節内骨折が疑われる．X線で脛骨高原骨折の診断ができても，骨折のパターンだけでなく，関節面の減高の程度や骨折部の陥凹の程度を評価するためにCTを撮影する．

このCTの結果から術前計画を立てる．靭帯や半月板を含めた軟部組織の評価のためにもCT撮影を行う．もし，軟部組織条件での再構成画像が一般的ではない場合には，骨条件での再構成画像を軟部組織濃度にコントラストの調整とノイズを軽減させた後，軟部組織の同定をする．半月板はMRIで三角形のような形状をした明るく濃い構造物として認められる．半月板剝離や半月板と関節包接合部の分離は半月板自体の損傷よりも容易に特定できる．それは損傷した靭帯が半月板組織内でentrapmentされるリスクが高いからである．

十字靭帯剝離を伴う骨折は頻度が高く，CTでも容易に指摘することができる．靭帯の輪郭が正常であれば損傷が除外でき，異常輪郭であれば損傷が疑われる．MRIは軟部組織損傷評価のために最も適しており，骨折の固定前や再建術時にほとんどの患者で撮影される．しかし固定術後に撮影する場合には金属アーチファクトのため軟部組織損傷の程度が低く評価されるかもしれない．ある研究ではX線・CTのいずれでもTypeⅢと分類された骨折がMRIでTypeⅡへ変更となったという報告をしている[4]．血管損傷が疑われる場合はCTAを施行する．

脛骨高原骨折の治療の目的は関節の安定性を修復，アライメントの補正，関節可動域を維持することである．ほとんどの高原骨折には手術が必要であるが，転位が少なく，減高が目立たないTypeⅠやTypeⅣの骨折は保存的加療が行われることもある．保存的加療は直達牽引，ギプスによる固定，functional cast brace法による固定を行う．すべてのTypeⅤ・Ⅵの骨折は外科的加療が必要である．TypeⅠ・Ⅳの内固定術はラグスクリューもしくはラグスクリューとプレート固定術のいずれかが行われる．陥没骨折の場合，特に"die-punch"タイプの骨折の場合には骨移植を用いて，陥没部を上昇させる必要がある．TypeⅤ・Ⅵの骨折はラグスクリューと1つもしくは2つのプレートによる固定が必要である．外固定は広範な粉砕により内固定が禁忌の場合に行われるが，TypeⅥの骨折には外固定術は禁忌である．半月板や靭帯の再建は膝の安定化に欠かせないが，修復のための固定のタイミングは確立されていない．一度固定が行われると，より早期に関節可動域運動を含めたリハビリテーションを行える．

脛骨高原骨折に関連する長期的な合併症は外傷後関節炎や膝の不安定性である．感染症も重要な問題であり，損傷の重症度に応じて感染のリスクは上昇するため，外科的アプローチが必要になる[5]．

設問：理解を深めるために

*1 なぜ外側脛骨高原骨折は内側骨折よりも頻度が高いのか？
*2 Schatzker分類の限界は何か？

読影医の責務

膝関節の脱臼（血管損傷との関連あり）と関連するTypeⅣの骨折を除いて，脛骨高原骨折は緊急性がなく適時，読影レポートが必要だが，前記のような骨折の場合には電話連絡することを考慮する．

治療医が知っておくべきこと

- CTは骨折のパターン特徴を決めるために必須の検査である．
- 骨片の位置異常や骨折部の減高．
- TypeⅣの骨折は膝関節の脱臼との関連がある．
- 半月板や靭帯損傷の証拠．

- 血管損傷の証拠．

解 答

一

＊1 内側よりも外側脛骨高原骨折が起こるには複数の因子が絡み合っている．主な理由は，外反の解剖学的大腿脛骨角が内側脛骨関節面（凹状）に対して外側脛骨関節面（凸状）がより高い位置で接合していることである．内側脛骨高原は外側と比較すると不均一な負荷がかかるため，その結果，内側脛骨高原の軟骨下骨への負担が強くなる．しかし脛骨内側関節面は外側のものよりも大きいため，広い内側関節面への負荷が分散されることも要因である．また，凹状である内側関節面は凸状である外側脛骨高原関節面に直達外力がかかるため，圧による粉砕骨折が起こりやすい．

＊2 Schatzker 分類は X 線正面像における骨折のパターンが基になっており，冠状断面の損傷は評価できない．冠状断面の損傷である外側-内側面での骨折は高エネルギー骨折で認められることがあり，この骨折がある場合に固定方法を変更する必要があるため，念頭に置いておく．また，この分類は十字靭帯損傷や半月板，神経血管損傷を含む重症軟部組織損傷は含まれていない．

CASE 41

病歴 20歳男性．6日前より悪化する左側頭部痛と左眼瞼の発赤・腫脹．数日前に救急外来でセフジニル®（セファロスポリンの経口薬）および prednisone®（本邦ではヒト用医薬品としては未承認）が処方されていたが，症状が悪化．

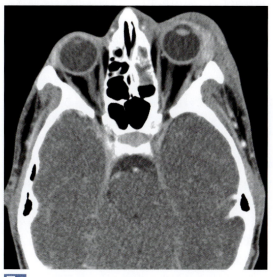

図1

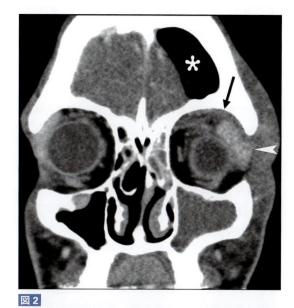

図2

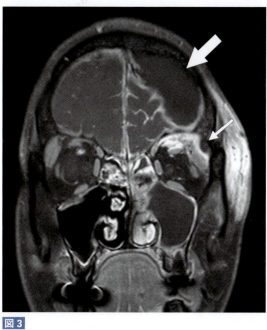

図3

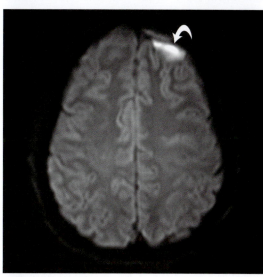

図4

画像所見

図1：眼窩レベルでの造影CT水平断．左眼窩近傍の軟部組織に濃度上昇と腫脹および軽度の眼球突出が認められる．涙腺は著明に腫大している．左前篩骨洞は軟部濃度を示す．

図2：眼窩の造影CT冠状断．眼窩上部で上直筋周囲の眼窩脂肪組織の濃度上昇を認める（**黒矢印**）．また，左涙腺の腫大を認める（**白矢頭**）．左上顎洞や左前篩骨洞は軟部濃度を示すが，その他の副鼻腔では粘膜病変はほとんどみられない．また，前頭蓋窩内に気腫が認められる（**アステリスク**）．

図3：眼窩のガドリニウム造影脂肪抑制T1強調画像冠状断．**図2**のやや後方を示す．眼窩上部で外眼筋外側の眼窩脂肪組織内に増強効果を伴う軟部影を認め，上直筋は下方へ偏位している．前頭骨に隣接して眼窩内右上方に少量の液貯留を認める（**小白矢印**）．前頭蓋窩の硬膜外腔に液貯留を認め，隣接する硬膜には増強効果がみられる（**大白矢印**）．また，前頭葉の脳溝内に肥厚し増強効果を示す軟膜が認められる．

図4：脳の拡散強調画像水平断では，硬膜外の液貯留は高信号を示し（**曲矢印**），拡散制限が示唆される．

鑑別診断

この症例で考えられる主な鑑別疾患は眼窩蜂巣炎である．眼窩蜂巣炎では眼窩隔膜後方の軟部組織に感染が波及しており，一方，眼窩周囲蜂巣炎（眼窩隔膜前蜂巣炎）では眼窩隔膜の前方に感染がとどまっている．眼窩隔膜の前後にまたがって感染がみられる場合には眼窩蜂巣炎として扱われるが，眼窩隔膜後方に感染が限局している場合に比してより積極的な治療を要する．他に外眼筋や眼窩隔膜後方に波及する非外傷性疾患として，眼窩炎症性偽腫瘍，サルコイドーシス，甲状腺眼症が挙げられるが，病歴がなく，広範な左副鼻腔炎や頭蓋内進展が認められることより，これらの疾患はこの症例では当てはまらない．

最終診断

眼窩左上方の骨膜下膿瘍，硬膜外膿瘍，髄膜炎を合併した左側眼窩蜂巣炎．

解説

眼窩蜂巣炎は眼窩隔膜より後方の眼窩組織の感染症である．原因疾患は副鼻腔炎が多く，眼窩周囲蜂巣炎の波及や顔面外傷の感染，血行性感染はまれである．原因菌には溶連菌およびブドウ球菌が多く，グラム陽性菌をカバーした抗菌薬治療が重要である．しかし9歳以上の小児や免疫不全例，外傷例では混合感染の可能性がある．

眼窩蜂巣炎は眼窩周囲蜂巣炎（眼窩隔膜前蜂巣炎）と鑑別しなければならない．2つの病態は臨床症状が重複しているが，眼球突出や眼筋麻痺がみられれば眼窩隔膜後方の感染を考える．眼瞼の腫脹や紅斑は眼窩隔膜前蜂巣炎で一般的な症状だが，この症例のように眼窩隔膜の前後に感染が及んでいる症例では非特異的な所見にすぎない．結膜浮腫も同様に非特異的な所見である．

眼窩隔膜前蜂巣炎の症例で眼窩蜂巣炎の否定にCTは用いられる．副鼻腔炎があれば眼窩蜂巣炎の疑いが強まるため，CTでは副鼻腔を注意深く観察しなければならない．多くの症例では眼窩蜂巣炎は片側のみに生じるため，対側の正常な眼窩組織と比較できる．CTの利点は，短時間で撮像可能で，眼窩周囲に金属片が遺残しているような症例（溶接工，外傷の既往など）でも利用可能であることである．CTでは骨破壊の評価も可能であるが，骨が正常でも，感染は血行性に広がることがあるため，眼窩内や頭蓋内の感染を否定することはできない．

頭蓋内進展については，臨床的もしくはCTで疑われれば造影MRIで精査すべきである．眼窩蜂巣炎は，硬膜外膿瘍，硬膜下膿瘍，脳膿瘍，髄膜炎，海綿静脈洞血栓症，恒久的な失明にまで進行しうる視神経炎，上眼静脈血栓症，網脈静脈血栓症など多数の頭蓋内合併症を引き起こす可能性がある．本例ではCTで硬膜外膿瘍が指摘されたが，髄膜炎を含む頭蓋内進展の全容はMRIでのみ評価可能であった．本症例でみられたように，

硬膜外膿瘍はT1強調画像では硬膜の増強効果を伴う凸状の液貯留として認められ，拡散強調画像では膿汁に拡散制限が認められる．幸運にも，本症例では海綿静脈洞血栓症や脳膿瘍，視神経炎の合併は認めない．これらの合併症に対して迅速かつ積極的な治療がなされなければ，重篤化や死に至る危険性がある．標準的治療は静注抗菌薬の投与だが，膿瘍形成があれば外科的ドレナージが必要となる．ひどい副鼻腔疾患が背景にある場合には，副鼻腔手術もしばしば施行される．

設問：理解を深めるために

*1 どの副鼻腔の感染が眼窩内骨膜下膿瘍の発生に最も関連するか？

読影医の責務

CTで眼窩蜂巣炎および合併症について報告することは当然であるが，頭蓋内合併症が臨床所見やCT所見から疑われる場合には，CTの限界を説明し，追加検査としてMRIが必要である旨を伝える．

治療医が知っておくべきこと

- 眼窩蜂巣炎に至っているか．
- 眼窩蜂巣炎であれば，感染源は同定できるか．副鼻腔疾患や外傷はあるか．
- 感染症が臨床的に否定される場合，考慮すべき鑑別疾患がほかにあるか．
- 外科的ドレナージを要する液貯留はあるか．
- 眼窩蜂巣炎に関連する合併症があるか．
- ほかに追加の画像診断が推奨されているか．

解 答

*1 篩骨洞．

CASE 42

■ **病歴** 36歳男性．交通外傷後．

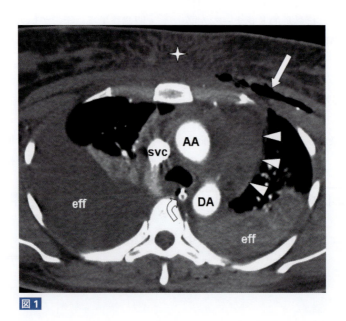

図1

画像所見

図1：大動脈弓部直下の造影CT横断像で縦隔血腫を認める（**矢頭**）．上行大動脈（**AA**），下行大動脈（**DA**），上大静脈（**SVC**）に明らかな異常は認めない．右大量胸水を認める．左側では血胸を疑う吸収値の高い液体貯留を認める（**eff**）．前胸壁には挫傷を認め（**星印**），皮下気腫（**矢印**），食道内に胃管が留置されている（**曲矢印**）．

鑑別診断

縦隔血腫，胸腺腫，脂肪腫．

最終診断

縦隔血腫．

解説

縦隔血腫の原因は鈍的胸部外傷や高速での減速作用機序による縦隔内の小さな静脈の裂傷である[1,2]．血腫は潜在的な大動脈損傷を間接的に示す所見であり，縦隔血腫単独が大動脈損傷を示すものではない．縦隔血腫を起こしているからといって必ずしも外傷性動脈損傷があるわけではないが，動脈損傷を起こした患者の大部分には縦隔血腫を認める[3,4]．

設問：理解を深めるために

＊1 鈍的胸部外傷や高速の減速作用機序による外傷で損傷する静脈は何か？

読影医の責務

縦隔血腫のサイズや位置に加え，急性大動脈損傷の有無を報告することが非常に重要である．

治療医が知っておくべきこと

- 急性外傷性動脈損傷は外科的介入をしなくてはならないため，治療にあたる臨床医は縦隔血腫がある場合，急性外傷性動脈損傷と関連があるかどうかを知る必要がある．一方，縦隔血腫単独であれば保存的加療を行うことになる．

解 答

*1 非常にまれであるが上大静脈と奇静脈の損傷であり，これらの損傷も縦隔血腫の原因となる．

CASE 43

- **病歴** 11歳女児. 急性発症の左下腹部痛.

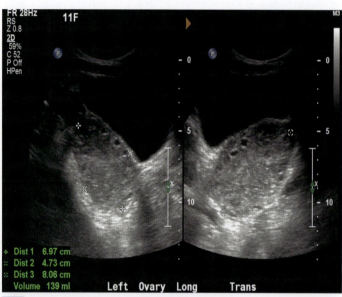

図1

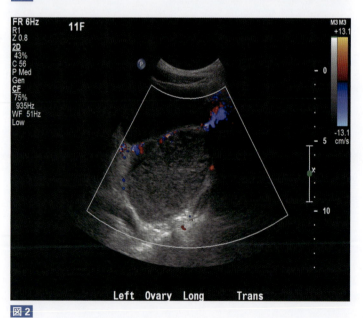

図2

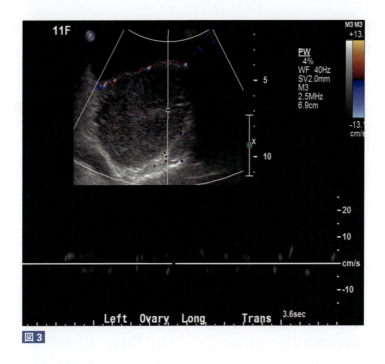

図3

画像所見

図1：超音波の縦走査と横走査で，左卵巣は腫大しており（カーソルの間）辺縁に卵胞を伴う．
図2：カラードプラー像で血流が認められない．
図3：スペクトラルドプラーでも動脈と静脈どちらのドプラー波形も確認できない．

鑑別診断

卵巣腫瘍，出血性囊胞，付属器腫瘤，骨盤内炎症性疾患．

最終診断

卵巣捻転．

解説

卵巣捻転は卵巣と卵管がその血管茎からねじれることによって血流が障害され引き起こされる．好発年齢は若年女性（15〜30歳）と閉経後女性の二峰性の分布を示す．急性発症の下腹部痛，嘔気/嘔吐，白血球増多などの症候をきたすが，残念なことにこれらの所見は非特異的であり，虫垂炎や尿管結石症，骨盤内炎症性疾患，卵管卵巣膿瘍，子宮外妊娠，子宮内膜症，卵巣囊胞破裂といった他の多くの疾患と間違えられることもある．卵巣捻転になりやすい要因としては，血管茎の可動性過多，卵巣もしくは卵巣周囲の腫瘤，そして卵巣過剰刺激症候群の場合などにみられる卵巣腫大などが挙げられる．興味深いことに，骨盤内炎症性疾患や子宮内膜症，悪性新生物の罹患後には癒着が起こるため卵巣捻転は起こりづらい．

骨盤超音波は卵巣捻転に有用な画像検査である．最も感度の高い画像所見は，対側の正常卵巣と比較して腫大した卵巣を認めることであり，しばしば15 mL以上の体積を有する．捻転卵巣は固形であったり，内部不均一であったり，囊胞様であったりとさまざまな像を呈する．複数の辺縁卵胞は卵巣捻転の2次的な徴候である．骨盤内に腹水がみられることも多い．カラードプラーでは血行障害の程度により血流信号は低下ないし消失している．スペクトラルドプラーでも同様に動静脈血流信号の低下ないし消失が観察される．しかし，動静脈血流信号があるからといって，卵巣捻転を除外することはできない．卵巣に近接して同心円状に渦を巻く円形腫瘤を認めるwhirlpool徴

候は血管茎の捻転を示唆し，卵巣捻転の2次性の変化である．超音波は捻転の誘因となりそうな卵巣腫瘍を評価するにも有用である．

　MRIは診断が困難な場合に補助的に用いられる．MRIは画像を得るまでに時間がかかるため第1選択としては勧められない．超音波同様に患側の卵巣は腫大し，血管茎の捻転を示すwhirlpool徴候がみられることがしばしばである．造影した場合，正常側に比べ捻転卵巣では造影効果の減弱が認められることもある．

　卵巣捻転の治療は緊急手術にかかっている．精巣捻転同様，速やかに診断されればされるほど卵巣を温存できる可能性は高くなる．卵巣が温存できなければ付属器切除が必要となることが多く，もし壊死卵巣が摘出されなかった場合には感染を起こし膿瘍化することもある．卵巣虚血がない場合，卵巣は外科的に捻転を解除されるだけのこともあれば，追加で固定術を行われることもある．

設問：理解を深めるために

*1 卵巣捻転の最多の原因は，精巣捻転同様，可動性過多であるか？
*2 捻転しやすいのは左右どちらの卵巣か？

読影医の責務

　卵巣捻転は緊急手術を必要とする疾患であるため，担当医にただちに知らせなければならない．早期の認知と血流の再灌流は卵巣温存の可能性を高めるために重要である．

治療医が知っておくべきこと

- 関連する卵巣腫瘍の検出．
- 対側の卵巣の温存可能性．

解　答

*1 いいえ．卵巣捻転の原因で最も多いのは，起点となるような卵巣腫瘍である．卵巣捻転を起こす付属器腫瘍で頻度が高いものはデルモイドか巨大卵巣嚢胞である．bell-clapper変形や精巣の鞘膜への固定不全は精巣の可動性を増す結果となり，捻転のリスクを増大させる．

*2 左側に比べると右側の卵巣のほうが捻転の頻度がやや高い．これはS状結腸が左側卵巣を捻転させないために役立っているからと考えられている．

CASE 44

- **病歴** 2段ベッドからジャンプした後の足の痛み．

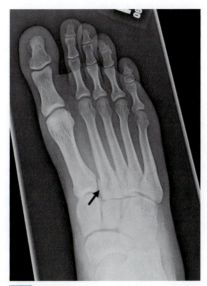

図1

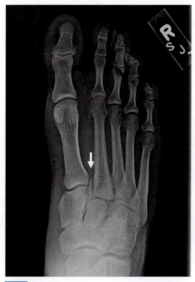

図2

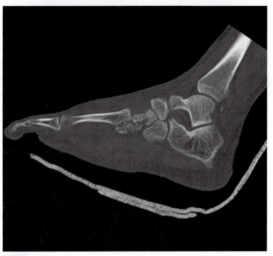

図3

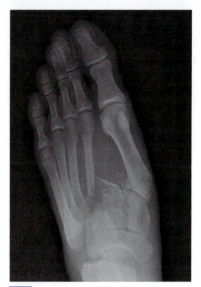

図4

画像所見

図1：右足正面非荷重X線像．第2中足骨基部の内側に微細な不整像がみられる（**矢印**）．
図2：続いて撮影した右足正面荷重X線像．第2中足骨基部の明らかな骨折がみられる（**矢印**）．
図3：第2趾のCT矢状断像．第2中足骨基部と中間楔状骨の骨折，楔舟関節の下方亜脱臼，足根中足関節関節（TMT関節）の背側亜脱臼を示す．
図4：別の患者の左足正面非荷重X線像．第1～3中足骨，全楔状骨の粉砕骨折を示す．第2～5中足骨の著明な外側転位，第1中足骨遠位の内側転位を認める．側面X線像（提示なし）では第2～4中足骨の背側亜脱臼，第1中足骨遠位骨片の背側転位がみられる．

鑑別診断

同側Lisfranc関節脱臼骨折，分散型Lisfranc関節脱臼骨折，Lisfranc靱帯剥離，中足骨骨折，足根骨骨折，Lisfranc靱帯損傷．

最終診断

図1～3：第2TMT関節脱臼骨折．
図4：分散型Lisfranc関節脱臼骨折．

解 説

Lisfranc関節脱臼骨折は，Lisfranc靱帯の捻挫からTMT関節の一部またはすべての明らかな脱臼骨折までのスペクトラムを表す．Lisfranc関節脱臼骨折はすべての骨折のわずか2%を占めるのみである[1]．比較的まれであるが，適時の診断には，この損傷の知識が必要である．診断の遅れは，予後不良に影響する．救急外来での見逃しは20%と評価されてきた[2]．慢性疼痛，靱帯不安定性による機能不全，関節炎，変形は，治療の遅れや不適切な治療によって起こりうる後遺症である．

TMT関節における，最も一般的な損傷メカニズムは，通常，底屈した足への「軸方向の負荷」かつ「回内・回外方向への外力」，または両者のいずれかのような間接的損傷を含む．直接砕くような損傷メカニズムでも起こることがあるが，間接的損傷のような一般的なものではない．間接的損傷メカニズムの例としては，高所からジャンプした小児が足を底屈した状態で着地する場合，自動車事故で床板の上にある足に軸方向の負荷がかかる場合である．この損傷は運動競技の活動中に起こるが，おそらく底屈した足の過剰な回内や回外が損傷メカニズムである．

TMTあるいはLisfranc関節（戦場で迅速にこの関節を切断したことで有名になったナポレオンの軍隊の外科医に由来）は前足部，中足部の接合面である．TMT靱帯は楔状骨，立方骨と中足骨基部を繋ぎ，それぞれのTMT関節に存在する．中足骨間靱帯は隣接する中足骨基部を繋ぐ．TMT，中足骨間靱帯は，ともに強固な足底要素と比較的弱い背側バンドルをもつ．しかし，第1中足骨と第2中足骨の基部を繋ぐ中足骨間靱帯は存在しないため，内側楔状骨と第2中足骨をつなぐLisfranc靱帯は第2TMT関節の安定化に重要な役割をする．

Lisfranc関節脱臼骨折には多様な分類が存在するが，いずれも治療や予後を正確に決定するようなエビデンスはない．広く用いられる分類の1つはHardcastleらにより提唱されたもので，損傷を3つの区分[3]（A，B，C）に分けている．

Type A（**total or homolateral**）：TMT関節全体が破綻し，外側転位を伴う．
Type B（**partial**）：第1中足骨の内側転位，または，第2～5TMT関節のいくつかあるいはすべての外側転位があるが第1TMT関節は保たれている．
Type C（**divergent**）：第1中足骨が内側転位し，なおかつ，残りのTMT関節のいくつかあるいはすべてが外側転位している．

Lisfranc骨折の大多数は，第2～5TMT関節を含むが，単独の第1中足骨脱臼骨折も起こりうる（Type B）．楔状骨と舟状骨の骨折は分散型（Type C）で起こりやすい．Typeにかかわらず，転位があったり不安定な場合は手術を要する．安定し，かつ転位のない場合のみ，NOMで良好な経過となる．

足部正面X線検査はLisfranc骨折を疑った場合の評価の第一歩である．標準的な足背-足底，内斜位，側面X線検査は，TMT関節の重篤な損傷の

診断においては，十分な検査であろう．微細な損傷は見逃されやすく，X線検査の中足部の骨折に対する感度はわずか25〜33％である[4]．ゆえに，Lisfranc損傷のX線像解析には，系統的アプローチが必要である．X線正面像では詳しくみるべき3つのキーとなる解剖学的関係性がある．

1：第2中足骨基部の内側縁は中間楔状骨の内側縁とのアライメントが保たれているべきである．
2：第1中足骨基部の外側縁は内側楔状骨の外側縁とのアライメントが保たれているべきである．
3：第4中足骨基部の内側縁は立方骨の内側縁とのアライメントが保たれているべきである．第1，2中足骨間のスペースが拡大しているかもしれないので，評価するべきである．健側との比較が役立つ．しかし，この所見は中足骨基部と足根骨の関係ほど確かなものではない．

第3，5中足骨は骨が重なるため，通常は評価が難しい．側面像は背側脱臼の検出に有用である．背側脱臼は，相対的に弱い背側のTMT靱帯の断裂によって起こる．第5中足骨基部はこの領域の最も下方の構造でなければならない．そうでなければ，中足部の脱臼が存在する．足背-足底像で第1，2中足骨間の小さな骨片の存在は，時にフレックサインと呼ばれ，剥離骨折を示す．非荷重X線検査では，Lisfranc関節損傷の見逃しが50％にまでのぼると報告されている[1]．もし微細な損傷だけがある場合は，自然に整復が起こる．強く疑う場合や所見が不確かな症例の場合，荷重X線で損傷が明らかになる．荷重は患者に疼痛が生じうる．この場合には，鎮痛薬を考慮するべきである．また，健側との比較が役立つ．CTではTMT関節のすべての骨と関節の重なりのない画像が得られるので，小さな骨折や微細な亜脱臼の検出にはCTがより優れる[4]．病歴から疑わしいがX線では陰性の場合にCTを考慮するべきである．

Lisfranc関節損傷の見逃しや不適切な管理により，変形，不安定さ，関節炎へつながりうる．安定し，転位のない損傷では6〜10週の固定と免荷，あるいは適応があれば16週の荷重可能装具で保存的に治療する．不安定または転位がある場合，手術での整復，内固定で治療する．内固定はKワイヤー，スクリュー，背側プレートで行う．それぞれ，長所と短所がある．初期の関節形成術の役割は賛否両論があるが，軟骨損傷や靱帯完全断裂を伴う複雑な症例では有用とのエビデンスがある．

設問：理解を深めるために

*1 TMT関節の解剖，不安定性の残存が，後の機能障害や関節炎にどのように関係するか？

読影医の責務

Lisfranc関節脱臼骨折は緊急性がない．適時のレポートを要する．

治療医が知っておくべきこと

- Lisfranc脱臼骨折の存在，分類（homolateral vs divergent, partial vs total）．
- すべての骨折の位置と転位の方向．
- X線所見が不確かな場合には，正面荷重X線かつ/またはCTを撮影する．
- 解剖学的なアライメントを確認し，長期的な後遺症を防ぐために，整復・治療後のアライメントの正確な記載をする．

解答

*1 Myersonら[5]はthree columnで構成されるTMT関節の機能モデルを提案している．medial columnは舟状骨，内側楔状骨，第1中足骨で構成される．middle columnは第2，3中足骨とそれに続く中間楔状骨，外側楔状骨で構成される．lateral columnは立方骨と第4，5中足骨で構成される．lateral columnは大部分の正常動作に耐えることができ，次にmedial, middleの順に続く．これにより，治療後に残存する不安定性によって起こる機能障害や変形性関節症の程度が3つのcolumnによって異なり，lateral columnが大部分の不安定性に耐えられることを説明することが可能である．

CASE 45

- **病歴** 23歳男性．突然発症の左上肢筋力低下，左顔面下垂，構音障害．

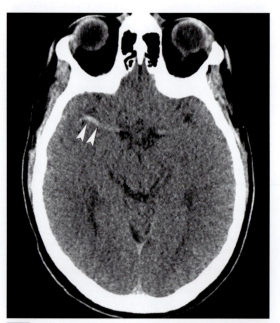

図1

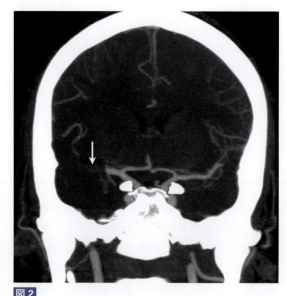

図2

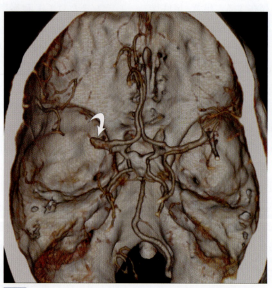

図3

画像所見

図1：水平断単純CT画像で，MCA（右中大脳動脈：middle cerebral artery）M1部の高吸収を認める（矢頭）．明らかな実質の低吸収や出血は認めない．

図2：Willis輪のCT血管造影（CTA）からの厚い冠状断MIP画像では，右M1部からM2近位部にわたる外側半分の閉塞性造影欠損像を認める（矢印）．

図3：CTAからの3D再構成画像でも，右MCAの閉塞を認め，曲矢印は右MCAの近位断端を指す．

鑑別診断

この典型的な症例では現実的には鑑別疾患は存在しない．既往歴および画像所見を考慮した最初の診断的考察は，右MCAの血栓塞栓性閉塞による急性脳卒中である．単純CT画像でMCAの高吸収を示すものには高ヘマトクリットが含まれ，通常，脱水，高アテローム性動脈硬化性変化，部分体積平均化効果，直近の静脈内造影剤投与，およびごくまれに単純ヘルペス脳炎から引き起こされる．これらの偽陽性を認識することは，特に組換え組織プラスミノーゲンアクチベーター（t-PA）時代における患者管理および結果に大きな影響を及ぼす可能性がある．この症例では，CTA所見からMCA閉塞の診断となる．

最終診断

急性右中大脳動脈閉塞．

解説

高吸収MCAサイン（hyperdense MCA sign）は，単純CT画像でMCAが高吸収になることを示しており，血栓性塞栓（通常は総頸または内頸動脈などの大きな血管からのもの）がMCAを閉塞させて起こる急性脳卒中の状況下で認められる．この所見は部分的な脳実質の梗塞性変化の指標ではなく，血管閉塞の指標である．したがって，それは単純CT画像における急性虚血性脳卒中の最も初期の所見の1つである．真の高吸収動脈サインの客観的測定について述べている論文はほとんどなく，Kooらは高吸収を定義するために，43 HU以上のCT値およびMCA比（対側とのMCAの吸収値の比）が1.2より大きいことを提案している．

MCAドットサインと呼ばれる高吸収MCAサインと同様の所見があり，このサインは通常シルビウス裂内に高吸収な点状の病巣として描出される．MCAドットサインは，MCAの遠位部分，通常はM2またはM3部内の血栓塞栓を表している．M2およびM3部は水平断面内に走行しないので，これら分枝内の血栓は線状の高吸収な病巣ではなく，点状の病巣として現れる．脳底動脈血栓症でも同様の所見がみられ，点状の高吸収が橋の前方にみられる．

高吸収MCAサインは主要脳血管の近位閉塞を表しているので，MCAドットサインによって示される遠位の血管閉塞と比較して，より広範囲が低灌流にさらされる．すなわち，高吸収MCAサインのほうがより高い死亡率と関係するため，これらの2つのサインを区別し，読影することは重要な意味をもつ．さらに，遠位の閉塞では血管内血栓除去術にて治療することがより困難となりうる．

設問：理解を深めるために

*1 急性脳卒中の状況における単純CT検査の主な役割は何か？
*2 急性脳卒中患者の単純CT検査での高吸収動脈サインの感度と特異度はどのくらいか？
*3 高吸収動脈サインの感度と特異度の根拠は何か？

読影医の責務

急性脳卒中では，単純CT検査の読影所見には，急性期出血の領域，低吸収息の局在および程度，皮質白質境界の不鮮明化を伴う脳溝消失，および閉塞部位を示唆する高吸収動脈の存在を述べるべきである．急性脳卒中患者におけるこれらの所見

の存在は，患者の臨床的管理に重要な意味をもち，依頼した臨床医に速やかに伝える必要がある．もし，急性の大きな血管の脳卒中が疑われ，血管内治療を行える可能性がある場合，血管造影（通常はCTA）が，閉塞の存在および位置を決定するために必要となる．近位病変（M1およびM2）は，一般的に機械的血栓除去を試す適応がある．完全に虚血に陥った領域が広範囲（MCA領域の1/3より大きい）な場合，または出血が存在している場合は，静脈内t-PA投与および動脈内血栓溶解・血栓摘出術のいずれもが禁忌である．

治療医が知っておくべきこと

- 急性出血はあるか．
- 低吸収，脳溝消失，皮質白質境界消失の領域があるか．実質低吸収が認められる場合，それはMCA領域の1/3以上を占めているか．
- 正中偏位かつ/または脳ヘルニアがあるか．
- 高吸収血管があるか．

解 答

*1 急性脳卒中の約87%は，虚血性病因から生じる．虚血性病因の最も一般的な原因は，総頸動脈または内頸動脈のような大きな血管のアテローム性動脈硬化性プラークの血栓塞栓症である．単純CT検査は，急性脳卒中の状況下で，t-PA治療の適応があるかどうかを鑑別するために，急性出血を除外する目的で行われる．

*2 単純CTスキャンは，急性梗塞の評価において特に鋭敏ではなく，高吸収MCAサインなどの所見もまた，それほど感度は高くない．高吸収動脈サインの感度と特異度はそれぞれ30%および90〜100%である．

*3 高吸収MCAサインの感度が低い理由は，通常の単純CTが約5 mmのスライスの厚さに再構築されるのに対して，問題となる血管の径は通常は直径約2〜3 mmしかないことが関係していると思われる．この所見や梗塞に関連する他の所見の感度が低いにもかかわらず，これらの所見は，急性脳卒中症状を有する患者の正確かつ迅速な管理に役立つ．

CASE 46

病歴 62歳女性．胸痛．大動脈解離の評価目的にCTA施行．

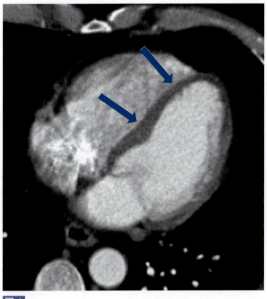

図1

画像所見

図1：CTA（CT血管造影：computed tomography angiography）の動脈相の心臓水平断にて，正常な造影効果を示す左心室側壁と比較して，心室中隔の造影低下を認める（**矢印**）．

鑑別診断

心筋虚血，心内膜下梗塞，アーチファクト．

最終診断

心筋虚血．

解説

　CTを用いた心筋虚血の評価は，高い時間分解能を有する二管球搭載スキャナーでの多相造影撮影が最適だが，信頼できるものではないものの日常的な造影CTAでも灌流の減少領域および心筋梗塞の所見は検出できる[1]．心筋灌流異常や陳旧性の心内膜下梗塞や貫壁性梗塞の所見，および冠動脈石灰化を評価するために，心臓の画像を慎重に見直すことが重要である．この患者では，造影効果が低下した領域は冠動脈LAD（左前下行枝）領域であり，冠動脈造影検査でLAD狭窄が確認され，ステントで治療された．造影早期相（動脈相）では，心筋の灌流が低下すると，造影剤が到達せず低吸収になる[1,2]．繰り返しになるが，通常のCTAでは，心筋虚血を検出できないこともあるが，所見がある場合には，依頼した臨床医に伝

え，検討したうえで診断すべきである．

設問：理解を深めるために

*1 この患者が受けなければならない次の検査は何か？

読影医の責務

依頼した臨床医が適切な薬物療法または支持療法を行うために，さらに既往歴，症状，心電図所見が相関している場合には，心臓カテーテル検査チームが始動するために，ただちに報告しなければならない．

治療医が知っておくべきこと

- 心筋虚血の示唆．
- 冠状動脈領域．
- 慢性か（過去の検査が比較可能な場合）．
- 肺水腫の存在．

解 答

*1 まだ行われていない場合は，心筋マーカー，心電図，および心臓超音波．

CASE 47

病歴 25歳運転手．車の事故で閉じ込められた．

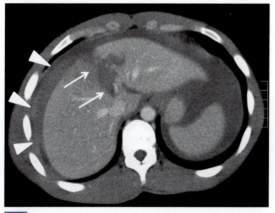
図1

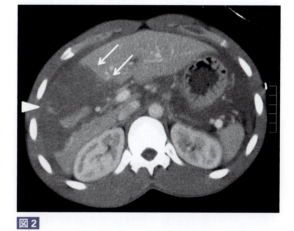
図2

画像所見

図1：肝静脈レベルでの造影CT水平断．肝S8・S4aから肝門部にかけて複数の線状・分枝状の低吸収を示す裂傷を認める（**矢印**）．周囲に腹腔内出血も伴っている（**矢頭**）．

図2：門脈レベルでの造影CTでは肝S5とS6は大部分が低吸収となっており裂傷が広がっていることがわかる（**矢印**）．裂傷や血腫内の不定形な高吸収構造（**矢頭**）は，活動性の造影剤血管外漏出像を示している．

鑑別診断

肝裂傷，脂肪浸潤，胆管癌．

最終診断

肝裂傷　Grade V．

解説

肝臓は鈍的外傷において最も損傷を受けやすい臓器であり，鈍的外傷でCTを撮影された患者の最大25％程度に肝裂傷が認められる．

造影CTは外傷患者の肝損傷を評価するために有用な検査である．動脈相と門脈相で損傷を同定する．肝裂傷は線状または分枝状の低吸収域として現れ，肝実質損傷の深さと血管構造への損傷の程度で重症度分類される．肝門部に至るような裂傷の場合，胆汁瘻や胆汁性嚢胞を形成することもある．肝被膜の輪郭に沿った卵形や分葉状の低吸収域は被膜下血腫を現す．実質内の血腫は肝内の境界不明瞭で辺縁不整な局在する低吸収域である．急性の造影剤血管外漏出像は，円形に描出される仮性動脈瘤とは異なり，不整な線状またはかぼそい高吸収構造となる．CTアンギオグラムにおいては血管外漏出像や仮性瘤がないか肝の脈管を注意深く読影しなければならない．

鈍的外傷による肝損傷はAAST injury grading scaleに則って重症度分類される．損傷の最も重症

な特性を用いて，最終的な損傷度を決定する．

- **Grade I**　被膜下血腫：肝表＜10％
　　　　　　裂傷：実質への深さ＜1 cm
- **Grade II**　被膜下血腫：肝表10〜50％
　　　　　　実質内血腫：直径＜10 cm
　　　　　　裂傷：深さ1〜3 cm，長さ＜10 cm
- **Grade III**　被膜下血腫：肝表＞50％，または非限局性．活動性出血を伴う破裂性の被膜下もしくは実質内血腫
　　　　　　実質内血腫：直径＞10 cm または非限局性または破裂性
　　　　　　裂傷：深さ＞3 cm
- **Grade IV**　裂傷：肝葉の25〜75％もしくは一葉の1〜3 Couinaud区域を占める実質の損傷
- **Grade V**　裂傷：肝葉の75％を超えるもしくは一葉の4 Couinaud区域以上を占める実質の損傷
　　　　　　血管損傷：肝後面下大静脈/肝静脈の損傷を伴う
- **Grade VI**　血管損傷：肝の離断

　肝損傷の治療方針は，患者の循環動態安定性，損傷の重症度，他臓器損傷の有無，そして患者の内科的な並存症によって決定される．軽症の肝損傷や比較的重症度であっても循環動態が安定していれば，通常は保存的に治療できることが多い．Grade III以上の循環動態が不安定な患者の場合，血管造影や手術が必要となる．

設問：理解を深めるために

*1　鈍的外傷の場合，画像下治療（IVR）ではどのような治療を提供することができるか？

読影医の責務

　Grade III以上の肝裂傷は重篤な損傷である．手術チームにそれらの所見をただちに知らせなければならない．

治療医が知っておくべきこと

- 肝損傷の重症度．裂傷や血腫の進展と大きさ．
- 血管損傷や仮性動脈瘤の有無．
- 活動性出血を示す造影剤の血管外漏出像の有無．

解答

*1　画像下治療（IVR）では，鈍的外傷症例において最初のCTで血管外漏出像がみられた場合に血管造影を行うことができる．もし血管造影で肝動脈からの血管外漏出像がみられた場合，塞栓術を行うことができる．塞栓術による止血を得ることで患者の循環動態を安定させ，手術を避けられる可能性がある．また遅発性出血や膿瘍，仮性瘤，胆汁瘻形成といった肝損傷の外傷後の合併症もIVRで成功裏に終わることがある．

CASE 48

- **病歴** 高エネルギー交通外傷で頸部痛，首の可動制限，上肢の痺れと筋力低下を認める．

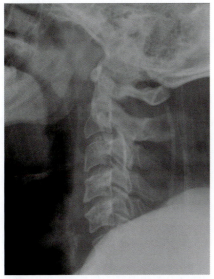

図1

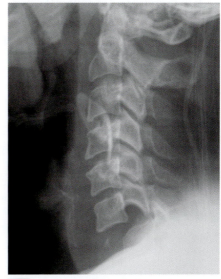

図2

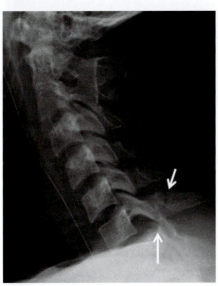

図3

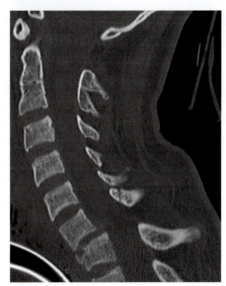

図4

画像所見

図1：頸椎のX線側面像．頸椎すべてが描出されておらず，C6椎体終板上縁まで確認できる．

図2：C7椎体上縁が見えるように調整した画像．C6前方すべりだけでなく椎間関節の脱臼も認める．

図3：C6椎体終板下縁まで描出されている別の患者のX線側面像．C6レベルの椎間関節が確認でき（**長矢印**），棘突起の骨折を認める（**短矢印**）．

図4：CT画像．C6の前方すべりだけでなく後弯の評価にも適している．CTではC7の終板前上縁の骨折を認め，C6/7椎間板腔の狭小化とC6/7の棘突起間の開大を認める．

鑑別診断

過屈曲に伴う損傷，伸展屈曲に伴う骨折，屈曲-回旋に伴う損傷，clay shoveler骨折，頸椎捻挫（むち打ち症）．

最終診断

頸椎過屈曲による前方すべり，頸胸椎移行部の不明瞭化．

解説

鈍的外傷の5〜10％に頸椎損傷を認める．大部分の頸椎損傷（75％）と頸椎骨折（65％）は軸下のC3〜C7で起こる．軸下の頸椎損傷のうち約17％はC7-Th1レベルで起こる[1]．外傷患者は頸椎損傷がないことを確認できるまで頸椎固定が必要であり，画像検査は重要な役割を果たす．初回の画像検査で頸椎損傷を指摘できない症例のなかで，最も重症な損傷は頸髄や神経根圧排を示す神経損傷である．長期間の頸椎固定は軟部組織潰瘍や脳脊髄液圧の上昇，肺合併症，疼痛などの合併症を引き起こす可能性がある．頸椎全体や頸胸椎移行部を画像上適切に描出させることは，上記の理由で重要なことである．頸椎損傷が画像上，十分に認識されない多くの理由は損傷領域が適切に描出されていないためであり，頸椎損傷の評価は適切に撮影された画像で行うべきである．最も描出不良となるのは上位・下位頸椎であり，特に頭蓋底部となるC2や頸胸椎移行部のC7-Th1である．頸胸椎移行部で最も見逃されやすい損傷は，回転を伴わないずれや亜脱臼，脱臼である．頸椎の回転を伴わない椎体のずれは椎体間の水平面での位置異常であり，すべり症として知られている．このすべりにより脊柱管狭窄や脊髄のインピンジメント（衝突）を起こす．

頸椎X線は正面像（AP），側面像，開口位像，オトガイ頭頂方向像で初回評価を行う．頸胸椎移行部（C7/Th1）は外傷時，患者位置や軟組織（特に肩）により側面像X線で描出しづらい．結果として，このレベルの重症かつ不安定な損傷は見逃されやすくなる．もし頸胸椎移行部が描出しづらい場合には，画像を追加するべきである．本症例の場合，swimmer's viewが頸胸椎移行部の描出を改善させ，損傷の除外が可能となるかもしれない．しかし，swimmer's viewは照射不足や頸胸椎移行部を不明瞭化する骨（主に上腕骨や鎖骨）を外したとしても診断に至れないこともある[2]．屈曲や伸展位のX線像では不十分であり，屈曲や伸展位にすることが潜在的な神経損傷の原因となる可能性もある．また，筋攣縮もあるため靭帯損傷の有無を評価する画像として信頼できるものではない．頸椎損傷ではCTと比較するとX線による診断感度は低い（それぞれ25％，98％）[3]．またX線と比較するとCTのほうが速く診断ができるだけでなく，撮影技術による失敗も少ない．外傷で頸椎損傷のリスクが低くない場合にはCTによる初回評価が勧められ，靭帯損傷や頸髄損傷が疑われる場合には単純MRIの追加を考慮する．もし体動によりCTがうまく撮影できない場合には，X線，特に側面像で頸椎の脱臼骨折やすべりを除外することができるかもしれないが，最適な条件での評価が必要であり患者の状態が安定しているようであればCTを撮影するべきである．

設問：理解を深めるために

*1 小児の場合，どの画像検査が推奨されるか？

読影医の責務

頸胸椎移行部が完全に描出されていない場合には，その検査が不適切であり，追加撮影が必要であることを臨床医へ電話で明確に報告する責任がある．

治療医が知っておくべきこと

- 初回の画像が診断に適切かどうか，追加画像が必要か．

解 答

＊1 14歳未満の小児の頸椎損傷は成人と違い，後頭骨やC1，C2での損傷がより生じやすく，X線による評価が適している．14歳未満の頸椎の初回評価は，正面像，側面像，開口位もしくは頸椎CTで評価する．CTが必要な場合には放射線線量をできるだけ減らす必要がある．14歳以上の場合には脊椎が成熟しているため，成人と同様に扱う．

CASE 49

■病歴　65歳女性．家で転倒し，反応がなくなった．救急外来到着時，対光反射がなく，角膜反射，咳反射，咽頭反射もなかった．

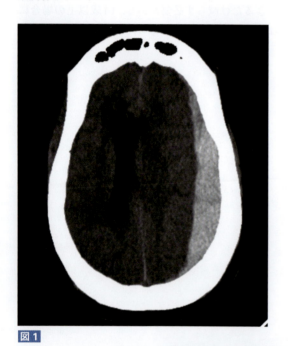
図1

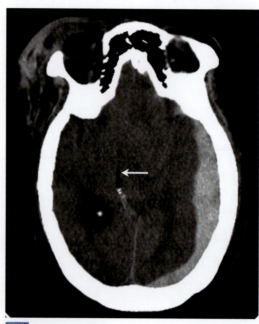
図2

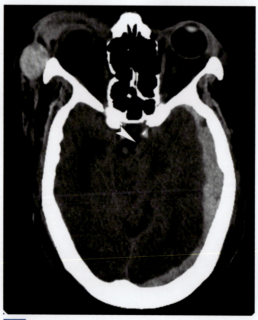
図3

画像所見

図1～3：頭部単純CT水平断像．頭側から尾側の順．左大脳半球に沿って広がる三日月型の高吸収な液体貯留を認める．液体貯留は縫合線を越えるが，正中の硬膜が反転する部分を越えない．mass effectを有する．これは側脳室と第3脳室の右方への偏位によって裏付けられ（**図2矢印**），大脳鎌下脳ヘルニアを認める．さらに，迂回槽，四丘体槽は完全に消失し，左海馬鉤は左テント切痕と思われる位置に沿って内側に伸びており，鉤ヘルニアを認める（**図3矢印**）．右眼窩周囲に粗大な血腫あり．

鑑別診断

上記所見は急性硬膜下血腫（ASDH）に特徴的で大脳鎌下，鉤ヘルニアを伴う．硬膜下液体貯留の鑑別診断は，CT値，MRI信号に基づく．隣接する脳実質と比較し吸収値が高いことは出血を示す．外傷では，急性硬膜下血腫は硬膜外血腫との鑑別を要する．後者は典型的には両凸型を呈し，縫合線を越えず，しばしば頭蓋冠の骨折と関連する．硬膜外血腫はまた，硬膜の反転部を越えることがあるが，硬膜下血腫は越えない．

硬膜下の液体貯留が隣接する脳実質と比較し低吸収の場合，鑑別には慢性硬膜下血腫，硬膜下水腫，脳萎縮がある．硬膜下水腫は脳室内のCSF（脳脊髄液）の吸収値，信号と一致する．慢性硬膜下血腫はCSFと似ているが，CTではCSFよりわずかに高吸収で，FLAIRではCSFより高信号であることが多い．脳実質より外側のスペースを通り皮質へ走行する皮質静脈の存在に注意することで，脳萎縮を慢性硬膜下血腫と鑑別する．乳幼児における良性のくも膜下腔拡大は慢性硬膜下血腫の模擬的なものと考えることができる．その乳幼児では拡大したくも膜下腔を横切る血管がみられ，これらの所見は典型的には12～24か月で消失する．乳幼児におけるacute on chronicの硬膜下血腫は，非偶発性の外傷の可能性が上がるはずである．

髄膜炎の徴候がある状況では，くも膜下の液体貯留は硬膜下膿瘍を表しうる．典型的には，膿瘍は脳実質と比較して低吸収で辺縁の造影効果を伴う．DWIでは，中心性に高信号を呈する．長期間の感染では，膿瘍に関連するような造影効果や拡散制限を欠く硬膜下液体貯留をきたすことがある．

最終診断

大脳鎌下ヘルニアと鉤ヘルニアを伴う急性硬膜下血腫．

解説

硬膜下血腫は，通常，外傷によって生じ，頭部外傷の10～20%に起こる．また，硬膜下腔を通過し，静脈洞へ流出する架橋静脈の損傷によって起こると考えられている．血液が硬膜内層とくも膜の間に貯留し，画像では特徴的な三日月型を呈する．硬膜下血腫のあまり一般的でない原因として，動脈瘤の破裂や血管奇形でまれにみられるように，血液がくも膜下腔から穿破して硬膜下腔へ貯留することがあるが，最初にくも膜下腔や脳実質内の血液貯留となる．抗凝固薬で治療中や先天性の凝固障害をもつ患者は，自然発生的に，あるいは軽微な頭部外傷で，硬膜下血腫がみられる．さらに，もやもや病を含む血管障害がある場合や低髄圧，強いシャントがある場合に硬膜下血腫がみられることがある．硬膜下血腫のある乳幼児では，常に非偶発性の外傷を疑わなければならない．

硬膜下血腫は全年齢で起こる．しかし，脳萎縮が起こった高齢者でより一般的で，高齢者はさまざまな疾患に対し抗凝固療法中の可能性が高い．多くの患者は外傷後で，その外傷は比較的軽微なものである．早期の臨床症状は非特異的で，多くの患者は無症状である．古典的には，意識清明期（lucid interval）があり（監訳者注：lucid intervalは急性硬膜外血腫のほうがみられやすい），その後，血腫の増大によって，突然の意識障害を起こす．また，mass effectにより，神経脱落症状を呈することもある．凝固障害のある患者は外傷後の血腫増大や再出血のリスクが高い．

本症例の画像所見は，急性硬膜下血腫に典型的である．貯留物は縫合線を越えるが，硬膜の反転部を越えず，特徴的な三日月型である．最も一般

的なのは，テント上である．くも膜が裂け，CSFが硬膜下腔へリークした影響を受けるとCT値は，低吸収または混在した吸収値になる．皮質静脈の内側への偏位は慢性硬膜下血腫を萎縮性の変化から鑑別するために役立つ．超急性期の血腫は時に低吸収を呈することもあるが（通常，最初の3～6時間），急性硬膜下血腫は均一な高吸収を呈する．間欠的な出血がない場合には，吸収値は1日あたり1.5～2 HU低下するはずである．悪液質や貧血の患者では，血腫は等吸収を呈することがある．硬膜下液体貯留の広がりや梗塞，関連する外傷性脳損傷の評価のためにMRIを撮影してもよい．超急性期においては，血腫はT1WI, T2WIの両方で軽度高信号を呈する．急性期硬膜下血腫はT1WI軽度低信号，T2WI低信号である．

大脳鎌下ヘルニアは最もよくみられる脳ヘルニアであり，水平断画像で容易に認識される．帯状回が大脳鎌下縁の下で逸脱し，正中偏位をきたす．透明中隔の偏位の程度を測定することによって，正中偏位の程度を容易に定量化できる．正中偏位が重度な場合，モンロー孔の閉塞が起こり，対側側脳室でエントラップメントが起こりうる．テント切痕ヘルニアは，脳がテント切痕を経由して逸脱した場合をいい，下行性と上行性に亜分類できる．下行性では海馬鉤や海馬回が切痕を経由し，下正中方向へ逸脱する．テント切痕ヘルニアに先行して，大脳鎌下ヘルニアが起こる頻度が高い．下行性テント切痕ヘルニア早期の画像所見は，同側鞍上槽，四丘体槽，迂回槽の消失，同側小脳橋角槽の開大（側頭葉のヘルニアによって脳幹が偏位するため）である．側頭葉のヘルニアによって脳幹が正常な位置から圧排され，中脳は対側のテント切痕へ押し付けられ，テント縁に沿った圧痕が生じる．この所見は"Kernohan notch"といわれる．ヘルニアが増悪すると，脳底槽の閉塞が進行する．

硬膜下血腫の治療の目的はmass effectと頭蓋内圧の軽減である．症候性の硬膜下血腫はサイズによらず除去が必要である．血腫厚1.0 cm以上，または，正中偏位5 mm以上の場合，患者の状態次第では，外科的治療の適応がある．無症状でより小さな血腫は経過観察，保存治療可能である．

設問：理解を深めるために

＊1 わずかな硬膜下血腫に対する感度を上げるために，CTのウィンドウはどの程度にするか？

読影医の責務

正式なレポートには，液体貯留の位置，推測される血腫の時期，mass effectが含まれていなければならない．mass effectの所見があれば，即座に臨床チームに連絡をとる．硬膜下血腫がある小児で，特に多様な時期の血腫があったり，外傷の病歴がない場合，臨床医と非偶発性の外傷の可能性について議論すべきである．

治療医が知っておくべきこと

- テント切痕ヘルニア，正中偏位の所見があるか．
- mass effectは血腫により説明できるか．
- 脳出血，くも膜下出血，梗塞のような他の頭蓋内の病態があるか．頭蓋骨骨折があるか？
- 硬膜下血腫の時期は．
- 小児では，非偶発性の外傷の可能性を示す所見があるか．多様な時期の血腫があるか．

解 答

＊1 比較的広いウィンドウレベルを用いると，小さな硬膜下血腫や等吸収な硬膜下血腫に対する感度が上がる．典型的な脳実質条件はウィンドウレベル～40 HU，ウィンドウレベル～80 HUを使用している．硬膜下のウィンドウは施設により異なるが，ウィンドウレベルは～250 HUが典型的である．

CASE 50

▪病歴 10歳女児．胸痛と発熱．

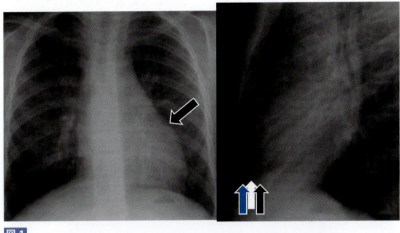

図1

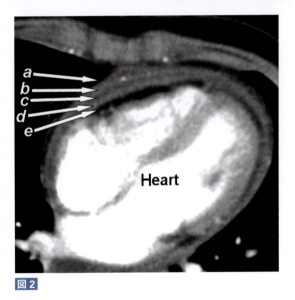

図2

画像所見

図1：胸部単純X線写真PA像（左）では心左縁に何らかの軟部陰影がみられる（黒矢印）．側面像（右）では，心前方の境界に沿ってわずかな濃度の違いがみられる．心膜腔の液体（白矢印）は心臓脂肪（青矢印）より高濃度であり，心外膜脂肪（黒矢印）より高濃度である．これらの組織は，心膜炎や心嚢液貯留のいずれかまたは両方を示す層状構造や"sandwich"サインを構成している．

図2：心臓の造影CT水平断．心膜脂肪（a）と心外膜脂肪（e）は少量の心嚢液（c）を伴い肥厚し

た壁側心膜（b）と臓側心膜（d）の両側にある．心膜の層は単純写真とまったく同様であり，"sandwich"の真ん中を構成している．

鑑別診断

心膜炎，心囊液，心筋炎，心囊内気腫．

最終診断

心膜炎（ウイルス性）．

解説

画像上の"sandwich"サインは心囊液（心外膜脂肪と心膜脂肪の間の液体）を示唆する．心囊液の原因は多くあり，ウイルス感染，結核，尿毒症，心筋梗塞，心臓手術，Dressler症候群，そして悪性腫瘍の転移が含まれる．本症例ではコクサッキーウイルス感染による両側心膜の肥厚と少量の心囊液がみられた．この心膜の肥厚は感染による炎症によって生じる．大量の心囊液貯留がみられる場合は，HU（Hounsfield units）値を測定し，貯留した液体が水に近い単なる液体貯留（HU値＜10）なのか，悪性腫瘍や心膜血腫などによる蛋白質や血性成分を含むもの（HU値＞10，典型的には20〜30 HU）なのかを判断する[1]．

設問：理解を深めるために

＊1 心囊液の原因として悪性病変が疑われる所見は何か？

読影医の責務

読影医はacuity，大きさ，濃度，被包化，心膜の肥厚や結節，およびそのほか関連する所見（縦隔リンパ節の腫大など）について記述すべきである．臨床経過や心囊液貯留のスピードによっては，心タンポナーデのように迅速な治療が必要な可能性がある[2]．タンポナーデでは上大静脈および下大静脈の拡張，肝静脈および腎静脈の拡張，心室中隔の偏位がみられる．

治療医が知っておくべきこと

- CT値に基づいた心囊液の性質（単純な液体かどうか）．
- 心囊液貯留の重症度や量．

解答

＊1 不整な心膜の肥厚，結節や腫瘤，そして縦隔リンパ節の腫大を伴った心膜の造影効果増強を認めた場合は悪性心囊液貯留の疑いをもつべきである[3]．

CASE 51

■**病歴** 91歳女性．転倒後の骨盤痛．

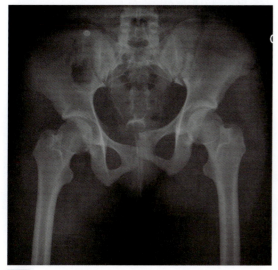
図1

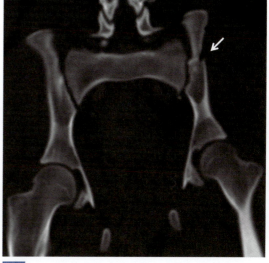
図2

画像所見

図1：骨盤X線写真AP像．恥骨結合の離開，左恥骨の高度上方転位，左仙腸関節の軽度開大を認める．左仙腸関節に隣接する内側後方の左腸骨翼は垂直方向に骨折線を認め，外側の腸骨翼骨片は上方に転位している．

図2：大腿骨頭を含むCT冠状断．内側後方を通る矢状断面で骨折線を認め，外側の腸骨翼骨片（矢印）は上方に転位している．左仙骨上方にも骨折があり，この画像では左仙腸関節の内側下方に小骨片を認める．右恥骨下枝に比して左恥骨下枝はやや上方に転位している．

鑑別診断

垂直剪断型損傷，前後圧迫型骨折，単独恥骨骨折．

最終診断

垂直剪断型損傷（Malgaigne骨折）．

解説

骨盤骨折は，骨盤前方輪（恥骨枝）と骨盤後方輪（仙骨，仙腸関節，後方の腸骨）がどのように損傷しているかにより分類される．骨盤に及んだ外力は側方圧迫型，前後圧迫型，垂直剪断型など単一のもの，あるいはこれらが複合したものがある．垂直剪断型損傷は骨盤損傷のなかで最重症型であり，骨折だけでなく関節脱臼も伴う．垂直剪断型損傷では骨盤前方輪と骨盤後方輪がいずれも破壊され，片側骨盤が離断してしまう．これは不安定型骨折であり，骨盤輪の垂直方向と回旋方向いずれの安定性も欠けるという特徴がある．不安定型骨折では荷重により転位が進み，患側下肢の

短縮が明らかになる．垂直剪断型損傷は，恥骨結合離開と一側の仙腸関節離開を伴う靱帯損傷，後方の腸骨や仙骨翼骨折を伴う恥骨上下枝骨折，あるいは両者の複合型である．後方の腸骨に骨折がある場合は，Malgaigne 骨折と呼ばれる．Malgaigne 骨折の受傷機転は，墜落やその他の高エネルギー外傷など，軸方向に強い外力が加わることである．

外傷初期診療で行う骨盤 X 線写真仰臥位 AP 像が，垂直剪断型損傷を最初に疑うきっかけとなる．骨盤前方成分の骨折はすぐにわかることが多い．骨盤後方成分の骨折は初回の X 線画像でわかることもあるが，同定困難なことが多く，追加の画像検査を行うことがある．骨盤のインレット像やアウトレット像は，X 線の管球をそれぞれ頭側や尾側に振って骨盤に焦点を当てる．インレット像では骨盤骨折の前方転位や後方転位だけでなく，仙骨骨折や粉砕骨折も評価できる．アウトレット像では片側骨盤の上方転位，仙腸関節の開大，仙骨骨折の特徴を評価できる．初回の画像検査で垂直剪断型損傷を疑うことは可能である．仙腸関節上縁の垂直方向への転位は，後仙腸靱帯の損傷を意味する．同側の腸骨翼の開大は片側骨盤の外旋により起こる．第 5 腰椎横突起骨折は腸腰靱帯の損傷を意味する．この靱帯は横突起先端と腸骨稜内側を結び，この損傷は骨盤に高エネルギーの外力が加わったことを意味する．

垂直剪断型損傷があれば高エネルギー外傷の指標となり，骨盤骨だけでなく骨盤内構造にも外力が加わる．血管損傷は注意を要する最も重篤な損傷であり，骨盤骨折で出血性ショックとなった患者の死亡率は 36.4〜54％に及ぶ[1]．循環動態が不安定な患者はすぐに経カテーテル動脈塞栓術を行う必要がある．最初に CT が撮影され仙骨前面に血腫が存在すれば骨盤骨折の可能性があり，骨折が同定できていなければ丁寧に調べる必要がある．CT で骨盤骨折の詳細な特徴がわかるだけでなく，活動性出血の有無や骨盤内臓器損傷の徴候もわかる．膀胱や仙骨神経叢など隣接する構造にも高い確率で外傷が起こる．膀胱近辺の軟部組織損傷を疑う場合は，閾値を低くして CT 膀胱造影を行うべきである．仙骨神経孔の損傷は神経損傷の可能性があり，これも評価すべきである．

治療はまず可動性のある骨盤骨片を外固定して安定化させる．患者の状態が安定すれば，内固定で治療を完結する．

設問：理解を深めるために

＊1　骨盤部の動脈性出血を治療する際，どのような骨盤解剖の把握がいるか？

読影医の責務

垂直剪断型の骨盤輪損傷は緊急性があるため，画像を依頼した医師と直接連絡を取り合う必要がある．

治療医が知っておくべきこと

- 垂直剪断型の骨盤輪損傷があるか．
- 特異的な骨盤輪損傷があるか（関節離開や骨折）．
- 生命を脅かすような血管損傷や尿道損傷，神経損傷などを合併しているか．

解　答

＊1　骨盤の血腫と造影剤の血管外漏出像の位置を正確に記載し，さらに CT 上で責任血管を同定することで，血管造影検査の際に役立つ．内腸骨動脈の分枝は骨盤部の靱帯と密接な関係があり，骨盤部の外傷で損傷のリスクが高い．これらの分枝（神経も）は後方が仙骨，下方が仙棘靱帯，前方が坐骨，上方が腸骨で囲まれた大坐骨孔から骨盤を抜ける．梨状筋は大坐骨孔を通り，大腿骨の大転子部に付着する．上殿動静脈は梨状筋の上縁に沿って，下殿動静脈は梨状筋の下縁に沿って走行する．陰部動静脈は大坐骨孔より下方部から骨盤を抜ける．閉鎖動脈は恥骨枝で形成される大円形の閉鎖孔を通る．通常，腸骨動脈体壁枝（腸腰動脈，外側仙骨動脈）は内腸骨動脈の近位より分岐し，仙骨前面，仙腸関節，腸骨筋の前方を走行する．腸骨動脈臓側枝（子宮動脈，前立腺動脈，精嚢動脈，中結腸動脈）は造影 CT 門脈相では同定困難であるが，骨盤底にある各臓器に各々分布する．

初期蘇生への反応，骨盤骨折の形態，骨盤内の血腫量と位置，造影剤の血管外漏出像（活動性出血）の有無により，経カテーテル動脈塞栓術が必要か否か判断される．血管外漏出像があれば高率に動脈塞栓術を要することが多い．循環動態が不安定な患者で緊急血管造影を行うことは妥当ではあるが，現代のMDCTは撮影時間が短いため，非侵襲的な画像検査としてまず行われるであろう．

CASE 52

病歴 5歳児. 歩きたがらない.

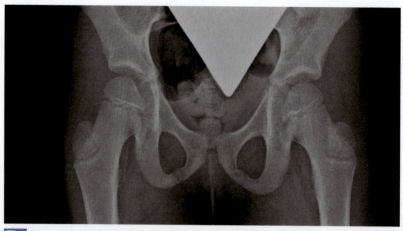
図1

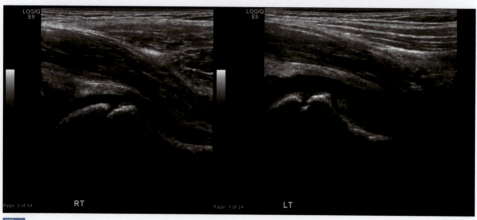
図2

画像所見

図1：骨盤X線正面像. 明らかな異常は認めない.
図2：両側股関節の超音波画像（大腿骨頸部に平行な長軸像）. 左股関節の関節液貯留と滑膜の軽度の肥厚を認める. 右股関節は正常である.

鑑別診断

一過性滑膜炎, 炎症性関節症, 反応性関節液を伴う骨髄炎, 関節液を伴う転位のない骨折.

最終診断

感染性関節炎.

解 説

　股関節の痛みを訴える小児は救急外来においてそれほど多くない．そのなかで最悪のシナリオとして必ず除外すべき疾患が感染性関節炎であり，早期の介入を必要とする．鑑別として挙がる一過性の滑膜炎はウイルス感染の後に生じる自然軽快する良性疾患である．この2つの疾患を鑑別するのは臨床的にも画像的にも時として困難である．血液検査と病歴は時として有用で炎症反応や白血球の上昇は感染性の病態を示唆する．

　敗血症性関節炎は一時的な菌血症が滑膜に定着し起こることが多い．細菌感染は頭部や頸部に生じることが多く，それが感染性関節炎に進展する．さらにまれだが穿通性外傷から直接生じたり，隣接した骨への骨髄炎からの波及などで生じることがある．そうした場合は典型的な病歴が手がかりになることがある．すなわち，長期間の骨髄炎の罹患や感染性関節炎や骨髄炎をきたすような外傷の既往である．最も一般的な原因菌は骨髄炎ではブドウ球菌であり，他にはインフルエンザ桿菌，髄膜炎菌，淋菌である．詳しい機序は明らかではないがこれらの菌は迅速に軟骨の破壊をきたす．感染から2～5日で軟骨は障害され，早期の診断と治療が必要となる一因となっている．

　患児の評価はまずX線から始まることが多い．残念ながらX線ではわずかな異常があるかまったくない程度である．股関節のX線では非特異的な所見として関節腔の非対称性の拡大や脂肪織が外側に偏位することにより関節液の貯留が示唆される．

　次のステップとして股関節の超音波がよく用いられる．周波数の高い端子を用いる．大腿骨頸部に沿って矢状断像を描出し，骨端から近位骨幹端を描出する．大腿骨頸部の前面に少量の関節液が貯留しているのは正常所見である．一般的には大腿骨の皮質から関節包までが5mm以上，もしくは2mm以上の左右差が異常とされる．関節液は正常では無エコー域かモザイク状になる．関節包の肥厚や血液増加は炎症所見を反映しているがやや主観的な所見となる．

　一過性の滑膜炎と感染性関節炎を区別するためには関節液の貯留や超音波上の性状は役に立たない．関節液の評価が鑑別に最も有用である．関節液の吸引は簡便性と合併症の少なさから超音波ガイド下もしくは透視下で行われる．関節液が感染を示唆するのであれば患者は関節の洗浄のため手術室に連れて行くのがよい．

　造影MRIは同様に選択肢になるが超音波と同様に感染性かどうかの判断には使えない．双方とも滑膜の肥厚と造影効果の亢進を認めるかもしれない．大腿骨頭の造影低下は関節包の内圧亢進による血流不全を反映するかもしれない．

　感染性関節炎の長期後遺症は特に治療がなされなかった場合軟骨の障害による関節炎や大腿骨頭の骨壊死や骨髄炎や敗血症などが生じる．長期予後に影響する最も重要な要素は治療の遅れと骨髄炎の合併である．

設問：理解を深めるために

＊1 感染性関節炎が高頻度に生じる他の関節はどこか？
＊2 股関節痛の原因検索に超音波のみを使用した場合に見逃される可能性のある股関節の疾患は何か？

読影医の責務

　感染した関節に生じた関節液貯留は緊急性がある場合があり，依頼医に直接報告する必要がある．

治療医が知っておくべきこと

- 関節液の存在と貯留のサイン．
- 非特異的であるが感染を示唆する2次所見．

解 答

＊1 肘，肩，足関節は感染性関節炎がよく生じる．仙腸関節炎は一般的でないが結核が原因菌となる．
＊2 大腿骨頭すべり症は超音波で見逃される重要な診断である．また，頸部骨折も超音波では容易に見逃される．双方ともX線で評価するのが望ましい．

CASE 53

■病歴　60歳男性．急性発症の左半身麻痺と左顔面下垂．最近新たな右側の頭痛を訴えていた．

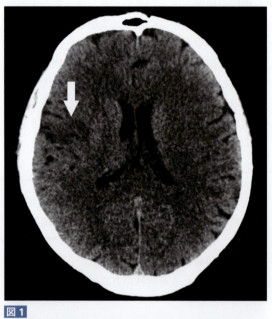
図1

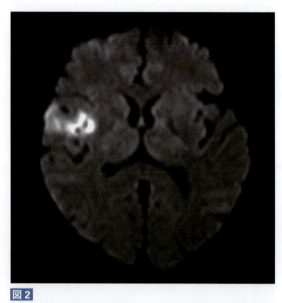
図2

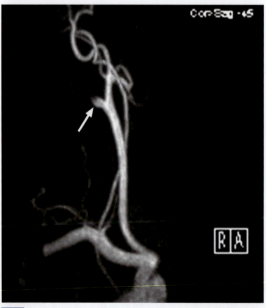
図3

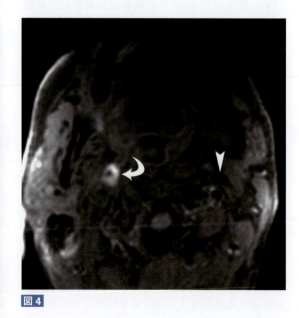
図4

画像所見

図1：単純CT水平断では，皮質および皮質下白質を含む右前頭葉に脳梗塞を示唆する低吸収域を示す（矢印）．
図2：拡散強調画像水平断では，この領域に高信号を認め，梗塞の診断が確定される．
図3：頸部造影MRAからの右前斜位3D MIP画像では，右ICA（内頸動脈：internal carotid artery）の閉塞を示す（矢印）．頸動脈洞は比較的正常であり，閉塞部近位に向かって血管の先細り像を示す．
図4：頸動脈分岐部より上の頸部の脂肪抑制T1強調画像水平断では，右ICA内腔を囲むような偏心した三日月状の高信号を認める（曲矢印）．一方，正常の左ICAでは無信号（flow void：矢頭）を認める．

鑑別診断

この症例の重要な鑑別はアテローム硬化性血栓症または動脈解離に続発する頭蓋外ICAの閉塞であろう．アテローム性動脈硬化症は，通常，高齢者で認められ，一般的に血管起始部，頸動脈分岐部，および頸動脈洞を含む複数の血管に影響を及ぼす．動脈解離は，血管起始部，頸動脈分岐部，および頸動脈洞には及ばないことが多い．さらに，背景に脈管障害または広範な外傷がある状況を除いて，解離は通常孤発性である．

最終診断

2次的な血栓塞栓性脳卒中を伴う特発性内頸動脈解離．

解説

動脈解離は，血管内膜の亀裂または栄養血管の破裂により引き起こされ，動脈狭窄や閉塞を引き起こす壁内血腫が形成される．頭蓋外ICA解離は，全頭頸部動脈解離の70〜80%を占め，頭蓋外VA（椎骨動脈：vertebral artery）解離は約15%を占める．頭蓋外動脈解離の約60%は特発性であると考えられ，残りは鈍的または穿通性外傷によって引き起こされる．

特発性解離は重症外傷がない場合に起こるが，これらの解離はしばしば首の回転運動，咳や嘔吐などの些細な引き金となる事柄の結果として生じる．現在では，特発性解離は環境因子と内因子の組み合わせから生じると考えられている．この考えは，Ehlers-Danlos症候群IV型，Marfan症候群，囊胞性中膜壊死症，多発性嚢胞腎，骨形成不全症，およびFMD（線維筋性異形成：fibromuscular dysplasia）などのさまざまな結合組織疾患や，何らかの感染性および炎症性経過などと特発性解離が関連しているという観察研究によって裏付けられている．

外傷性解離は，頸部に直接的または鈍的な外傷を受けた患者の約1〜2%で起こり，ほとんどが自動車事故による．頭蓋外頸動脈損傷は，多くの場合，遠位頸部ICA，特にC1〜C3頸椎の高さで生じる．対照的に，VA解離は，通常，血管が横突孔を通って走行するV2かV3部，もしくはC2の横突起から出て硬膜を貫通するまでのC1椎骨を横切るように走行する部位に生じる．VA損傷の大部分は，頸椎横突孔に及ぶ亜脱臼および椎骨骨折によって引き起こされる．

頸動脈解離の古典的な臨床症状は，片側の頭部，顔面，頸部痛とHorner症候群，脳または網膜の虚血の3徴である．残念なことに，実際に3徴をすべて呈する患者は少ないため，臨床診断は難しいことが多い．さらに，頸動脈解離の5%は無症候性であるか，またはわずかな症状しか示さない．頭痛および頸部痛は最も一般的な臨床症状であるが，患者は他にも上記症状に加えて下部脳神経麻痺および拍動性耳鳴などの症状のいずれかを呈することもある．

EAD（頭蓋外頸動脈解離：extracranial carotid artery dissection）の典型的な所見には，軽度のものから全体的な狭窄（"string"サイン）といった血管内腔の偏心狭窄や，完全閉塞がある．EADは，頸動脈分岐部および頭蓋内内頸動脈には通常及ぶことはなく，好発部位は頸動脈洞より2〜3cm遠位である．内膜フラップや二重内腔などの典型的な所見は，断層画面の少数の症例でしかみられない．EADの随伴所見には，解離性動脈瘤および管腔内血栓が含まれる．外傷性仮性動脈瘤

は，外傷性脳血管障害の少数の例で発症し，通常，中部または遠位頸動脈にできる．

頸動脈解離でみられるMRA元画像での共通の所見は，内腔が狭窄しているにもかかわらず，その動脈の外径が拡大していることである．早期および慢性期では，壁内血腫は通常，周囲の構造と同信号となる．発症1〜9週では，T1強調画像で高信号になる傾向がある．急性壁内血腫はT1およびT2強調画像で低信号となる傾向があり，無信号のフローボイド領域から区別することが困難であるため，簡単に見落してしまう．亜急性の壁内血腫は，T1脂肪抑制法で偏在する無信号域を囲む半月状高信号として認められる．time-of-flight（TOF）法によるMRAを用いれば，造影MRAで容易に見過ごしてしまう亜急性壁内血腫を描出することができる．一方で，造影MRAは，時間がかからず，体動や血流のアーチファクトの影響を受けにくく，血管腔の不整や狭窄をよりよく描出できる．さらに，造影MRIは解離性動脈瘤と椎骨動脈解離を描出するのにも優れている．

遠位の虚血のほとんどは，解離部位の部分的な狭窄や閉塞による低灌流によってではなく，解離部位から放出された塞栓によって起こる．内膜が欠損すると，循環する血液が内因性凝固因子に曝露され急性血栓症に至る．頭蓋外頸動脈解離からの血栓塞栓は45歳未満の患者の脳卒中の5〜22％を占める．したがって一般的な治療は，抗血栓薬の使用による血栓塞栓合併症の予防を目的としている．血管内ステント留置は限られた症例での治療選択肢となる．解離によって引き起こされた狭窄および閉塞の大部分が自然経過で改善または再開通するので，全体的に神経学的転帰は良好もしくはきわめて良好となる．解離再発のリスクは，初年度で2％，その後は年1％と報告されている．特発性頭蓋外脳血管解離に関連する死亡率は3〜7％である．しかし，外傷が誘因となった場合の死亡率のほうがより高い．外傷による解離に伴う，より高い死亡率は，他に併存する外傷に関連していると思われる．

設問：理解を深めるために

＊1 鈍的外傷に関連する頭蓋外頸動脈損傷の多くは遠位頸部ICAに発生するのはなぜか？

読影医の責務

脳虚血の危険性のため，急性頸部動脈解離の所見をただちに依頼した臨床医に伝え，適切な抗血栓療法が迅速に開始されなければならない．解離が疑われるが，初回CTA画像で不明確である場合，壁内血栓の存在を除外するために，MRI（脂肪抑制T1強調画像を含む）を推奨すべきである．

治療医が知っておくべきこと

- 著明な動脈狭窄が認められるか，アテローム性動脈硬化症と解離どちらの可能性が高いか．
- 画像上，脳梗塞の所見は伴っているか．
- 仮性動脈瘤や動静脈瘻はあるか．
- 外傷の場合，他の外傷性損傷があるか．受傷した血管を貫通する異物や骨片があるか．
- 根底にある脈管障害（例えば，線維筋症異形成）を示唆する所見はあるか．

解答

＊1 鈍的外傷に伴う頸動脈損傷は，頭部の過伸展と対側回転が組み合わさって起こると考えられている．このような場合，頸部遠位ICAが最も障害を受ける部位である．なぜならば，その部位は過屈曲によって下顎と頸椎の間で圧排されやすいだけでなく，急速減速によって頸椎（特にC1〜C3）の側方成分によって引き伸ばされやすいからである．

CASE 54

■ **病歴** 58歳男性．低酸素血症．HIVの既往あり（抗レトロウイルス薬治療のコンプライアンス不良症例）．

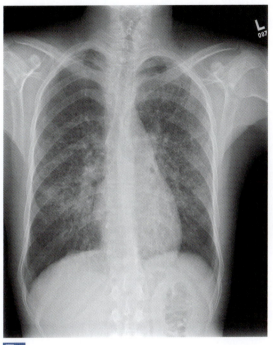

図1

画像所見

図1：胸部単純X線写真正面PA像にて，両肺の過膨張と中枢優位に不均一なすりガラス影と粒状影を認める．

鑑別診断

ニューモシスチス肺炎，ウイルス性肺炎，アスペルギルス症，肺胞出血．

最終診断

ニューモシスチス肺炎．

解説

ニューモシスチス肺炎はHIV-AIDSに特徴的な疾患と考えられ，CD4陽性リンパ球が＜200/mm^{3}の症例が多いが，そうでない患者にもみられることがある．咳嗽や呼吸困難を主訴とすることが多い．主な画像所見はすりガラス影で，やや上肺野優位な分布を示す．進行例では網状影や隔壁肥厚がみられる．ニューモシスチス肺炎患者の1/3程度でさまざまなサイズの気瘤（「囊胞」）や壁肥厚がみられる．胸水やリンパ節腫大はまれである．浸潤影，肉芽，空洞性病変も非典型的な所見である[2]．

設問：理解を深めるために

＊1 ニューモシスチス肺炎の症例でみられる重要な合併症は何か？

読影医の責務

読影医は気胸やリンパ節の石灰化といった関連所見も併せて報告する必要がある．

治療医が知っておくべきこと

- 疾患の重症度．
- 鑑別疾患．

解 答

＊1 気胸．ニューモシスチス肺炎による囊胞の破裂は自然気胸の原因となりうる．

CASE 55

病歴 61歳男性．自動車事故による重症腹部外傷．

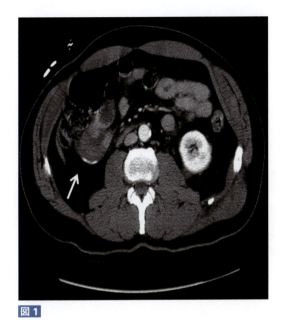

図1
図2

画像所見

図1：造影CTの門脈相における水平断で，回結腸動脈分枝から腸間膜内に脈管内の造影剤と同程度の吸収値を示す活動性の造影剤血管外漏出像を認め，高吸収な腸間膜血腫が同定される（矢印）．
図2：同じ高さにおける水平断の後期相では，腸間膜血腫の濃度が上昇し，サイズが増大していることがわかり，急性の腸間膜損傷であり，かつ活動性に出血していることを示している（矢印）．

鑑別診断

腸間膜損傷，腸管損傷，腎・尿管損傷．

最終診断

腸間膜損傷．

解説

腸間膜損傷の頻度は比較的低く，全腹部鈍的外傷の1～5％程度である[1]．活動性の腸間膜出血や腸間膜の破綻，腸管虚血を伴う腸間膜損傷は，臨床的に重要な腸間膜損傷として考えられている．受傷の機序としては直達外力や急速減速による剪断力，管腔内圧上昇による破裂が挙げられる[2]．
　CTは腹部鈍的外傷の初期評価として有用な検査であり，損傷の箇所と程度を同定するのに役立つ．早期に画像検査を行うために経口造影剤を投与しない施設もあるが，血管内造影剤は，活動性

出血の評価のためには必須である．

腸間膜損傷の CT 所見には，腸間膜の血管からの造影剤血管外漏出や腸間膜の脈管のビーズ状変化・急激な途絶がある．造影剤血管外漏出と腸間膜血腫は腸間膜損傷に特徴的であるが必ずしも頻繁に観察されるものではない．腸間膜血腫は腸間膜損傷を示唆するが，それだけでは非特異的である．腸間膜内の血腫は典型的には鋭角の腸間膜のひだに沿うような地理的形態を示し，しばしば三角形や多角形にみえる．腸間膜血管のビーズ状変化は，血管損傷に関連した口径変化の結果として起こる血管の不整形を表す．

腹腔内液体貯留や腸間膜脂肪織濃度上昇も非特異的な所見ではあるが，重篤な腸間膜損傷でも存在しうる．実質臓器損傷を伴わない血性腹水を認めた場合，腸間膜もしくは腸管損傷が起こっている可能性は高い．腸管壁肥厚や造影効果不良は腸間膜損傷による腸間虚血を示唆する重要な所見である．シートベルトサインや腹壁前面の皮下脂肪織濃度上昇も腸間膜損傷と関連する．

腸間膜損傷は，適切な時期に早期介入されない場合に特にそうであるが，高い死亡率と相関する．手術適応には腸管虚血や腸間膜の活動性出血が挙げられ，手術の際には血管の結紮や血流不全を起こした腸管の切除などが行われる．

設問：理解を深めるために

＊1 腸間膜損傷の評価のために CT アンギオグラムに代わりカテーテル血管造影が施行されるべきか？

読影医の責務

腸間膜損傷は外科緊急であるため，ただちに担当医に報告しなければならない．

治療医が知っておくべきこと

- 血腫の局在と大きさ，可能であれば出血箇所．
- 造影剤の血管外漏出像の有無．

解　答

＊1 もし緊急処置を必要とする大量出血を伴うような腸間膜損傷が強く疑われている場合には，時間管理の観点から，CT アンギオグラムの代替として，血管造影や試験開腹が考慮される．これは個々の病院で利用できる医療資源によって状況が異なるであろう．CT は血行動態が安定している鈍的外傷患者において好まれる初期画像検査である．

CASE 56

病歴 27歳男性. 手を伸ばした状態で転倒し,肘と前腕近位の疼痛,腫脹がある.

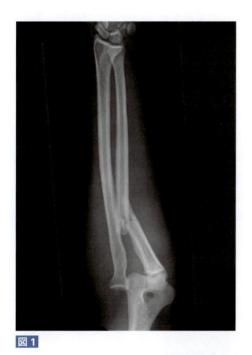
図1

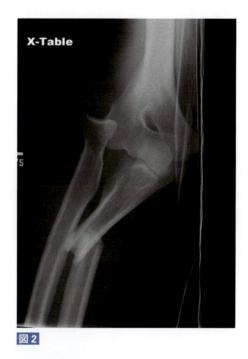
図2

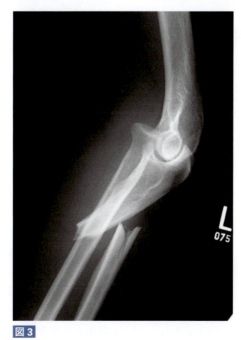
図3

画像所見

図1：左前腕正面X線像.
図2,3：左肘正面，側面X線像.

尺骨近位1/3に尺骨骨幹部骨折を認め，先端の前側方への屈曲，遠位骨片の後方転位，骨の重なりによる短縮を伴う．橈骨頭は前側方に転位している．肘部側面像での鉤状突起の観察ではわずかな不整があるが，他に骨折の根拠となる所見はない．尺骨近位の後方に軟部組織欠損があるようにみえるが，穿通性の軟部組織損傷よりもむしろ転位や重なりに伴う歪みによるものである．

鑑別診断

肘関節前方脱臼，孤発性の腕橈関節脱臼，孤発性の尺骨骨幹部骨折，腕橈関節脱臼を伴う尺骨骨折．

最終診断

腕橈関節前方脱臼を伴う尺骨骨折（Monteggia脱臼骨折）．

解説

前腕は，橈骨と尺骨，ならびに上下の橈尺関節からなるリングとして機能する．一般的に，ある1か所のリングの破綻は，別のもう1か所の骨折，脱臼と関連する．X線で前腕骨折がみられた場合，脱臼やほかの部位の骨折を除外するために，前腕と肘の両方を評価しなければならない．Monteggia脱臼骨折は尺骨近位の骨折と橈骨頭の脱臼からなる不安定な損傷である．橈骨頭の脱臼の見逃しは長期合併症につながり，拡大手術を要する．

Monteggia脱臼骨折は，通常，転倒し，伸展した手に回内方向の力が加わる，あるいは，肘を曲げた状態で転倒，前腕への直接外力によって起こる．自動車事故のような高エネルギー外傷もまた，このMonteggia脱臼骨折を起こしうるが，多くの場合，ほかの損傷を伴う．

最も一般的に用いられるMonteggia脱臼骨折の分類はBado分類である[1].

- **Bado Type 1**：古典的Monteggia脱臼骨折．小児のMonteggia脱臼骨折では最も多い．橈骨頭の前方脱臼と，前方への屈曲を伴う尺骨骨幹部近位の骨折．
- **Bado Type 2**：成人のMonteggia脱臼骨折で最も多い．橈骨頭の後方または後側方への脱臼，後方への屈曲を伴う尺骨骨幹部骨折．多くの場合，橈骨頭骨折，外側側副靱帯損傷を伴う．骨粗鬆症と関連がある．
- **Bado Type 3**：Type 1 より頻度が低い．ほとんどは小児でみられる．橈骨頭の側方，前側方脱臼．尺骨鉤状突起のすぐ遠位の骨折．Type 1 にとてもよく似ている．
- **Bado Type 4**：まれ．Type 1 に橈骨近位の骨折を伴う．

Bado分類でカバーされない亜型には，腕橈関節脱臼を伴う尺骨のごく近位の骨折が含まれるが，上橈尺関節は比較的保たれている．

診断は，通常，前腕のX線AP，側面像で可能である．肘部について不確実な場合，肘部のX線を撮影しなければならない．尺骨骨折は，通常明らかであるが，橈骨頭の脱臼は微細な所見の可能性がある．橈骨の長軸に沿って引いた線は上腕骨小頭を2等分するはずである．また，橈骨頭がしばしば骨折部先端の方向に向くということを利用することもできる．また，橈骨頭が後方へ脱臼している際には，骨折がみられることがよくあるので精査すべきである．複雑な症例では，鉤状突起骨折のような，他の骨折を検出するためにCTを使用してもよい．靱帯損傷の評価のためにMRIを考慮してもよい．

治療の主要な目的は尺骨のアライメント（最適な位置関係）を保つことである．骨間膜が保たれていれば，一般的に上橈尺関節は安定している．成人において，Monteggia骨折は観血的整復固定術を要する．小児における，隆起骨折，塑性変形や若木骨折は，非観血的整復，キャスト固定が可能である．後方型のMonteggia脱臼骨折（Type 2）の治療成功には，関連するあらゆる骨折（橈骨頭，鉤状突起）や損傷しやすい外側側副靱帯複合体の評価と治療を必要とする[2].治療の遅延は，さらなる損傷につながり，より拡大した治療介入を必

要とする．

　急性期の最も一般的な合併症は，後骨間神経（PIN）麻痺である．これは，直接的な挫傷（通常 Bado Type 2 の場合），橈骨頭脱臼による伸展損傷で起こる．PIN は橈骨神経の深枝であり，橈骨頸部を回り，長橈側手根伸筋以外の手根伸筋を支配する．症状は指の伸展の筋力低下，回内・回外時の疼痛である．伸展損傷の場合，症状は腕橈関節の整復によって改善することが多い．長期合併症は上橈尺関節，腕橈関節の慢性の不安定性，遷延治癒，変形治癒，偽関節，上橈尺関節癒合である．

設問：理解を深めるために

*1 小児の Monteggia 脱臼骨折は，大人の場合とどのように異なるか？
*2 terrible triad は何か？

読影医の責務

　Monteggia 脱臼骨折は緊急疾患ではない．適時のレポートを要する．もしも患者が救急部門以外から来ている場合には，即時の整形外科へのコンサルテーションを確実にするために電話連絡を考慮すべきである．

治療医が知っておくべきこと

- 尺骨骨折の位置と方向，橈骨頭脱臼の方向．
- 橈骨頭や鉤状突起の骨折などの関連損傷．

解　答

*1 小児の場合，Bado Type 1，3，4 型が多い．成人の場合は，後方型（Bado Type 2）のほうが多い．成人では，観血的整復固定術を要する一方で，小児では非観血的整復が可能なことが多い．単純な塑性変形に加えて，小児における尺骨骨折は完全な骨折に隆起骨折や若木骨折も合併していることがある．

*2 terrible triad は，肘関節脱臼，橈骨頭骨折，鉤状突起骨折である．この脱臼骨折は治療が難しく，全体的に予後が不良である．ゆえに terrible triad といわれる．橈骨頭と鉤状突起を慎重に評価すべきである．鉤状突起骨折が疑われる場合，その評価のために CT が必要である．

CASE 57

▪病歴　5か月乳児．2週間の間欠熱があり，現在は左頸部と顎の腫脹を認める．

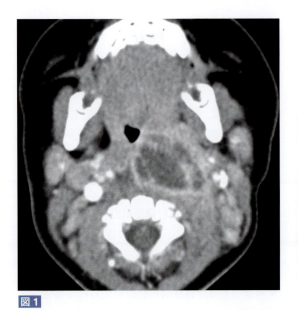

図1

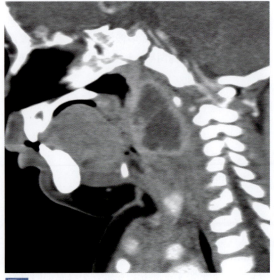

図2

画像所見

図1, 2：水平断（図1）および矢状断（図2）の造影CT画像にて，左側咽頭後間隙に不規則な辺縁増強および内部隔壁を示す大きな卵形の液貯留を認める．液貯留によって，口腔咽頭の気道は前方および右側に著明に偏位している．頸部リンパ節腫脹も造影されており，わずかに左側優位である．

鑑別診断

既往歴および画像所見から初期診断として挙がるのは，後咽頭膿瘍である．一般に，扁桃腺および扁桃周囲膿瘍は，側咽頭壁に沿った扁桃内に中心があり，傍咽頭間隙へと横方向に広がることがある．化膿性咽頭後リンパ節炎もまた，側方咽頭後間隙における辺縁造影される液貯留として認められる．しかし，これらは典型的には膿瘍よりも小さく，中央には位置しない．無菌性後咽頭滲出液/浮腫は，上気道感染症でも発生し同様に咽頭後間隙に液貯留として現れる．しかし，これらの滲出液は辺縁造影を認めず，典型的には正中線上にあり，矢状断ではより両凸の形状を示す．リンパ性および混合性血管奇形もまた，低吸収腫瘤として認められ，咽頭後間隙に発症する．しかし，混合性血管奇形の造影パターンは，典型的には病変辺縁だけにとどまらない．この症例の病歴は診断を支持するものではない．

最終診断

後咽頭膿瘍．

解説

後咽頭膿瘍は通常，化膿性咽頭後リンパ節が咽

頭後間隙へ破裂した結果として起こる．あまり一般的ではないが，頭頸部の隣接する領域から直接的に感染が広がって発症することもある．主に小児期の病気であり，後咽頭膿瘍が成人で発症した場合，局所外傷，異物摂取，医療処置の合併症，または免疫不全状態によって引き起こされた可能性がより高くなる．後咽頭膿瘍の患者は通常，急性発症の頸部痛，発熱，咽頭痛，経口摂取量の低下，または頸部腫瘤を呈する．頸部の硬直および斜頸もよく認められる．合併症には，気道感染，敗血症，縦隔炎および頸静脈血栓症がある．したがって，完全に被包化された化膿性リンパ節炎と純粋な後咽頭膿瘍とを鑑別するよう努めなければならない．なぜなら通常，前者は保存的治療が可能であるのに対して，後咽頭膿瘍の大部分は，上記の合併症のいずれかが起こってくる可能性があるため，外科的な排膿処置を必要とするからである．上気道感染は，咽頭後間隙の滲出液または浮腫を引き起こす可能性がある．これらの液貯留は，通常無菌性であり根本の感染症の治療により消失する．したがって，単純な滲出液と真の膿瘍を鑑別することも重要となる．

　後咽頭の異常が疑われる場合，頸部側面のX線写真が撮像されることがある．真側面のX線写真において，正常ではC2下縁で測定した後咽頭軟部組織の縦線の幅は成人でも小児でも通常7 mm以下であり，C6下面で測定した後気管軟部組織の縦線の幅は小児では14 mm以下，成人では22 mm以下となるべきである．これらの縦幅のいずれかが広がっていれば，後咽頭病変の存在を疑わなければならず，CTまたはMRIのいずれかによるさらなる評価を行う価値がある．この症例に示されているように，水平断画像における後咽頭膿瘍の古典的な画像所見は，咽頭後間隙における辺縁造影効果を認める液貯留である．いくつかの症例では，膿瘍は腔全体を満たすものがある．一方，他の症例では，この症例のように主に片側に留まる．

設問：理解を深めるために

＊1 後咽頭膿瘍はなぜ成人よりも小児に発症する可能性が高いのか？

読影医の責務

　画像で後咽頭膿瘍が明らかな場合，読影所見には，気道の圧迫，縦隔への進展，または頸静脈血栓症などの重大な合併症を示唆する，またはその可能性のある所見の有無もまた記載するべきである．これらの特徴のいずれかが存在すれば依頼した臨床医にただちに連絡をしなければならない．

治療医が知っておくべきこと

- 液貯留は化膿性リンパ節のみを示しているか，リンパ節被膜を越えて拡がり，真の後咽頭膿瘍を形成する過程なのか，どちらがより可能性が高いか．
- 液貯留は膿瘍か単純な滲出液か，どちらがより可能性が高いか．
- 重篤な気道障害の所見はあるか．
- 縦隔への感染拡大の所見はあるか．
- 近傍の血管構造は保たれているか．

解　答

＊1 最も一般的には，後咽頭膿瘍は，化膿性外側咽頭後リンパ節からの感染がリンパ節被膜を越えて隣接する後咽頭腔に広がるときに発症する．これらの外側咽頭後リンパ節は，主に小児でみられ，時間が経つにつれて小さくなる．通常，4歳から思春期が始まる頃まで小さくなる．結果として，化膿性の咽頭後リンパ節炎と感染拡大による後咽頭膿瘍は成人では発症しにくい．

CASE 58

▪病歴 30歳男性．自動車衝突事故．

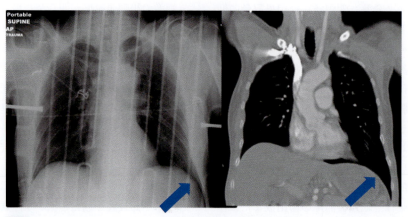

図1

画像所見

図1：バックボードに乗った患者の胸部X線AP像．左横隔膜との境界が鮮明で，深い左肋骨横隔膜角（**矢印**）に異常に透過性が亢進した部分がみられる．臓側胸膜の辺縁はみつけられない．冠状断CTでは，空気が左肋骨横隔膜角（**矢印**）の胸腔部分や，心臓の境界に沿った胸腔内にもみられる．

鑑別診断

deep sulcus signを伴う気胸，気腫，腹腔内遊離ガス．

最終診断

deep sulcus signを伴う気胸．

解説

仰臥位の胸部X線画像では，気胸を指摘するのは難しい．仰臥位の患者において，胸郭において最も重力のかからない部位は前方尾側である．そのため胸腔内の空気はこの部分に集まり，いわゆる「深い」溝を形成する．しばしば，明確な臓側胸膜の辺縁は，空気の量が少量や中等量では，仰臥位の状態ではみつけられない．写真で示したように，同側の横隔膜の落ちこみと，横隔膜と心臓との境はより鮮明となってみられる[1]．

設問：理解を深めるために

＊1 外傷における気胸は肋骨骨折なしで起こるか？

読影医の責務

担当医には以下の理由のため，すぐに知らせるべきである．

(1) 他の胸部損傷を評価する目的でCTを行う．
(2) 症状がある場合は，胸腔ドレーンによる減圧をただちに行う．

治療医が知っておくべきこと

- 気胸の疑い，もしくは気胸の存在．
- 気胸の大きさ．
- 関連した損傷．

解 答

＊1 ほとんどの場合，気胸は臓側胸膜に直接損傷を引き起こす肋骨骨折に関連している．しかし，急速減衰事故のみでは，臓側胸膜の直の損傷や，臓側胸膜を巻き込む肺裂傷を引き起こし，気胸の原因となる．

CASE 59

病歴 68歳女性．急性発症の左下腹部痛，嘔気，嘔吐を訴え受診．身体診察では腹膜刺激徴候を認め，腹部全体に圧痛がある．

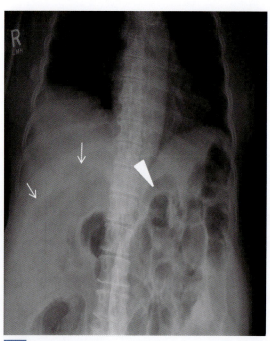

図1

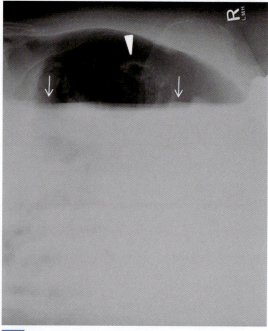

図2

画像所見

図1：仰臥位の腹部X線写真で，右腹部に多量の腹腔内遊離ガスを認める．腹壁の両側に空気が存在することにより Rigler sign がみられる（**矢頭**）．肝の前面で透過性が亢進するため lucent liver sign も同定され，これは肝表の腹側にある腹腔内遊離ガスを反映している（**矢印**）(Dr. Lauren Burke, Chapel Hill, NC. USA のご厚意による)．

図2：左側臥位のデクビタス像では，肝と腹壁の間に多量の腹腔内遊離ガスが認められ，気腹であることが確認される．ここでも Rigler sign がわかる（**矢頭**）．腹腔内液体貯留を示唆する鏡面像があり，腹水を伴う気腹として矛盾しない（**矢印**）(Dr. Lauren Burke, Chapel Hill, NC. USA のご厚意による)．

鑑別診断

Chilaiditi 症候群（肝と横隔膜の間に結腸が挟まる），胆道気腫もしくは門脈内ガス，横隔膜下もしくは肝円索の脂肪，膿瘍，気腫，皮膚の皺の間の空気，腹膜前脂肪，気腹．

最終診断

気腹．

解 説

　気腹とは腹腔内に遊離ガスが存在することを指す．最も多い原因は腹腔内臓器の穿孔である．鋭的外傷，術後の遊離ガス，腹膜透析，気胸や縦隔気腫の際にみられるような胸部からの空気の下行といった他の状態でも気腹を起こしうる．

　立位の胸部X線もしくは左側臥位のデクビタス像において気腹は最も可視化されやすい．しかし多くの急性腹症の患者は立位や側臥位をとるには状態が悪かったり，衰弱していたりするため仰臥位のX線写真しか撮影できないこともある．大部分の患者において仰臥位のX線写真で気腹を指摘できる．

　仰臥位のX線写真で指摘できる腹腔内遊離ガスにはさまざまな徴候があり，放射線科医はそれらの徴候に精通していなければならない．そのうちの1つは，Rigler signもしくは "double wall sign" である．これは腸管壁の両側に空気が可視化されることにより認められる．しばしば腸管ループの間に空気が溜まり透明な三角形を作ることがあり，これは "triangle sign" として知られている．

　患者が仰臥位であれば空気は腹腔内の腹側に集まりやすく，しばしば肝の前方で透過性を亢進させるため，これは "lucent liver sign" として知られている．この透過性が亢進してみえる肝と同時に，鎌状間膜の輪郭明瞭化が伴えば "football sign" となる（鎌状間膜に交差する肋骨がフットボールの網目にみえる）．

　仰臥位のX線写真で気腹が疑われた場合，確認のために立位の胸部X線か側臥位のデクビタス像が撮影されることもある．立位の胸部X線写真では典型的には遊離ガスは片側の横隔膜下に認められる．左側臥位のデクビタス像では，遊離ガスは肝と右腹壁との間に認められる．CT は気腹の疑診を確定診断とし，その原因疾患を評価するために撮影される．急性腹症の患者で血行動態が不安定な場合には試験開腹術も考慮される．

設問：理解を深めるために

*1 仰臥位の単純X線写真で腹腔内遊離ガスが疑われた場合，どのような像で確認すべきか？
*2 妊婦で気腹が疑われた場合，どのような画像検査が勧められるか？

読影医の責務

　急性腹症の適切な治療介入のため，気腹の診断と迅速な報告が必須である．診断の遅れは急性腹症患者の合併症や死亡率の増加をもたらす．もし立位の胸部X線もしくは左側臥位のデクビタス像を撮影しても気腹の疑いが残る場合には，確定診断と原因特定のためのCTが推奨される．

治療医が知っておくべきこと

- ひとたび気腹の診断がなされたのならば，腹腔内遊離ガスの原因を特定しなければならない．もし患者に最近の腹部手術歴や，腹膜透析カテーテル留置などの腹腔内に達する機器の装着がある場合，気腹は正常範囲内の所見であり，それ以上のワークアップは必要ないだろう．しかし最近の外傷歴がある場合や，急性腹症の場合，医原性の穿孔が疑われる場合，ガス産生菌による感染症の場合には原因を特定するためにCTでさらなる評価を行うべきである．前述のように，急性腹症の患者で循環動態が不安定な場合には緊急での試験開腹術も考慮される．

解 答

*1 立位の胸部X線と左側臥位のデクビタス像．この2つの撮像方法では空気が遊離空間へと上昇するため可視化されやすくなる．左側臥位のデクビタス像では肝が背景となるため空気が見えやすいが，右側臥位のデクビタス像では胃泡があるため腹腔内遊離ガスがわかりづらくなる．

*2 妊婦では胎児への直接照射を避けるために適切な遮蔽を行ったうえで立位側面胸部X線が撮影されることがある．超音波検査が行われる場合もあり，遊離ガスは帯状のエコーとして同定され，後方に多重反射や彗星の尾のようなアーチファクトをひく．しかし臨床的に気腹が強く疑われる場合には，CTのような腹部の画像検査をとるのか，試験開腹術をとるのか個々の症例に応じて決定しなければならない．

CASE 60

病歴 24歳男性．崖から予想より浅い水中に飛び込んだ後，頸部上部の疼痛と可動域制限がある．

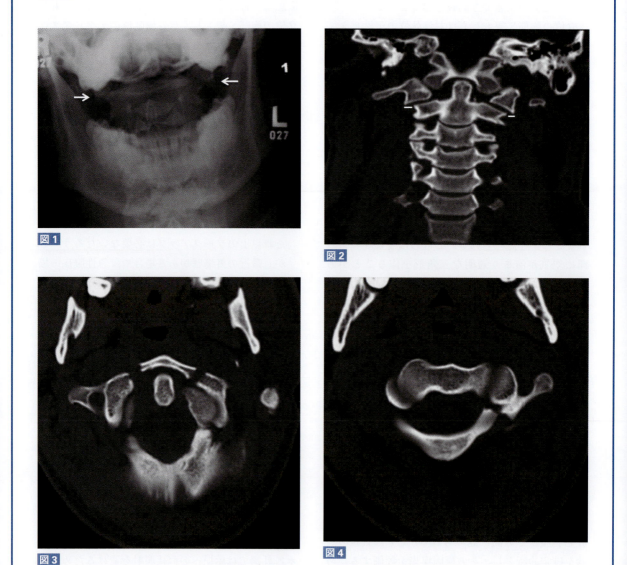

画像所見

図1：開口位X線像．C2の側方辺縁に対し，C1の外側塊が外側へ張り出している（**矢印**）．

図2：頸椎CT冠状断再構成像．C1外側塊は，C2の外側辺縁と後頭顆に対して，外方へ偏位している．白線はC1外側塊の外側偏位の程度を示している．計7mm以上あれば，横靱帯損傷がありうる．

図3：CT水平断像．C1前弓に2か所の骨折を認

図4：CT 水平断像．C1 の左側方への転位を伴う骨折を認める（Jordan Renner, MD, University of North Carolina, Chapel Hill, NC, USA のご厚意による）．

鑑別診断

先天性変異（分離／奇形），C1 骨折（Jefferson 骨折）．

最終診断

3 パート C1 骨折．

解 説

C1 骨折は軸椎や軸椎下頸椎骨折ほど一般的ではないが，依然，外傷性頸椎損傷として重要であり，急性頸椎骨折の 2〜15% である[1]．Jefferson 骨折は，浅い水への飛び込みのような，頭頂部に加えられた軸方向の負荷によって起こる．加えられた力は後頭顆から C1 に伝わる．十分な力が加わると，側方への転位，最終的に C1 の環状構造の破綻，破裂骨折をきたす．また，過伸展の結果として，単独の後弓骨折も生じ，リング後方の破綻をきたす．C1 骨折では，他の頸椎損傷が生じることもある．約 50% に頸椎に他の損傷があり，約 1/3 に C2 骨折がある．

C1 骨折の分類を下に記載する．
- **Type I**：両側の前弓または後弓の単独の骨折．
- **Type II**：前弓と後弓の骨折の複合．脳神経外科医 Dr. Geoffrey Jefferson により初めて報告された古典的な 4 パートの破裂骨折を含む．横靱帯の状態によって安定性が決まる．
- **Type III**：C1 の片側外側塊を含む骨折．横靱帯の状態によって安定性が決まる．

外傷が疑われる場合の頸椎の画像評価のゴールドスタンダードとして，アメリカ放射線学会適格基準で指定されているのは，頸椎の単純 CT である．CT は骨折型（2〜4 パート骨折）を最もよく描出することができ，C1 内側の横靱帯付着部の剥離骨折のような不安定な損傷を確定するために必要な所見を視認可能にする．CT 再構成冠状断像は，C2 外側辺縁に対する C1 外側塊の外側偏位を確認し，測定するために用いられる．C1 の張り出しが 7 mm 以上であれば，横靱帯損傷と考えられ，不安定な損傷が示唆される．CT 再構成矢状断像は環椎歯突起間距離（ADI）の開大を示すことが可能である．4 mm≦ADI＜7 mm は横靱帯損傷の懸念がある．しかし，7 mm≦ADI では，不安定な損傷である横靱帯損傷が推測される．また，CT は，硬膜外血腫のような他の軟部組織損傷をも描出可能である．

X 線もまた C1 骨折を描出するために使用することができ，骨損傷や傍椎体軟部組織腫脹を示しうる．開口位 X 線は，C2 側方辺縁に対する C1 外側塊の偏位をみるために使用でき，側面 X 線は再構成矢状断のように，ADI の開大をみるために使用できる．MRI は補助的に使用される，特に神経脱落症状がある場合や臨床的な不安定性についての診察を正確に行えない場合である．MRI は，靱帯損傷や脊髄損傷に対する感度がより高い．もし頸椎骨折が椎孔に及ぶ場合，または椎骨動脈解離が臨床的に懸念される場合には，椎骨動脈の評価のために頸部の CTA，あるいは MRA を使用してもよい．

C1 単独骨折に神経学的損傷を伴う割合は低い．多くの例は安定型の骨折であり，3 か月の硬性カラーでの固定を必要とする．しかしながら，横靱帯や翼状靱帯損傷がみられ，骨折が不安定な場合には，外科的介入として，C1-C2 後方固定術または，頭蓋頸椎後方固定術が妥当である．

設問：理解を深めるために

＊1 神経脱落所見や他に臨床的に頸椎損傷の根拠となる所見がない 2 歳児の開口位 X 線で C1 外側塊の側方偏位が 2 mm であった．Jefferson 骨折をどの程度疑うか？

読影医の責務

頸椎外傷のあらゆる検査は，緊急で評価とレポートが必要となる．Jefferson 骨折は，多くの場合，安定しているが，不安定性の所見（横靱帯損

傷，別の高位の不安定骨折）があれば，即座に臨床チームに連絡をとる．

治療医が知っておくべきこと

- 頸椎外傷の病歴があれば，CTは選択肢になる．
- ADI≧7 mmの開大があれば，C1外側塊≧7 mmの張り出しや，横靭帯の損傷片の存在を組み合わせて，不安定な損傷が示唆され，適切な管理を要する．
- 頸髄損傷の懸念があれば（神経脱落所見など），MRIでの評価が妥当である．

解 答

*1 軟骨癒合が存在することと比較的可塑性が高いことから，幼い小児では，Jefferson骨折は比較的まれである．外傷の評価を受けた2歳児の90％以上に環椎の偽開大がみられる．これは，C1とC2の成長の不均衡によるものである．小児は，柔軟性があり骨折が起こりにくいが，神経損傷の発生率がより高い上位頸椎の損傷がより起こりやすい[2]．よって，神経損傷が臨床的に懸念されれば，MRIを撮影すべきである．

CASE 61

- **病歴** 56 歳女性．急性発症の激しい頭痛．

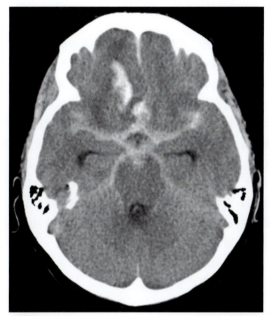

図1

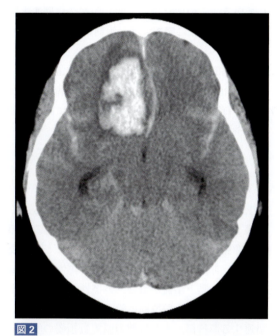

図2

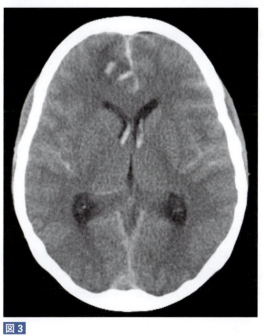

図3

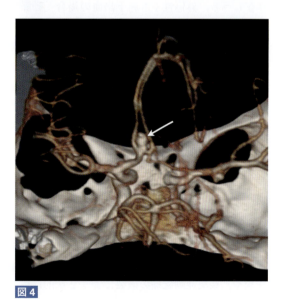

図4

画像所見

図1～3：非造影頭部CT横断像では，尾側から頭側にかけてびまん性のくも膜下出血を認める．出血は，鞍上部，脚間槽，迂回槽にあり，外側方向ではSylvius裂まで，頭側方向では大脳縦裂まで波及している．また，右前頭葉実質内にも血腫を生じている．この所見が最も明らかなのは**図1**と**図2**である．同様に**図3**では，両側の側脳室内血腫がわかる．

図4：Willis動脈輪におけるCTA（computed tomography angiography）から3次元表面再構成画像が作成されており，前交通動脈から頭側に向かう動脈瘤（**矢印**）が示されている．

鑑別診断

上記所見は，くも膜下出血に特徴的である．くも膜下出血と診断された場合，動脈瘤によるものか，非動脈瘤によるものかを区別することが重要となる．非動脈瘤性のものでは，外傷性や，中脳周囲のくも膜下出血がある．外傷性のくも膜下出血は，通常は，大脳脳回に沿って存在しており，関連する脳挫傷，または他の脳実質損傷の所見が存在しうる．外傷性くも膜下出血の場合，動脈瘤性くも膜下出血と比べると，量も少ない傾向がある．血腫が中脳周囲に分布する場合は，通常，静脈出血を示唆している（中脳周囲くも膜下出血）．動脈瘤性くも膜下出血の場合，血腫の分布は，破裂動脈瘤の位置を示唆する．Sylvius裂に非対称性に血腫が分布する場合，中大脳動脈の動脈瘤破裂を示唆する．これに対し，前大脳縦裂に沿って血腫が存在する場合は，前交通動脈瘤がその出血源として考えられる．前交通動脈瘤の破裂は，また前頭葉脳実質内に分け入って血腫を形成することがある（本症例に生じたように）．しかしながらこの脳実質内の血腫は，実質的には，常にくも膜下出血の一部といってもよい．脳底動脈頂部の脳動脈瘤や，後交通動脈瘤の破裂により2次的に生じたくも膜下出血の2つは類似した所見となりうる．この2つは主に中脳周囲脳槽に血腫が存在する．最後に，びまん性の脳腫脹があると，くも膜下腔や脳槽が高吸収にみえ，くも膜下出血と見間違うことがある（偽性くも膜下出血）．

最終診断

前交通動脈瘤破裂に伴ったくも膜下出血と脳実質内への出血．

解説

脳動脈瘤性くも膜下出血は，頭蓋内動脈瘤破裂による，脳槽や脳溝への血液漏出によって起こる．脳動脈瘤形成およびそれに続く破裂に対するリスクのうち，確立しているものは，高血圧，アルコール飲酒，交感神経作動薬である．関連性が知られている遺伝性症候群は，成人型多囊胞腎や，Ehlers-Danlos症候群のような結合組織疾患である．家族性頭蓋内動脈瘤は通常多発し，破裂動脈瘤のうちの5％を占める．大動脈縮窄症などの血管病変もまた，瘤形成とそれに続く瘤破裂のリスクを増加する傾向にある．

病理学的には，動脈瘤性くも膜下出血は，以下の3つの形態から起こる．

(1) 囊状動脈瘤
(2) 紡錘状動脈瘤
(3) 血豆状動脈瘤（blood blister aneurysm）

囊状動脈瘤は，最も頻度が高く，血管壁の分岐部が生来脆弱であるため引き起こされる．紡錘状動脈瘤は，以前の外傷や，高血流障害によって起こる．血豆状動脈瘤は，最も珍しいタイプで，基本的に被膜に覆われた状態での破裂を意味している．頭蓋内動脈瘤発生のうち最も頻度が高い部位は，前方循環系（10％が後方循環系であるのに対し90％が前方循環系である）である．前交通動脈や，後交通動脈，中大脳動脈分岐部は，前方循環系動脈瘤のうち，それぞれおおよそ1/3ずつを占めている．

特発性くも膜下出血のうちの80％以上において，脳動脈瘤性くも膜下出血がその原因となっている．脳動脈瘤破裂に対する単一の最大リスク要因は，そのサイズである．脳動脈瘤径が7mmを超える場合は，さらなる増大と，続発する破裂に対し高リスクとなる．脳動脈瘤性くも膜下出血の年齢分布におけるピークは，40～60歳であり，男

性より女性のほうが頻度が高い．雷鳴頭痛や，人生最悪の頭痛といった古典的徴候が存在するのは患者の半分以下である．

Hunt and Hess 分類は，臨床評価と予後予測のため多く用いられる．この分類では，スケール0（未破裂動脈瘤）からスケール5（昏睡および除脳硬直）まで分類される．脳動脈瘤性くも膜下出血の治療において，もう1つのよく利用されるツールは，以下のFisher CT 分類である．
- グレード1は，脳動脈瘤が存在するものの，くも膜下出血が存在しないもの．
- グレード2は，くも膜下出血が存在するものの，幅1mm以下の薄い層のもの．
- グレード3は，血腫または1mm以上の幅の厚いくも膜下血腫が限局しているもの．
- グレード4は，破裂動脈瘤由来の脳室内血腫と関連し，予後不良の徴候となる．

くも膜下出血の初期診断は，単純CTでくも膜下腔に血腫がみえる場合になされる．非造影頭部CTでは，くも膜下出血の検出に関し，初回頭痛からの時間経過とともに感度が低下する．単純CTが正常でも，出血が臨床的に強く疑われる場合，キサントクロミー検索のため腰椎穿刺が行われる．MRI検査でのFLAIR画像では，くも膜下出血に対し，高い感度を有するものの，特異的ではない．グラディエントエコー法（GRE：gradient echo）やSWI（susceptibility-weighted imaging）において，ヘモジデリン代謝産物の量次第であるが，くも膜下腔に低信号を認めることがある．非外傷性くも膜下出血が疑われるのであれば，脳動脈瘤の同定のため，またサイズ・形態・部位・接するランドマーク構造などの特定のため，CTAが行われるべきである．CTAは通常，動脈瘤の検索に十分である．もし血腫が，破裂動脈瘤を疑う分布を示すにもかかわらず，非侵襲的な血管撮影法で動脈瘤がみられない場合，血管造影（四動脈造影検査：4 vessel study）を行うべきである．

2～3mm以上の動脈瘤は，コイルを用いた塞栓術を行うことが可能である．瘤の形態として，ネックの幅，ネックと母血管の関係性が，血管内治療に適するかどうかを決定する鍵となる所見である．クリップを用いた開頭顕微鏡下手術が時として必要となる症例もあるが，開頭術のほうがコイルでの塞栓術に比して死亡率が高い．

くも膜下出血が致死的となる原因は，たいてい頭蓋内血管の刺激によって起こる血管攣縮である．血管攣縮は典型的には，破裂後3～4日以降に生じ，7～10日で発症および重症度がピークを示す．カテーテル血管造影が最も血管攣縮をとらえやすいが，たいていの症例ではCTAでもまた頭蓋内血管の限局した狭窄領域として認めることができる．脳梗塞への進展は，CTにおける血管攣縮の間接所見である．脳血管攣縮治療の柱となるのは，血圧を高めに（high blood pressure）保つこと，高循環血漿量（hypervolemia）を保つこと，血液希釈（hemodilution）を行うこと（triple H therapy）で，頭蓋内の血流を維持することである．またCa拮抗薬や，血管拡張薬の頭蓋内動脈投与も行われることがある．

設問：理解を深めるために

＊1 3mm未満の偶発的に発見された脳動脈瘤は，どのようにフォローするのが適切か？

読影医の責務

画像診断レポートは，部位，量を存在する血腫について報告せねばならない．CTAやMRAのレポートでは，サイズ，数，形態を存在するすべての瘤について報告せねばならない．水頭症や，脳梗塞，重大な血管攣縮の所見は，依頼医に迅速に報告すべきである．

治療医が知っておくべきこと

- くも膜下出血の分布は，動脈瘤パターンか，非動脈瘤パターンか．限局した血腫または脳室内出血を示す所見があるか．
- 脳動脈瘤はあるか．もしあるなら，部位と大きさは．
- 形態および部位はどうか．嚢状動脈瘤である場合，ネックは広いか狭いか．
- 脳血管攣縮を示す，直接または間接所見（脳動脈の狭小化や脳梗塞）はあるか．
- 水頭症はあるか．あるなら緊急での脳室シャン

ト治療の適応となりうる．

解 答

＊1 MRA または CTA が年単位で施行される．どの検査が適応となるかには，はっきりとしたコンセンサスがないが，MRA では 3 mm 未満の動脈瘤を検出する能力は低い．

CASE 62

病歴 36歳男性.自動車事故.

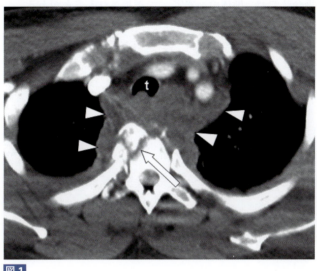

図1

画像所見

図1:胸郭入口部やや尾側レベルの造影CT水平断では,第4胸椎の粉砕骨折(矢印)と傍椎体に高吸収な軟部影(矢頭)を認める.軟部影は後縦隔から中縦隔に広がり,気管(t)や大血管は前方に偏位している.

鑑別診断

後縦隔血腫,神経原性腫瘍,骨髄炎.

最終診断

後縦隔血腫.

解説

後縦隔血腫の原因には,大動脈遠位弓部や胸部下行大動脈の外傷性大動脈損傷と椎体骨折がある.椎体骨折のうち,転位のほとんどない単純骨折では傍椎体の血腫は軽微であることが多いが,広範囲に及ぶ骨折や粉砕骨折では血腫は大きく広がり,しばしば縦隔に及ぶ[1,2].また傍椎体血腫が壁側胸膜を破り,胸腔内に進展することもある.胸椎の粉砕骨折に大動脈損傷が合併することはまれではない.

設問:理解を深めるために

*1 縦隔血腫の治療は?

読影医の責務

縦隔血腫のサイズや部位に加え,大動脈損傷の有無について言及する必要がある.

治療医が知っておくべきこと

- 外傷性大動脈損傷は外科的治療を要するが，縦隔血腫のみであれば保存的治療が可能である．そのため，治療医は，縦隔血腫の有無だけでなく外傷性大動脈損傷の有無についても確認する必要がある．また，椎体骨折で，後柱と中央柱に骨折が認められる場合[3]には，椎体の不安定性が示唆されるため，注意深く記載する必要がある．

解 答

＊1 縦隔血腫は保存的治療が可能である．しかし大きかったり急速増大する血腫に対しては，隣接する縦隔構造の圧排を回避するため血腫除去術が選択されることがある．

CASE 63

■**病歴** 35歳男性．右下腹部痛．

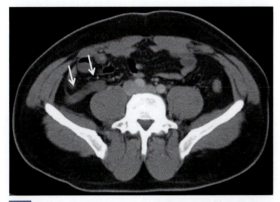

図1

図2

図3

画像所見

図1：虫垂の造影 CT 水平断．拡張した虫垂の内腔には液体が貯留しており（**矢印**），虫垂周囲の脂肪織混濁も伴う．

図2：同じ患者の虫垂の造影 CT 水平断．虫垂の遠位側も拡張，液体貯留しており，虫垂壁の造影効果や周囲脂肪織混濁を伴う（**矢印**）．虫垂の近位側には糞石を認める（**矢頭**）．

図3：別の患者の右下腹部の超音波では，壁肥厚を伴う拡張した管状構造が盲端に終わっているのがわかり，拡張・浮腫をきたした虫垂として矛盾しない（**矢印**）．虫垂内腔は低エコーになっている．後方陰影を伴う円形の構造物が虫垂の中ほどにあり，糞石として矛盾しない（**矢頭**）．これらの所見は急性虫垂炎として一致する．

鑑別診断

虫垂炎，活動期の Crohn 病，虫垂粘液囊胞，盲

腸憩室炎，大網梗塞，腹膜垂炎．

最終診断

急性虫垂炎．

解説

　急性虫垂炎は20〜30代に好発する．急性虫垂炎の機序は糞石やリンパ過形成などによる虫垂の閉塞である．閉塞すると，盲端に終わった管は液体に満たされ，拡張し，虫垂の小血管の血栓形成および閉塞につながる．虚血は壊死へと進行し，治療されなければ穿孔する．虫垂炎の合併症には穿孔，膿瘍形成，蜂巣炎，腹膜炎，腸閉塞，敗血症がある．

　虫垂炎の評価のための画像検査のアルゴリズムは施設によって異なる．CTは妊婦以外の成人にとって有用な検査である．小児の患者であれば最初は超音波検査によって評価される．小児や妊婦においてはMRIが施行されることも増えている．

　虫垂炎のCT所見には，6 mm以上の虫垂腫大（外壁から外壁まで），虫垂内の液体貯留，糞石，3 mm以上の壁肥厚，虫垂壁の造影効果増強がある．虫垂周囲の炎症のCT所見は，虫垂を取り囲む腸間膜脂肪織濃度上昇，右下腹部の腹水，腹腔内遊離ガス，右下腹部の腸間膜リンパ節，盲腸壁肥厚，局所的な麻痺性イレウスなどである．正常の口径内に経口造影剤もしくはガスが認められたり，虫垂壁が薄ければ急性虫垂炎を除外することができる．

　超音波検査の虫垂炎所見は，拡張し盲端に終わる管状構造物が腸管の特徴をもち盲腸から起こっていることである．異常な虫垂は非圧縮性であり，直径6 mm以上である．他の補助的な超音波の所見には，糞石（高エコーな音響陰影を伴う管内構造），炎症性虫垂周囲脂肪織混濁（虫垂周囲の高エコー域），そしてカラードプラーでの虫垂壁の脈管の鬱血などがある．穿孔性虫垂炎の超音波所見には，虫垂周囲の液体貯留（蜂巣炎もしくは膿瘍），粘膜下層の断裂がある．徐々に圧迫すると虫垂の上に乗っている腸管ガスを避けることができる．超音波で正常虫垂が同定できるかどうかは患者の体型と検者の腕にかかっている．正常虫垂は盲腸から起始しており，盲端に終わり，非蠕動性である．この3つの基準を満たせば自信をもって正常虫垂だと同定することができる．

　急性虫垂炎の治療は古典的には虫垂切除，すなわち炎症虫垂の摘出である．膿瘍形成が認められる場合には経皮的穿刺，経静脈的抗菌薬投与が行われ，後日手術が行われる．

設問：理解を深めるために

*1　虫垂炎のMRI所見はどのようなものか？

読影医の責務

　虫垂炎は緊急手術を要する疾患であるため，検査をオーダーした医師に速やかに知らせなければならない．

治療医が知っておくべきこと

- 虫垂穿孔や膿瘍形成の徴候．
- 虫垂炎を除外できるような正常の虫垂が存在するかどうか．
- 手術に向け虫垂の位置異常がないか．

解答

*1　急性虫垂炎に対するMRIは小児や妊婦の患者において頻繁に用いられるようになってきている．虫垂炎のMRI所見はCTのそれを反映し，虫垂径が6 mm以上であること，虫垂の壁肥厚が2 mm以上であること，T2強調画像では液体や浮腫のため内腔が高信号であること，虫垂周囲の脂肪織や液体がT2高信号に映ることなどがある．妊娠をしていない患者において，虫垂周囲の造影効果をみるために造影剤を投与するかどうかは施設によって異なる．

CASE 64

- **病歴** 39歳男性. 落馬後に手首の痛み.

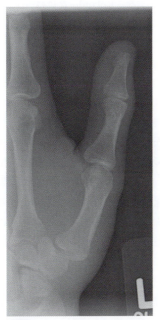

図1

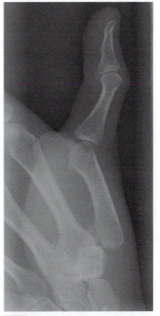

図2

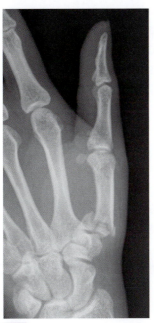

図3

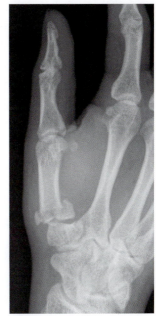

図4

画像所見

図1, 2：左母指の単純X線写真（PA）像（**図1**）および側面像（**図2**）では，中手骨基底部の手掌内側面において，関節内斜骨折を認める．

図3, 4：他患者における母指PA像（**図3**）および斜位像（**図4**）では，母指中手骨基底部の関節内に及ぶ陥入粉砕骨折を認める．粉砕のタイプは，T型やY型と表現することができる．

鑑別診断

Bennett骨折，Rolando骨折，基底上部骨折（epibasal fracture：別名偽Bennett骨折），第1手根中手骨関節（CM関節）脱臼．

最終診断

図1, 2：第1中手骨の関節内骨折．Bennett骨折．
図3, 4：Rolando骨折．

解説

第1手根中手関節（第1CM関節）は，変性疾患や急性外傷の好発部位である．第1中手骨が関与する骨折の大部分は，中手骨基底部にみられる．たいていの場合，これら第1中手骨骨折が起こる原因となるのは，拳で殴り合うときに生じるような，屈曲位での母指にかかる軸方向の荷重である．母指基底部および関節面に波及する斜骨折は，Bennett骨折といわれる．この骨折に多いのは，掌側の突起部分（volar lip）が三角形の骨片となる形態である．

粉砕かつ関節内骨折の場合は，Rolando骨折と呼ばれ，骨折線はY型またはT型を呈するようにみえる．Bennett骨折は，Rolando骨折よりも頻度が高い．第1中手骨基底部骨折は，関節面に骨折波及がない場合，偽Bennett骨折または基底上部骨折といわれる．

母指の強力な内転筋は，母指基底部に付着している．そのため，第1中手骨基底部骨折の場合，中手骨の亜脱臼は非常に起こりやすい．掌側にある前斜走靱帯の働きにより，近位正中側にある骨片は中手手根関節内にとどまる傾向にある．これに対し中手骨体部は，長母指伸筋腱と長母指外転筋の作用により，背外側に牽引される．

一見するとこれらの骨折は無害のようにみえるが，上述のように，周囲の筋組織によって加わる外力のために，かなり不安定になりうる．第1中手骨基部の関節内骨折は，その大部分が手術を要することになる．Rolando骨折は，Bennett骨折より予後不良である．関節外骨折，すなわち基底上部骨折または偽Bennett骨折では，安定度はより高く，保存的な方法で治療される．これらの骨折後に起きる合併症として多いのは，外傷後の変形性関節症である．

直交する単純X線写真（正側方向）で通常の診断には十分である．しかし，手のルーチン撮影において，第1CMC関節は常に数度斜位に傾いている．第1CMC関節での真の側面像は，手を15〜35°程度回内することで撮影できるようになる．時には，CTが潜在性骨折の検索に用いられるが，MRIでは関連する軟部損傷をも評価することができる．

設問：理解を深めるために

＊1 スキー事故後に手の痛みを訴えて来院した女性．その事故は，患側の手がスキーのストック基部に固定され動かない状況で起こったもの．単純X線写真では，第1中手骨尺側面に生じた剝離骨折がわかる．骨折の名前は？

＊2 第1中手骨基部骨折が関連する可能性があるのは，どの隣接手根骨か？

読影医の責務

Bennett骨折とRolando骨折は，緊急手術の適応にはならない．適切なタイミングでのレポートが必要とされる．

治療医が知っておくべきこと

- 粉砕の程度，角度，そして関節面への波及の有無が最も重要である．
- Bennett骨折，Rolando骨折はいずれも不安定な

骨折であり，通常は内固定を要する．

解 答

*1 ゲームキーパー母指（gamekeeper's thumb，ゲームキーパーズサム），スキーヤー母指（skier's thumb，スキーヤーズサム）である．第1中手指節関節（MP関節）の尺側面は，内側側副靭帯の付着部となる．

*2 大菱形骨である．大菱形骨骨折はまれであるが，この骨に骨折が存在した場合，第1中手骨基部骨折または脱臼と合併してみられることが多い．これらの骨折の多くは，直接的または間接的な軸方向の荷重によって起こる．

CASE 65

病歴 57歳男性．増大する右頸部腫瘤と進行する嚥下障害．

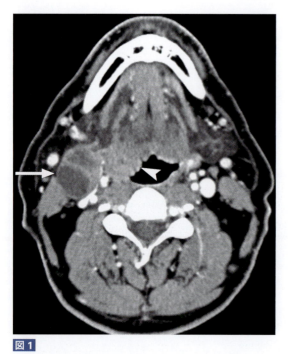
図1

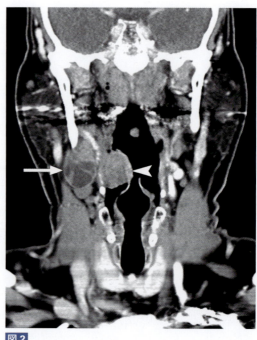
図2

画像所見

図1, 2：頸部造影CTの体軸断（**図1**）および，冠状断（**図2**）は，右下顎角下方で胸鎖乳突筋の前内側に，卵円系の囊胞と充実成分が混在した腫瘤性病変（**矢印**）を認める．加えて，右舌根と咽頭外壁（**矢頭**）に沿って，非対称性の軟部組織の増生を認める．

鑑別診断

40歳以上の患者で頸部腫瘤が出現したときは，他の疾患であることが判明するまでは，悪性腫瘍を念頭に鑑別を進める必要がある．本例においては，口腔咽頭癌による転移性リンパ節腫脹を真っ先に考えるべきである．その他，転移性頸部リンパ節腫脹の原因として考慮すべきは，皮膚癌・耳下腺癌・甲状腺癌からの転移や悪性リンパ腫である．小児または40歳以下の成人において，後方および側方の頸部腫瘤は，大部分が炎症に伴う反応性リンパ節腫脹である（腫瘍の可能性は年齢とともに上昇する）．感染に伴う反応性リンパ節腫脹の原因としては，頸部化膿性リンパ節炎，結核性および非結核性抗酸菌症などのマイコバクテリウムによるリンパ節炎，猫ひっかき病と放線菌症が含まれる．これらの疾患はすべて，囊胞性または壊死性リンパ節腫脹をきたしうる．第2鰓裂囊胞（側頸囊胞）も，この位置に指摘されることがあるが，通常は小児期に発見され，充実成分や強い増強効果は示さない．ただし，第2鰓裂囊胞に

感染を合併すると辺縁の造影増強効果を示すこともあり注意が必要である.

最終診断

中咽頭の扁平上皮癌（SCC）と転移性頸静脈二腹筋リンパ節腫脹（レベルⅡ）.

解説

頸部腫瘤の鑑別診断は多岐にわたるが，40歳以上の成人患者においては，ほとんどが悪性腫瘍であることを念頭に置くことが重要である．実際のところ，40歳以上の成人患者における，頸部腫瘤のおよそ80％は腫瘍性であり，そのなかの80％は悪性である．頭頸部悪性腫瘍のなかでも，扁平上皮癌（SCC）が最も多く，全症例の90％以上を占めるといわれている．頭頸部扁平上皮癌の有病率は，男性が女性の2倍であり，喫煙・飲酒と強く関連している．過去20年間は喫煙率低下に伴い頭頸部扁平上皮癌の発生率は減少しているが，ハイリスク・ヒトパピローマウイルス（HPV）感染（特にHPV-16）を伴った口咽頭扁平上皮癌の発生率は増加している．結果としてHPVに起因する頭頸部扁平上皮癌の比率が増加している．幸いにも，HPV関連のSCCは，HPV陰性のものに比して，外科的治療においても非外科的治療においても予後は良好である.

頭頸部扁平上皮癌の患者は原発腫瘍部位によって異なる症状を呈する．しかし，咽頭と声門上の喉頭癌の患者は転移性リンパ節腫脹のため，本症例のような無痛性頸部腫瘤を呈することがある．原発腫瘍部位によって，頭頸部扁平上皮癌の患者の30〜90％は，診断時に局所リンパ節転移を認めるという報告がある．リンパ節転移の画像診断において，最も重要な所見は，中心の壊死による低吸収域またはリンパ節節外へ広がる軟部濃度（不明瞭，不規則，辺縁の不鮮明化，および周囲の脂肪織濃度上昇が特徴）の存在である．興味深いことに，HPV陽性腫瘍によるリンパ節転移は嚢胞性にみえることが多く，若干例では完全に嚢胞性であり，発育性嚢胞に類似している．特異的ではないものの，リンパ節腫脹は，転移性を考慮する．長軸で計測する場合，顎下リンパ節（LevelⅠb）または上内頸静脈リンパ節（LevelⅡ）において，径15mm以上か，頸部の他の部分（咽頭後リンパ節を除外する）において径10mmを超える場合，病的腫大と考えるべきである．短軸で計測する場合，LevelⅡaにおいて径11mm，その他で径10mmを超える場合，病的腫大であると考えるべきである．上記の基準に関係なく，リンパ節腫脹の大きさのみで判断する場合は，15〜20％の確率で偽陽性または偽陰性が生じてしまうが，リンパ節腫脹の形態を考慮することで，診断特異度を上げることが可能である．特に大きさが境界域のときは，正常なリンパ節門の脂肪が消失した丸いリンパ節や複数のリンパ節が集簇する場合，より高い確率で転移が存在することを疑う.

本症例のように転移性リンパ節腫脹が疑われる場合，気道・消化管を中心に慎重な精査を行い，悪性腫瘍の原発部位を特定する必要がある．上内頸静脈リンパ節に最初に転移する傾向がある原発部位は咽頭，声門上の喉頭，後方口腔であり，特に孤立性リンパ節転移の場合には中咽頭と鼻咽頭部が原発なことが多い．また，原発巣の画像所見に加えて，リンパ節転移の数や左右どちらに多く存在するか，節外への浸潤を評価することは，治療方針と予後に影響するため特に重要である.

設問：理解を深めるために

*1 なぜ，声門癌は声門上癌よりも，転移性頸部リンパ節腫脹を呈さないのか？

読影医の責務

たとえ臨床的症状からは否定的であっても，放射線科医は画像所見に基づき，悪性腫瘍の可能性を伝える必要がある．感染性・炎症性が臨床的に疑われ，気道・消化管病変が明らかではない場合，急性期においては保存的に治療することは合理的であるが，確定診断が出るまで経過観察すべきである．保存的療法で改善が認められない場合は，穿刺吸引細胞診にて評価すべきである．

治療医が知っておくべきこと

- 頸部腫瘤の原発疾患で最も頻度が高いのは何か.
- 悪性腫瘍によるリンパ節腫脹が疑われる場合,悪性リンパ腫かリンパ節転移のどちらを考えるべきか.後者の場合,原発腫瘍として最も頻度の高い部位はどこか.
- 転移性リンパ節腫脹では,病変は単発か複数か.片側性か両側性か.
- リンパ節外への浸潤および,頸動脈など近傍の臓器への浸潤は存在するか.

解 答

＊1 声門癌は,初期から嗄声症状を持続的に呈するので,早期に診断することが可能である.反対に,声門上癌は,特異的な症状がなく,診断時には進行していることが多い.加えて,声門はリンパ液の流れが乏しいのに比して,声門上は豊富である.これらの理由から,声門上癌は,声門癌よりも転移性リンパ節腫脹を呈する確率が高い.声門癌で転移性リンパ節腫脹を呈する場合は,原発腫瘍が声門上または声門下喉頭まで達しており,付属するリンパ管を浸潤していると考えられる.

CASE 66

■病歴 57歳男性. 衰弱と咳嗽.

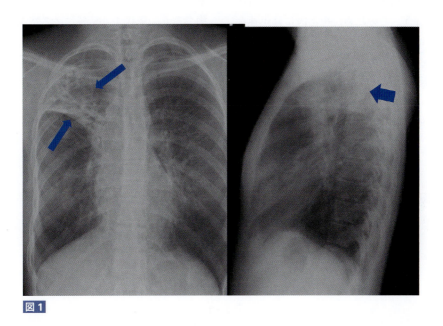

図1

画像所見

図1：胸部単純X線写真のPA像および側面像では，右上葉に気管支拡張と空洞または囊胞を伴った不均一な濃度低下領域（**矢印**）を認める．同様に小葉間裂の挙上や，右肺門部構造の上方への収縮も認める．

鑑別診断

初感染後結核，肺癌，サルコイド．

最終診断

初感染結核症（TB）．

解 説

初感染結核症では，肺実質への波及は肺尖部，上葉背側区域および下葉の頭側区域に不均一な濃度低下を示すことが多い．付随する所見として，気管支拡張，構造のゆがみ，石灰化，残存する空洞などがある[1,2]．初感染結核症の好発部位は，上葉であることが多く，その理由は相対的に酸素分圧が高く，リンパ液のドレナージシステムがしっかりしていないからである．構造上のねじれや，石灰化は活動性でも非活動性でも存在しうるため，結核感染の活動性を単純X線写真のみで決めることはできない．そのため，喀痰培養での確認が必須で[3]，本症例でも培養で確認された．

設問：理解を深めるために

＊1 もし本症例に血痰が伴うとしたら，結核感染

のまれな合併症のうち何を考慮すべきか？

読影医の責務

担当医は，患者を隔離した後，過去の結核感染や結核に対する治療歴について正確な病歴を収集し，活動性結核の症候を評価，必要に応じて喀痰の検体採取を行う．そのため，担当医には迅速な通知がされねばならない．

治療医が知っておくべきこと

- 活動性結核の可能性．
- 慢性化病変かどうか（もし過去検査が比較のために手に入れられる場合）．
- 胸水の有無．

解 答

＊1 Rasmussen 動脈瘤．これは肺動脈の仮性動脈瘤であり，隣接する結核による空洞の炎症が原因で形成される[3]．

CASE 67

- **病歴** 24歳女性．シートベルトを装着した状態での高速での車の衝突事故．

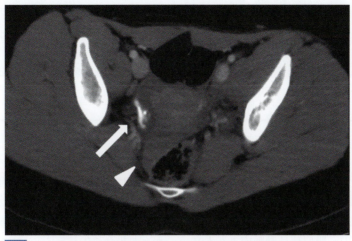
図1

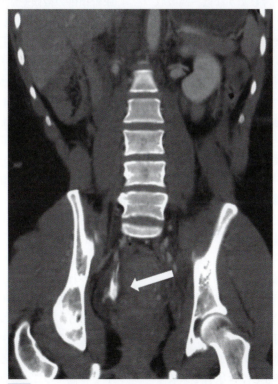
図2

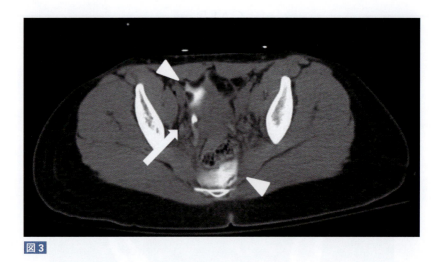

図3

画像所見

図1, 2：骨盤領域の造影CT横断像と冠状断像では，寛骨臼レベルの右遠位尿管周囲に高吸収液体貯留を認める（**矢印**）．吸収値は動脈内よりも高い．骨盤内には尿や血腫を含むような低〜高吸収を示す液体貯留（**矢頭**）を認める．
図3：造影CT平衡相の骨盤部横断像では右遠位尿管（**矢印**）から漏出する造影剤量が増えていることがわかる（**矢頭**）．

鑑別診断

尿管損傷，活動性の動脈出血．

最終診断

鈍的外傷による右尿管損傷．

解説

ほとんど（80〜90％）の尿管損傷は，婦人科手術（最も多い），結腸直腸手術，血管手術，尿管鏡検査，内視鏡下泌尿器科手術後の医原性損傷である[1]．尿管損傷は直接損傷もしくは尿管を栄養する血管損傷による虚血が原因で起こる．損傷部位としては遠位1/3の下部尿管（U3）が最も多い．

外傷性尿管損傷はまれである．通常は直接損傷である穿通性外傷で認められ，鈍的外傷による尿管損傷は非常にまれであり，腎盂尿管移行部で通常みられる．尿管損傷の診断の遅れは50％にみられ，特に多臓器損傷があって尿管損傷を疑われなかった場合に生じる[1]．

尿管損傷の徴候や症状は非特異的であり，血尿や腹痛・腹部圧痛，BUNやCreの上昇，膣尿管瘻や発熱がみられる．

造影CTは外傷による上部・下部尿路の評価のために最初に行われる画像評価である．CTでは腎周囲の軟部陰影や腎周囲や尿管周囲の血腫，腎・尿管周囲の低吸収液体貯留を認める．これらの所見が初回のCTで認められた場合には，腎や尿管の排泄相を撮影するか，CT尿路造影を行うべきである．排泄相で泌尿生殖路からの造影剤漏出や部分的もしくは完全な尿路閉塞は尿管損傷を起こしている患者に認められ，尿による腹水や尿瘤もCTで検出可能である．

CT膀胱造影を行う場合には，膀胱周囲の尿管が圧排されるとその所見が膀胱破裂と類似するため，膀胱が充満する前に非造影で撮影が行われるべきである．状態の安定した患者の場合には逆行性腎盂造影を行うことは尿管損傷同定のための最もよい方法であり，必要であれば同時に尿管ステントを留置することが可能である．

治療は腎尿管ステント留置もしくは外科的修復を行う．診断の遅延は腎損傷や敗血症の結果，尿管狭窄や水腎症を引き起こす可能性がある．

設問：理解を深めるために

*1 腹腔鏡手術と開腹手術のどちらでより尿管損傷が起こりやすいか？
*2 尿管損傷は手術の時点で起こるのか？
*3 外傷患者にはルーチンで排泄相撮影が行われるべきか？

読影医の責務

外傷性尿管損傷は迅速な報告が必要な緊急性のある損傷であるが，他の手術やカテーテル治療が優先される．造影CTによる排泄相撮影やCT尿路造影は，初回のCTでわずかな所見がある場合や尿管損傷を強く疑う臨床所見がある場合に行うことを推奨する．

治療医が知っておくべきこと

- 尿管損傷の位置．
- 尿瘤，膿瘍形成，尿管狭窄，瘻孔形成を含む尿管損傷による合併症．

解 答

*1 開腹手術よりも腹腔鏡手術で発症しやすいといわれている．
*2 術中の尿管への熱による損傷は尿管の遅発性壊死は術後10～14日に発症する可能性がある．はじめの膀胱鏡やCT尿路造影では正常であるが，数週間後に尿管損傷として認められる．
*3 腎周囲の軟部陰影や腎周囲・尿管周囲の血腫や液体貯留のような疑わしい所見が認められない限りはルーチンでの造影CT排泄相撮影は推奨しない．

CASE 68

- **病歴** 42歳女性．社交ダンスで左足をくじき，その後から左足外側の痛みが出現．

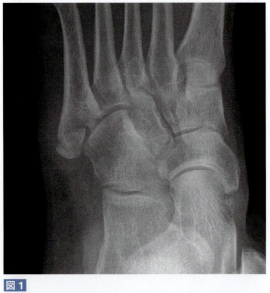

図1

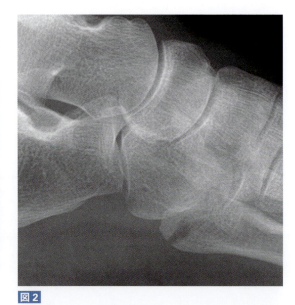

図2

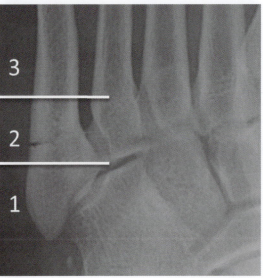

図3

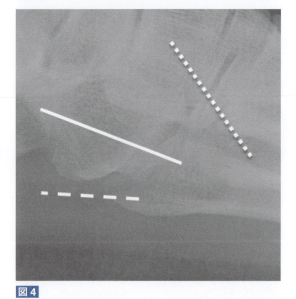

図4

画像所見

図1, 2：左足部の斜位像と側面像．第5中足骨基部, 近位結節から約1.0 cmの部分に横骨折を認める．近位骨片は後方へ軽度転位しており, 骨折は足根中足関節まで及ぶ．

図3：別患者での足部斜位像．注釈は第5中足骨基部の骨折分類を表しており, Zone 1 は剥離骨折, Zone 2 は Jones 骨折, Zone 3 は疲労骨折である．第5中足骨基部の横骨折は中足間関節まで伸び, Zone 2 に位置する．

図4：別患者の拡大側面像．第5中足骨基部にある重要な軟部組織の付着部位を表す．実線は短腓骨筋腱を, 破線は足底筋膜/腱膜の外側線維束を, 点線は第3腓骨筋腱を表す．

鑑別診断

Jones 骨折, 剥離骨折（別称：偽 Jones 骨折またはダンサー骨折）．

最終診断

図1, 2：足根中足関節に及ぶ第5中足骨剥離骨折（偽 Jones 骨折）．
図3, 4：中足骨間関節に及ぶ第5中足骨剥離骨折（Jones 骨折）．

解説

第5中足骨近位部は足部の骨折で起こりやすい部位である．Jones 骨折という用語は, 第5中足骨近位部の骨折として使用されてきた．しかしながら, 真の Jones 骨折と近位中足骨結節の剥離骨折との鑑別は重要である．いずれの骨折も典型的には足部が底屈した状態で強制的に内反・内転して起こる．いずれの骨折も引き離す力により生じるが, 腱付着部位（後述）よりも骨折部位のほうが予後と治療過程に影響を与える．Jones 骨折は近位中足骨結節より 1.5～3 cm にある骨幹端-骨幹接合部の横骨折で, 中足間関節まで及ぶ．多くの剥離骨折も近位中足骨結節の横骨折の形態をとるが, 足根中足関節の近位に留まるか足根中足関節まで及ぶこともある．第5中足骨基部骨折と類似する骨折として, 中足骨に沿って長軸方向に伸びる癒合していない骨端や os peroneum がある．os peroneum は腓骨長腱内にある副骨で, 典型的には立方骨に隣接する中足骨基部近位にある．

第5中足骨基部に付着する腱は主に3つある[1]．足底腱膜の側方成分（LPA）は最も近位にあり下面に付着する．短腓骨筋腱（PBT）は LPA の遠位に付着し, 足背外側に広い付着面がある．第3腓骨筋腱（PTT）は PBT の遠位に付着し足背外側にある．付着部は足根中足関節, 中足骨間関節に関連した中足骨の部分にゆるくつながっている．近位中足骨結節における剥離骨折のメカニズムは主に LPA による[2]．これらの骨折では, 骨片の可動性は制限されるため, 固定による保存的加療がなされる．一般に, 近位中足骨結節での剥離骨折は偽関節となるリスクは低い．Jones 骨折での剥離のメカニズムは主に PBT による．骨折は PBT 付着部と PTT 付着部の間で起こり, 近位骨片に近位上方の張力がかかるが, 骨幹は比較的安定した位置にとどまる．Jones 骨折は結節の剥離骨折よりも転位および偽関節の頻度は低い．これは PBT により結節に力が加わるためだけでなく, 骨幹端-骨幹接合部が分水嶺の灌流となっており比較的供血が不良なためである．したがって, Jones 骨折は強固な固定および免荷で良好に治療できる．保存的加療後に偽関節を生じる場合や, 3～4 mm 以上の転位がある場合には, 内固定が必要となるかもしれない．内固定は骨移植を行う場合と行わない場合がある．

外傷で足部外側に痛みがある場合, まず足部 X 線写真の正面（足背-足底）, 斜位, 側面で評価を行う．近位中足骨結節に対する骨折の位置関係を把握することが Jones 骨折と近位中足骨結節での剥離骨折との鑑別に重要となる．また, 足根中足関節や中足骨間関節に骨折が及んでいるか評価することも重要で, PBT や PTT からみて骨折の相対的位置関係の指標となる．X 線画像所見が明らかではないが骨折の臨床症状が持続する場合, 受傷から少なくとも 14 日間は繰り返し X 線写真を撮ることが推奨される．より迅速な診断を要する場合や, 腱や靭帯の損傷が懸念される場合は MRI を考慮する．

設問：理解を深めるために

*1 第5中足骨腱付着部に生じる動的外力は，骨折の治癒過程においてどのような影響を与えるか？
*2 第5中足骨疲労骨折はどこに生じるか？

読影医の責務

第5中足骨基部骨折に緊急性はないが，適時レポートが必要とされる．

治療医が知っておくべきこと

- 単純骨折か複雑骨折か．
- 近位中足骨結節からみた骨折の位置関係（Jones 骨折，結節の剥離骨折）．
- 足根中足関節または中足骨間関節へ骨折が及ぶか．
- 異物や軟部組織ガスの存在．
- 骨折の転位．

解答

*1 骨片に付着した動的外力は骨折部位に対して持続的な張力をかけ，治癒の遅延，転位の拡大，癒合不良を引き起こす．これは特に短腓骨筋腱で当てはまり，外果を覆っているために，滑車効果により第5中足骨基部に特に強い張力がかかる．

*2 第5中足骨近位部疲労骨折が最もまれである．Jones 骨折の典型的な部位である骨幹端−骨幹接合部よりも約 1.5 cm 遠位で生じる（**図3** の Zone 3）．

CASE 69

病歴 27歳男性．バイク対自動車の衝突事故に巻き込まれた．神経学的予後は不良．

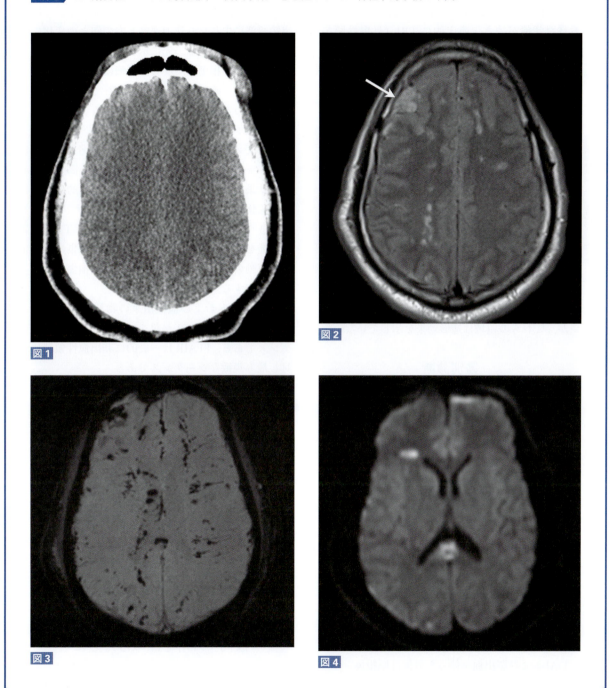

図1 図2 図3 図4

画像所見

図1：単純頭部 CT では脳溝が消失し，浮腫が示唆されるが，灰白質と白質の境界は保たれている．くも膜下出血および脳室内出血の所見がみられたが（**本書には非掲載**），明らかな脳実質内出血はみられない．**図2～4** は，神経学的検査の結果が不良な状態が続き，臨床的に TBI（外傷性脳損傷：traumatic brain injury）が疑われたため 3 日後に撮像された MRI 画像である．

図2：図1とほぼ同じ高位の FLAIR 像では半卵円中心の白質に高信号領域が多発している．右前頭葉にはまた，脳挫傷に対応した皮質下の融合した高信号域がみられる（**矢印**）．

図3：SWI（磁化率強調画像：susceptibility-weighted imaging）では点状，線状の暗い信号を示す病巣が多発しており，大脳皮質や脳梁の灰白質白質境界の至る所に最も著明にみられる．

図4：DWI（拡散強調像：diffusion-weighted image）では大脳と脳梁膨大部に信号上昇がみられ，ADC map（**本書には非掲載**）では同部位に拡散制限がみられた．造影後の画像は掲載していないが，これらの領域は造影効果を示していない．

鑑別診断

病歴からは DAI（びまん性軸索損傷：diffuse axonal injury）とそれに関連した血腫に絞られる．外傷の病歴がない場合，多巣性非出血性領域がみられる疾患の鑑別として塞栓性脳梗塞，白質の菲薄化，そして脱髄性疾患が挙げられる．多巣性出血性領域は高齢者の脳皮質アミロイドアンギオパチー，慢性高血圧性脳出血，多発性静脈奇形，そして出血性脳転移によって生じうる．しかし，本症例の病変の分布，信号の特徴はこれらの疾患に特徴的なものではない．

最終診断

DAI および脳出血を伴った外傷性脳損傷．

解説

DAI では，典型的には神経学的所見は外傷後数日にわたって改善せず，しばしば最初の外傷 CT から疑われるより不釣り合いに不良である．この病歴は TBI と DAI を想起すべきものであり，精査として MRI を施行する．DAI の機序としては突然頭部に生じた減速加速度と力の向きの変化による剪断損傷である．先に示した灰白質白質境界の出血および損傷は，皮質の回転による速度が白質と異なるために生じている．MRI では多発する所見を認めるが，死後解剖でみられる多くの病変は，画像では検出できない．

SWI でみられるこれらの領域の無信号は，出血後のヘモジデリン鉄の異所性沈着による高い磁化率の結果生じる．MR での無信号は典型的には密な石灰化，ガス/気体，陳旧性のヘモジデリン/出血の 3 つのどれかである．FLAIR および T2 異常は浮腫を表す一方で，拡散制限を示す病巣は水分子の運動の減少を表し，局所性の神経損傷と細胞死を示唆する．

SWI は出血および血液由来の物質に対する感受性の高さから，TBI が起こった際，重要なシーケンスである．FLAIR は一般的に非出血性領域に対し最も鋭敏なシーケンスである．

Adams-Gennarelli の分類では DAI を軽症，中等症，重症に分類し，回復の見込みや死亡率に関する 1 つの指標となる．

Stage 1：前頭葉および側頭葉の灰白質-白質病変（軽度 TBI）
Stage 2：脳葉白質および脳梁の病変（中等度 TBI）
Stage 3：中脳後外側および上部橋病変（重症 TBI）

DAI は一般的に高速外傷によって生じるため，脳挫傷やくも膜下出血，硬膜下出血，硬膜外出血といった頭蓋内損傷がしばしば併存する．

設問：理解を深めるために

＊1 びまん性軸索損傷の患者の予後はどのようなものか？

読影医の責務

損傷の範囲を依頼医，患者およびその家族に伝えることは，患者の予後の情報を彼らにもたらすため重要である．救急の場合，治療医に，急速に死や障害をきたす出血，粗大な病変を知らせることが重要である．DAIに対して行える治療は現在なく，その所見は結局のところ唯一の予後因子となる．

治療医が知っておくべきこと

- DAIの所見はあるか．あれば，病変の存在範囲，位置はどうか．
- 他の関連する頭蓋内異常はないか．
- 脳ヘルニアを起こしうる著明な圧迫所見やそれを示唆する所見はみられないか．

解答

＊1 軽度のTBI，DAIは頭痛や健忘，軽度の認知障害，人格変容，そして脳震盪後症候群を含む症状を1か月やそれ以上持続して引き起こす可能性がある．重症のDAIで即死することはまれだが，重度の剪断損傷を伴う患者の90%は植物状態が持続する．しかし，10%では1年以内にほぼ正常な機能を取り戻す．認知機能障害はDAIの重症では100%，中等症で67%，軽症で10%持続する．病変の個数の増加に相関し予後も不良となる．

CASE 70

■病歴 58歳男性．息切れ．

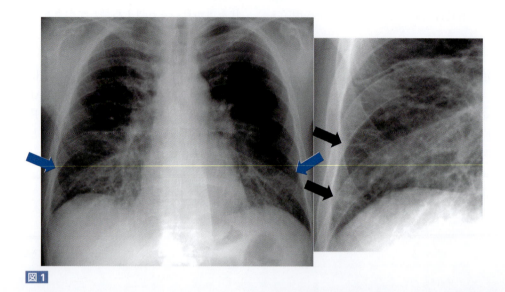

図1

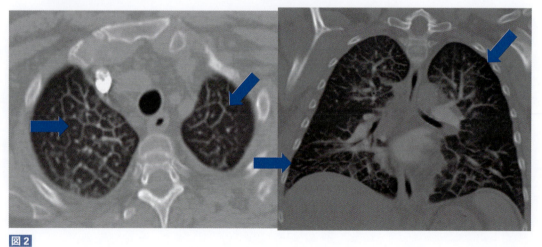

図2

画像所見

図1：胸部単純X線写真のPA像と同じ画像の拡大写真．Kerley B lineや肥厚した小葉間隔壁（**青矢印**）．拡大写真はKerley B lineが胸膜まで達しているのを示す（**黒矢印**）．肺門は不明瞭で，"fluffy（綿毛のような）"外見を呈する．

図2：胸部の水平断および冠状断CT画像．いずれの画像においても小葉間中隔肥厚（**青矢印**）を認め，二次肺小葉の輪郭を反映している．

鑑別診断

(間質性)肺水腫, 肺線維症, 癌性リンパ管症, サルコイドーシス.

最終診断

間質性肺水腫.

解説

肺水腫は, 肺静脈圧の亢進および肺内のリンパ管の拡張のために生じる. 原因として4つのカテゴリーに分類できる.
(1) 血管内静水圧の上昇: 左心不全, 体液過量, 急性僧帽弁閉鎖不全, COPD, 急性喘息, 上気道閉塞, 肺動脈塞栓症, 静脈閉塞性疾患, 溺水などにより生じる.
(2) 血管内皮障害による透過性亢進: 1次または2次的な肺胞の損傷により生じる. 敗血症でよくみられる.
(3) 肺胞の傷害を伴わない透過性亢進: 高所, サイトカインの上昇, およびアヘンの過剰摂取によって生じる.
(4) 混合性肺水腫: 肺切除後, 移植後, 虚脱した肺の再拡張後, または再灌流後に生じる.

Kerley line, 不明瞭な肺門, および気管支周囲の cuffing sign に加えて, 奇静脈拡張および心陰影の拡大が起こりうる. 液体が肺胞内に貯留し始めると, 肺門周囲の陰影およびすりガラス影がみられるようになる. 胸膜にあるリンパ管内の静水圧が上昇すると胸腔への漏出が起こり, 胸水貯留が生じる[1].

設問: 理解を深めるために

*1 非対称の肺水腫で最も頻度が高い原因は何か?

読影医の責務

読影医は病歴を確認し, 可能な限りすべての過去の胸部画像と比較するべきである. 病歴や症状の変化は, 緊急性と治療方針を検討するうえで重要である. 例えば, 短時間で浮腫が著しく悪化していたり, 急性呼吸窮迫症候群 (ARDS) を呈していたりする場合には, 強制利尿や人工呼吸器の装着が必要になる.

治療医が知っておくべきこと

- 浮腫の範囲と重症度.
- 以前の比較画像との時間関係.
- 未知の病因の手がかりとなる可能性のある関連所見.

解答

*1 肺気腫はしばしば斑状または非対称性の肺水腫をきたす. 肺水腫では肺実質が破壊されており, 破壊された領域は血流が乏しく (V/Q ミスマッチ), 浮腫になりにくいためである. そのほか, 重力依存性の浮腫性変化, 放射線照射後の急性期反応, 肺静脈狭窄, 急性僧帽弁疾患などが非対称性肺水腫の原因になりうる[2].

CASE 71

- **病歴** 54歳男性．繰り返す下腹部正中の痛みと下痢．

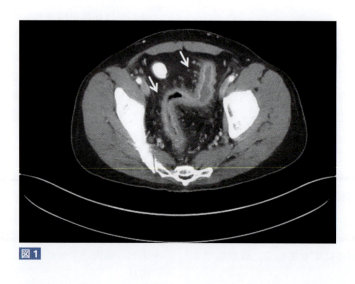

図1

画像所見

図1：骨盤部の造影CT水平断で，直腸からS状結腸・下行結腸にかけて壁の肥厚と層形成を認め，粘膜面の造影効果増強や直動静脈の隆起，隣接する脂肪織濃度上昇を認める（**矢印**）．それ以外の腸管は正常である．

鑑別診断

炎症性腸疾患（Crohn病や潰瘍性大腸炎），感染性直腸結腸炎，憩室炎．

最終診断

潰瘍性直腸結腸炎（潰瘍性大腸炎）．

解説

直腸結腸炎とは直腸と結腸の炎症を指す．その炎症の原因は無数にあり，臨床的にも画像的にも原因を特定することはしばしば難しい．潰瘍性大腸炎は慢性的な原因不明の直腸の炎症性腸疾患であり，直腸から近位の結腸に連続性に進展し，徐々に結腸全域が侵される．典型的には潰瘍性大腸炎の患者は直腸出血や腹痛のため受診する．画像検査の主な役割は，初診時に他の腹痛の原因を除外することと消化管穿孔のような重篤な合併症を除外することである．潰瘍性大腸炎の確定診断には臨床経過と内視鏡所見，病理所見が必要である．

潰瘍性大腸炎の急性期や亜急性期には，腸管粘膜のびらんにより島状に取り残された再生組織や偽ポリポーシスが認められ，絨毛腺腫やポリープ状癌と間違われることもある．潰瘍性大腸炎による多発性の偽ポリポーシスと大腸ポリポーシスも似たようにみえることがある．管腔狭小性の浸潤性もしくは潰瘍性腫瘤は悪性化を示唆する．潰瘍性大腸炎は局所的な重度の炎症の結果としての慢性的な狭窄を呈することもある．進行例ではびま

ん性に粘膜襞が失われ、皺襞も減少するため鉛管像を呈する．結腸が6 cmと巨大に拡張し有症状である患者の5％では，これに続発して再発性の汎結腸炎と中毒性巨大結腸炎が起こる．病変が盲腸から回腸末端まで進行するとbackwash ileitis（逆流性回腸炎）となる．

CTでは潰瘍性大腸炎の炎症は直腸から連続性に広がり，病変が及ぶ結腸の長さはさまざまである．侵された腸管の粘膜は全周性に肥厚し，内腔は拡張し，隣接する血管は拡張する．結腸粘膜と粘膜筋板の造影効果は増強し，層形成かターゲットサインかのようにみえる．これらは急性期にみられるが，潰瘍の評価はしばしば難しい．炎症が激しいと気腫を伴うこともある．結腸周囲の脂肪織濃度上昇や腹水も起こりうるがこれらは非特異的な所見である．

直腸のみの軽症例であれば局所的な抗炎症薬で治療されることもあるが，より広範囲な例や重症な例であれば局所と全身の抗炎症薬，全身ステロイド，免疫抑制薬，支持的療法が検討されるべきである．内科的治療に反応しない劇症型や中毒性巨大結腸症，制御されない出血，膿瘍や腹膜炎を伴うような腸管穿孔の場合には手術適応となる．

設問：理解を深めるために

*1 CT後に直腸結腸炎を確認するためのバリウム注腸造影を行うべきか？
*2 潰瘍性大腸炎とCrohn病との大きな相違点にはどのようなものがあるか？

読影医の責務

腸管穿孔や腹膜炎などの合併症を伴う急性の潰瘍性大腸炎の所見はただちに参照医に知らせなければならない．

治療医が知っておくべきこと

- 潰瘍性大腸炎の確定診断には内視鏡と病理が必要．画像は他の炎症を除外するための予備的なツールである．
- 病変の局在と広がり，腸管外病変の所見，合併症．
- 腸管穿孔や悪性所見の徴候（リンパ腫や癌腫のリスクは増大する）．
- 他の臓器症状を伴わない単発の直腸結腸炎はその機序が同定できない．

解答

*1 バリウム注腸造影では早期の浅い粘膜病変を描出することができ，典型的な所見としては粘膜の脱落，フラスコ型のカラーボタン様潰瘍へのバリウム貯留，炎症性偽ポリープがある．検者の技術を要し，また急性期にはあまり好まれないが，潰瘍を伴う粘膜パターンの描出はバリウム注腸が優れている．内視鏡的な評価と生検が必須であるため，もし患者が内視鏡検査を拒否しなければCT後に粘膜評価のためバリウム注腸を行うことは通常不要である．もし内視鏡検査を行えないほど患者の状態が悪ければ，バリウム注腸造影も同様に行うことはできない．

*2 潰瘍性大腸炎とCrohn病にはいくつかの大きな違いがある．潰瘍性大腸炎は直腸から結腸に連続して進行し，肛門側・左側を主座とし，粘膜の表面のびらんであるのに対し，Crohn病では炎症は貫壁性であり深い亀裂や瘻孔形成を伴い，病変は非連続性である．

CASE 72

■病歴　10か月男児．右下肢の発赤と痛みを訴えている．

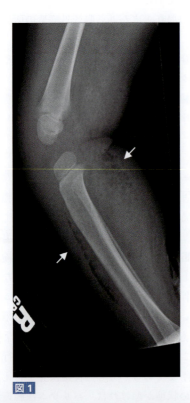

図1

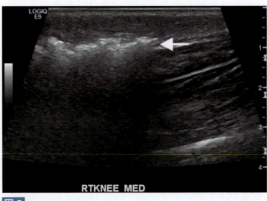

図2

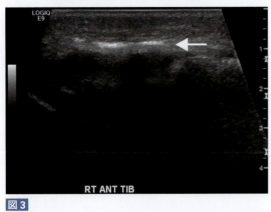

図3

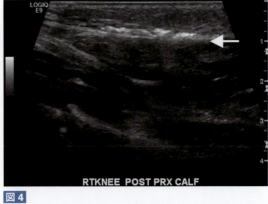

図4

画像所見

図1：右下肢の側面像．前面と後面の皮下気腫を認める（**矢印**）．前面は深部筋膜によって示される筋組織と皮下組織の間に平行に走るガス像を認める．

図2～4：それぞれ異なる所見を呈した軟部組織のガス像を示している（**矢印**）．ガスにより超音波の透過が遮られることからいずれも高エコー域が数珠状に連なっている．**図4**がガスより深部の組織がいくらか描出されているのに対し，**図2**ではより曖昧になっている．

鑑別診断

術後（最近のデバイス埋め込みや腹腔鏡による送気），ガス産生菌による感染（壊死性筋膜炎）．

最終診断

壊死性筋膜炎．

解説

壊死性筋膜炎は軟部組織感染のなかでもまれではあるが死亡率の高い疾患である．感染は皮下組織から深部の筋膜に波及するもので広い範囲に進展する．

壊死性軟部組織感染は大まかに2種類に大別される．type 1は多菌種による感染で，type 2はA群連鎖球菌やブドウ球菌が関与する．1歳未満の小児ではtype 1が多い．一般的に本疾患は若年者に起きる傾向があり，罹患率は5歳未満で高い（100万人あたり5.9人対1.8人）[1]．リスク因子として慢性疾患の既往，手術，外傷，最近の水痘の罹患が挙げられる．

壊死性筋膜炎を初期に壊死性でない疾患と見分けるのは非常に困難である．身体診察ではよく紅斑や腫脹，痛みがみられる．画像診断は必須ではないが，軟部組織内のガス像が壊死性感染に関連しているとされている．CTでの皮下のガス像が壊死性感染か非壊死性感染かを区別する最も信頼できる所見であるとする研究もある（オッズ比23）[2]．CTでも，ほかの検査でガス像が特定されても，同様に診断特異的な所見となる．

単純X線検査は軟部組織のガス像を迅速に同定できるという面では初期の検査として合理的である．超音波は救急外来での初期評価で大きな役割を担っている．X線検査で正常であった際に造影剤の使用がない点や持ち運びが容易になったことにより超音波はさらなる検査の合理的な第1選択になる．

ガス像は小さい高エコー像となり，壊死性筋膜炎では筋膜上に認め，動くこともあるかもしれない．ガスより深部は数珠上に連なったアーチファクトにより，より深部の状態を観察したいときに阻害要因となる．超音波検査は脂肪織の厚みが増すと超音波が散乱してしまい端子に戻ってこなくなるので画質が低下する．したがって超音波検査は小児やBMIの低い成人に対して最大の効果を発揮すると考えられる．

造影MRIも有効である．しかし，ガス像の検出に対しては感度が低下するほか，壊死性と非壊死性で所見が共通する，検査に時間がかかるなどから第1選択としては理想的でない．したがって，壊死性感染が除外もしくは確定してから侵されている軟部組織の範囲を特定するのに使用するのに有用であると考えられる．

初期治療は適切な抗菌薬投与と輸液，疼痛管理となる．その後の根本治療は小児でも成人でも外科的デブリードマンであり，治療介入までの時間が患者の転帰に最も重要な要素となる．死亡率は新生児では59％にもなるといわれる一方で小児は9.4％程度にとどまる[1]．つまるところ，外科医が壊死性筋膜炎の診断を示唆するあらゆる所見を見逃さないことが最も重要となる．

設問：理解を深めるために

＊1 定義上空気のHounsfield値はいくつか？
＊2 MRIにおいてガスはどのように描出されるか？　軟部組織のガス像を検出するのに最も優れた撮像方法は何か？
＊3 壊死性感染症において軟部組織の破壊はどのくらいの速度で起きるか？

読影医の責務

壊死性筋膜炎は外科的緊急症である．そのため依頼医との直接のコミュニケーションが必要となる．

治療医が知っておくべきこと

- 軟部組織のガス像の有無．
- デブリードマンの範囲に直結する感染範囲．
- 骨や関節への進展の有無．

解 答

*1 定義上は空気のHounsfield値は-1,000である．参考に純粋な水は0で脂肪は-100〜-50程度となる．

*2 CTと異なりMRでは空気の同定は非常に困難である．数多くの撮像方法のなかでグラディエンドエコー法が最も感度が高い．その撮像方法で空気は抑制を表して花のような信号の欠損像として示される．

*3 差が大きいが壊死範囲は1時間で1インチ（2.54 cm）進展することもある[1]．

CASE 73

■病歴　26歳男性．車の横転事故にあった．現在，右耳の難聴と顔面神経麻痺を認める．

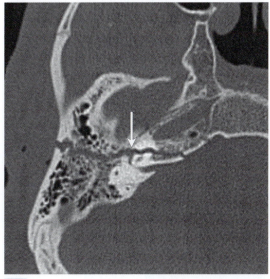

図1

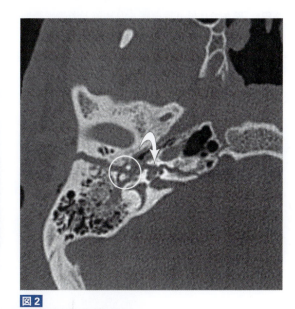

図2

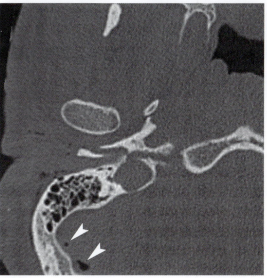

図3

画像所見

図1～3：右側頭骨の単純CTでは外側乳様突起皮質～錐体尖にかけて斜めに走行する骨折線を認める．骨折線は顔面神経の膝神経節窩（**図1矢印**）から蝸牛（**図2曲矢印**）を通過する形で伸びている．ツチキヌタ骨関節は開大し関節脱臼も認める（**図2円**）．図3では外耳道前壁，内耳道と頸静脈管間にも骨折が及んでいることを示している．後頭蓋窩には気脳症も認められ（**矢頭**），髄液漏の存在を示す．

鑑別診断

この症例では鑑別診断はない．時に縫合線や裂溝，弓下窩動脈管や単管のような神経動脈管などの正常構造は偏位のない側頭骨骨折と見間違う可能性がある．これらの正常構造を認識することで，側頭骨骨折との誤診を防ぐことができる．

最終診断

耳包や顔面神経損傷，ツチキヌタ骨脱臼を伴った側頭骨骨折．

解説

非開放性頭部外傷のうち約10～20％に臨床症状やCTで側頭骨骨折と診断される．側頭骨骨折の古典的分類は錐体突起の長軸に沿った縦骨折と直交する横骨折に分類される．縦骨折は側頭骨骨折の約80％にみられ，古典的には側頭頭頂領域の強打が原因で起こり，錐体突起に平行する長軸方向の骨折となる．典型的には側頭骨鱗部や外耳道（EAC）の後方上部壁から乳突天蓋や鼓室天蓋まで及ぶ．この骨折はツチキヌタ骨関節や顔面神経前膝部の領域を通るため，耳小骨骨折や脱臼，顔面神経損傷を合併する．側頭骨縦骨折のうち約25％に顔面神経損傷を認める．横骨折は意識消失を起こすような前頭部や後頭領域への重症外傷時に起こることが多く，錐体突起の長軸に対して垂直な方向の骨折である．横骨折は内耳道（IAC）や蝸牛，前庭を通るため感音性難聴やめまいを引き起こす．また，横骨折の約50％に顔面神経損傷もみられる．

実際，この症例のようにほとんどの側頭骨骨折は錐体骨に対して斜骨折を示すか，横・縦混合骨折となる．そのため，このような骨折の場合には耳包を含む骨折は常に感音性難聴を起こし，顔面神経麻痺を高率に合併するため，骨折が耳包に及んでいるかいなかを基に分類するほうがより有用である．

側頭骨CTは側頭骨骨折が疑われた段階で撮影するべきであり，CTにより骨折の走行や内耳道（IAC），耳包，顔面神経管，耳小骨連鎖に損傷がないかどうかの情報を得ることができる．鼓室天蓋や乳突天蓋に至る骨折があるすべての症例では，髄液漏や反復性髄膜炎のリスクが高いため，これらの構造の評価も行うべきである．側頭骨骨折の大部分は同側の乳突蜂巣の不明瞭化を認めるため，頭蓋底骨折の徴候やCTで明瞭な骨折はないものの乳突蜂巣の不明瞭化がある場合には側頭骨骨折があると考えなくてはならない．側頭骨骨折の大部分で鼓室内血腫や鼓膜破裂によるさまざまな程度の伝音性難聴を認めるが，急性期（3週間以内に症状の改善がみられる）以降に持続する伝音性難聴は耳小骨連鎖の断裂が疑われる．

設問：理解を深めるために

＊1 外傷性耳小骨断裂が最も起こる場所はどこか？　2番目に多くみられる耳小骨損傷は何か？

読影医の責務

骨折方向や骨折の及んでいる構造物の評価に加え，可逆性顔面神経麻痺の原因となる血腫や骨片による顔面神経の圧排の有無を報告しなくてはならない．これらが原因の顔面神経麻痺であれば緊急減圧術やステロイド投与を行うが，顔面神経機能を温存するための十分な根拠となるものではない．また，頸動脈管に骨折が及んでいる場合には，18％の割合で頸動脈損傷が認められることがあることを言及しなくてはならずCTAもしくはMRAの撮影をさらに行う．

治療医が知っておくべきこと

- 骨折線の走向はどうか．
- 骨折が耳包に及んでいるかどうか．
- 耳小骨損傷があるか．
- 骨折が顔面神経管に及んでいるか．もし骨折が顔面神経管に認められる場合には，顔面神経麻痺の原因が改善可能なものか（例：骨片による神経圧迫など）．
- 骨折が頸動脈管に及んでいるかどうか．
- リンパ漏や髄液漏があるか．もし認められるようであれば，どこと交通があるか．

解 答

*1 キヌタアブミ関節で起こる外傷性耳小骨断裂が最も起こり，次いでアブミ骨弓部での耳小骨変形である．

CASE 74

病歴 52歳男性.咳嗽,息切れ.

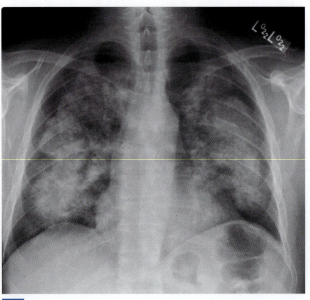

図1

画像所見

図1:胸部単純X線写真PA像で,胸水貯留を伴わない左右対称のおおむね肺実質中心の異常陰影を認める.

鑑別診断

多発性肺炎,多発性高分化腺癌,サルコイドーシス,多発血管炎性肉芽腫症による肺胞出血.

最終診断

多発血管炎性肉芽腫症による肺胞出血.

解説

GPA(多発血管炎性肉芽腫症:granulomatosis with polyangiitis. 以前のWegener肉芽腫症と同義)は,肺胞出血またはDAH(びまん性肺胞出血:diffuse alveolar hemorrhage)の原因である. GPAによるDAHでは,肺胞毛細血管の損傷による微小な血管からの出血により広範な肺胞内出血が生じる[1].広範な陰影やすりガラス様陰影は,DAHの特徴的なX線所見であり,GPAにおける結節影に次ぐ2番目に一般的なX線写真である[2].所見が対称性であることは,経過が全身性であること,肺炎や腺癌よりGPAらしいことを示唆する.

設問：理解を深めるために

*1 喀血は，DAH を有する患者に必ずみられる所見か？

読影医の責務

　DAH は治療の遅れが重篤な合併症や死亡へとつながる緊急を要する疾患であり，本疾患をみつけたらただちに担当医へ報告すべきである．また，貧血を伴っている場合には特に緊急性が高い．

治療医が知っておくべきこと

- 陰影の範囲．
- GPA でよくみられる小結節，空洞性病変と気管支拡張症などの所見．

解答

*1 DAH を有する患者の 1/3 は，喀血を呈しない[3]．

CASE 75

■病歴　41歳女性．右上腹部痛，発熱，嘔吐．

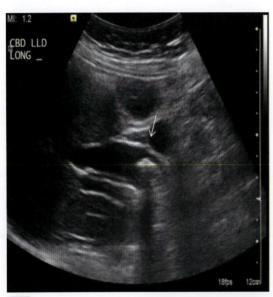

図1

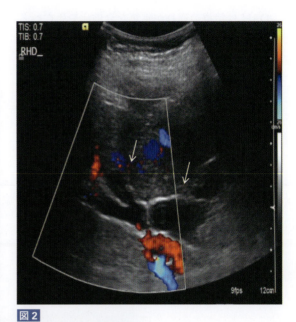

図2

図3

画像所見

図1：超音波検査では総胆管の長軸像で，総胆管遠位に後方陰影を伴う高エコー像が認められ（矢印），総胆管結石として矛盾しない．

図2：総胆管近位の長軸像のカラードプラーでは総胆管結石の近位側で肝内肝外胆管の拡張を認める（矢印）．

図 3：MRI の T2 強調画像冠状断では総胆管内で高信号の胆汁の中に低信号の胆石が認められる（**矢印**）．総胆管拡張も確認される．加えて，低信号の小さい複数の胆石も胆嚢内に認められる（**矢頭**）．

鑑別診断

膵癌，乳頭部癌，胆管癌，総胆管結石，慢性膵炎，胆道血腫．

最終診断

総胆管結石．

解説

超音波検査は総胆管結石や胆道閉塞といった胆道評価のために有用なスクリーニング検査である．超音波では総胆管結石は総胆管内に円形ないし曲線の高エコー像として映り，後方に音響陰影を伴う．結石のサイズにもよるが，通常総胆管結石より近位側の胆管は拡張する．総胆管結石の多くは総胆管の遠位 Vater 乳頭部付近でみつけられる．しかしこの領域は腸管ガスにより描出されないことが多い．このような場合，総胆管拡張が総胆管結石嵌頓を示唆する特徴的な所見となり，MRCP や ERCP を行うことになる．総胆管結石の 10% 程度は，サイズが小さかったり，柔らかかったり孔があいていたりするため後方に音響陰影を伴わないことに注意すること[1]．

MRCP は感度・特異度ともに高いため，総胆管結石が疑われた場合に撮影される機会が増えてきている．T2 強調画像では，総胆管結石は特徴的な低信号の欠損域として総胆管内に描出される．典型的には総胆管拡張も伴う．MRCP は手術合併症につながりうる他の胆道系の異常や胆道の解剖学的変異も同定することができる．

総胆管結石は胆管内の結石と定義され，発生機序によって原発性と続発性の 2 つに分類される．総胆管結石のおおよそ 5% は原発性であり，95% は続発性である．原発性の総胆管結石は総胆管内で形成され，その構成成分の多くは色素，典型的にはビリルビンカルシウムである．これらの総胆管結石は胆汁うっ滞や感染胆汁の状況下で形成される．原発性の総胆管結石は Caroli 病などの胆道の先天異常や硬化性胆管炎，肝硬変，慢性の溶血性の病態，低脂肪/蛋白食，胆道の術後，寄生虫とも関連する．続発性の総胆管結石は胆嚢から運ばれてきた結石である．

総胆管結石は閉塞と胆汁うっ滞につながり，逆行性胆管炎や膵炎をきたす．3 mm 以下の結石は通常自然排石されるため治療介入を必要としない．3〜10 mm の結石であれば ERCP の際に乳頭切開と採石が行われる．10 mm 以上の結石では通常，砕石が必要となる．

設問：理解を深めるために

＊1 アジアの国々では，原発性総胆管結石の頻度がアメリカより高いが，それはどのような機序のためか？

＊2 MRCP で陰影欠損を示すものには何があるか？

読影医の責務

患者が適切な治療を受けられるよう，総胆管結石はただちに参照医に報告されなければならない．超音波検査で総胆管結石が疑われた場合には，さらなる精査のため MRCP や ERCP が勧められる．

治療医が知っておくべきこと

- 胆道拡張の有無．
- 胆道閉塞のサイズとレベル．
- 他に胆道に異常がないか，解剖学的変異がないか．

解答

＊1 アジアでは茶色色素の結石が多い．*Ascaris lumbricoides* や *Clonorchis sinensis* といった寄生虫が色素性総胆管結石の原因となる．

＊2 空気，凝血塊，手術のクリップ，体動や再構成，血管の圧迫や拍動といったアーチファクト．

CASE 76

■**病歴** 47歳男性．自動車衝突事故の後に肩の痛みを訴える．

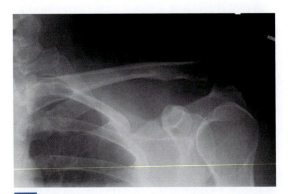
図1

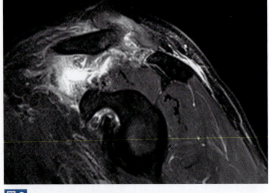
図2

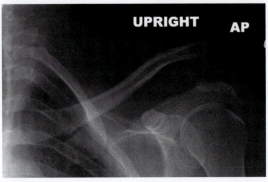
図3

画像所見

図1：左肩のX線AP像．肩鎖関節での鎖骨骨幹幅と同程度離開した肩峰の下方亜脱臼を認める．烏口肩峰間隙は拡大している．
図2：T2強調脂肪抑制MRの矢状断．多量の液貯留を伴う烏口鎖骨靱帯の不連続性を認める．
図3：別の患者における左肩のX線AP像．遠位鎖骨の著しい上方偏位とそれによる肩鎖関節の顕著な相対的下方脱臼を認め，病巣の皮下組織の膨隆をきたしている．

鑑別診断

烏口鎖骨靱帯断裂，鎖骨遠位端骨折を伴うかまたは伴わない肩鎖関節離開．

最終診断

図1, 2：タイプⅢのAC（肩鎖：acromioclavicular）関節離開．
図3：タイプⅤのAC関節離開．

解 説

　AC関節損傷は，全肩脱臼の9〜12%を占めており，接触スポーツをしている選手の肩損傷のほぼ半分を占める[1,2]．AC関節損傷は，通常，直接的な外力の結果であり，間接的な外力ではあまり一般的には起こらない．最も一般的な原因は，接触スポーツ中に頻繁に起こる肩峰への直接的な外傷である．これはあまり一般的ではないが，広げられた腕または肘の上に落ちることも，肩を通った上方向または横方向の力を介して間接的にAC関節離開を引き起こす可能性がある．

　AC関節離開は，AC関節包/靱帯，CC（烏口鎖骨：coracoclavicular）靱帯，および周囲の筋肉や筋膜の損傷を含むことを示唆する．Rockwood分類は，軟部組織の病理学および通常のX線所見を用いて，AC関節離開を6つの型に定義している[3]．

- Ⅰ型：CC靱帯の損傷を伴わないAC関節包捻挫．正常のX線所見．
- Ⅱ型：CC靱帯捻挫を伴うAC関節包裂傷．鎖骨の上方亜脱臼症があったとしても，AC関節の離開は最小限である．
- Ⅲ型：ACおよびCC靱帯の完全な断裂．鎖骨遠位端の上方亜脱臼/脱臼（鎖骨骨幹部幅を超えない），それに伴うCC間隙の拡大．
- Ⅳ型：Ⅲ型に加えて，鎖骨遠位端が僧帽筋内もしくは僧帽筋を越えて後方脱臼している．
- Ⅴ型：鎖骨遠位端に付着する筋肉および筋膜が断裂したⅢ型．鎖骨遠位端の上方偏位を認め，皮膚の隆起が存在する可能性がある．
- Ⅵ型：筋肉支持構造が断裂した鎖骨の下方偏位を伴うⅢ型．

　通常，AC関節のX線により，AC関節離開は十分に診断できる．AP像を含む通常の肩部のX線を撮像する必要がある．Ⅲ型離開からⅠ型とⅡ型離開を鑑別するための荷重撮像法の代わりに，AP内転位を撮像することが推奨される．内転位では，肩甲骨（および肩峰）が内側に回転し，固定されていない鎖骨遠位は上方に押し上げられる[4]．Ⅳ型離開を診断するには，鎖骨遠位の前後方向をはっきりさせるための軸位撮影が必要である．AC関節およびCC間隙を評価すべきである．所見が微妙または不確定である場合，頭側に10°振ったZanca撮影法か，さらに対側撮影と比較するのがよい．AC関節の幅は7mmを超えず，成人のCC間隙は13mmを超えないという，基準値を用いることもできる．また，烏口突起骨折，鎖骨骨折，またはAC関節損傷に付随しうる肩関節損傷などの関連する外傷が合併していないかも重要である．さらなる軟部組織損傷（例えば，Ⅴ型損傷のおそれがあるが，X線写真ではⅢ型と最も一致するものや，軸位撮影でははっきりしないⅣ型損傷のおそれがあるもの）が疑われる場合，MRIを撮像するとよい．冠状断ではAC関節面が斜めに映るようにすべきである．

　Ⅳ〜Ⅵ型のAC関節離開に対しては常に外科的固定を行う．Ⅰ型およびⅡ型AC関節離開では保存的加療を行う．Ⅲ型AC関節離開は，状況に応じてどちらの治療法も選択される．激しい運動を行う競技者は外科的治療を受けるが，デスクワークの人は保存的加療を行う可能性が高い．保存的加療は，安静，冷却，疼痛管理，三角巾による保護からなる．

　Ⅴ型およびⅥ型の離開は，急性期における上腕神経叢損傷に関連する神経学的症状を伴うことがある．AC関節損傷の長期合併症には，疼痛および筋力低下，変形性肩鎖関節症への進展，鎖骨不安定性，および鎖骨遠位の外傷後骨溶解がある．

設問：理解を深めるために

*1 CC靱帯損傷を伴わない高度なAC関節離開は存在しうるか？　もし存在するなら，どのようにしてか？

読影医の責務

　一般的に，肩甲骨関節離開は緊急事態ではない．時宜にかなった報告が必要である．

治療医が知っておくべきこと

- 高度の離開（Ⅳ〜Ⅵ型）には手術が必要である．
- 近傍の軟部組織損傷またはCC靱帯損傷を伴っている可能性がある場合は，MRIを考慮する必要がある．

解 答
――

＊1 はい．例えば，Ⅵ型 AC 関節離開は，鎖骨の下方偏位のため，初期では CC 靱帯の張力を低下させる．関与する外力の強さに応じて，CC 靱帯は断裂しても保たれていてもよい．一般的に，AC 関節包靱帯構造は，AC 関節を前後方向に安定化させ，CC 靱帯は上方運動に対して鎖骨を安定化させる．

CASE 77

- **病歴** 11歳女児. 人生最悪の頭痛を訴えて受診. バスケットボールの試合でチアをしてジャンプした瞬間から始まり, 左の片麻痺としびれを自覚した.

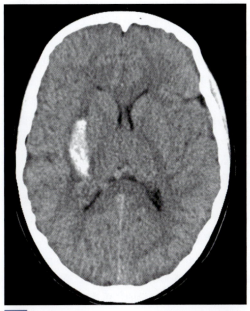

図1

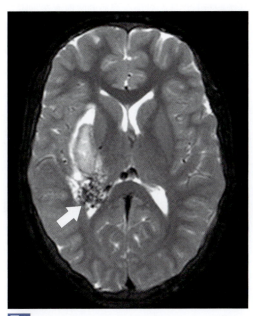

図2

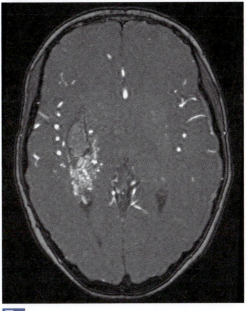

図3

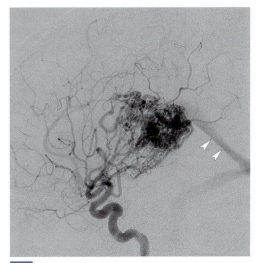

図4

画像所見

図1：頭部単純CTでは急性期の血腫を被殻の後外側と外包に認める．血腫の背側にはわずかに高輝度の部位を認める．
図2：T2強調画像の水平断では血腫の背側にflow voidが集簇している（**矢印**）．
図3：3D TOF MRAの水平断は血腫の後方に点状で蛇行した造影効果を認め動脈血流を示唆する．
図4：右内頸動脈造影の側面像では右中大脳動脈と前脈絡膜動脈から連絡する異常血管の束が造影され，直静脈洞の早期還流が認められる（**矢頭**）．

鑑別診断

画像所見は脳動静脈奇形の破裂に特徴的な所見である．非外傷性実質内血腫は高血圧，腫瘍，アミロイドアンギオパチーでも生じるが病歴，年齢，MR所見からはそれらは否定的である．他の頭蓋内血管奇形としては海綿静脈奇形，DVA，毛細血管拡張症，硬膜動静脈瘻がある．しかしながら今回のケースは動静脈奇形と取り違えることはない．

最終診断

脳動静脈奇形の破裂による出血．

解説

脳動静脈奇形は発生上の血管奇形で少なくとも1つの供血路と排血路から構成され，その間に動脈と静脈を交通する異常血管（nidus）の束がある．脳動静脈奇形の発生率は0.1％以下で出血のリスクは年間3〜4％といわれる．血管奇形は脳卒中の1〜2％，すべての脳内出血の20％にあるといわれている．そして，小児や若年成人の非外傷性頭蓋内出血の最も多い原因である．したがって特発性の脳出血が若い患者に生じたときはすぐに血管奇形の検索をしなければならない．加えて，外傷や高血圧，凝固異常がない場合や血腫の場所や形が非典型的である際は背景に血管異常があるのではないかと疑うことが重要である．非侵襲的な検査としてCTAかMRAが施行される．血管造影より正確性は劣るがいずれも出血の原因となるような血管異常の同定に対して高い感度をもつ（最大90％）．そのため血管異常を疑ったときの第1選択となっている．血管造影は動静脈奇形の診断に対するゴールドスタンダードであるが，一般的に供血路と排血路の同定をして治療計画を立てる際に施行される．交通血管に瘤を合併していることがあり，そうした場合は出血のリスクが高くなる．瘤は供血路の動脈から発生しているかもしれない．

動静脈奇形の初期治療の目標は出血の危険性と未治療の動静脈奇形の自然史からくる合併症を減じることである．治療の主流は外科的切除である．SpetzlerとMartinによるクラス分類では開頭術による合併症のリスクをいくつかの要素で分類している．すなわち，排血路は深部静脈（1点）か表層の静脈（0点）か，eloquent cortex（1点）か否（0点）か，nidusの大きさが3cm未満（1点），3〜6cm（2点），6cmを超える（3点），これらで1〜5点の点数をつける．

手術不能のものはgrade 6とする．eloquent area（訳注：切除すると重篤な障害を残す感覚，運動，言語野など）からの切除は神経学的に重篤な障害を残す危険が高い．SpetzlerとMartinによるクラス分類においてeloquent cortexとは感覚運動野，言語野，視覚野，視床下部，視床，内包，脳幹，小脳脚，小脳核を指す．

non eloquent cortex（切除の影響が永続的な機能欠損につながらない部位）は前頭葉と側頭葉の前部，小脳皮質とされている．

治療の選択肢として開頭術や血管内塞栓，放射線照射がある．複数の方法を組み合わせるのもしばしば行われるが，患者の状態や病変の部位などで決定される．開頭術は多くの動静脈奇形で理想的な選択肢となることが示されている．塞栓術は開頭術や放射線治療ができない場合，出血に対する処置や緩和的な意味合いなどの補助的な立ち位置である．供血路と排血路がそれぞれ複数ある場合は血管内治療単独は好ましい選択肢ではない．

放射線治療は外科的切除が困難である場合に死亡率や合併症率の低さから特に小さな動静脈奇形に対して代替療法として選択される．Spetzlerと

Martinによるクラス分類は外科的治療のためにあるものだが放射線療法による危険性の同定にも正確に用いられることを示した研究もある．新しく，包括的に使用できる放射線療法に対する分類法が開発されており，治療前の戦略決定に寄与している．gradeが高い動静脈奇形は今日ではガンマナイフでの治療がなされる．しかしながら大きな病変に対しては線量が大きくなるため数年後に浮腫や出血，放射線性壊死や囊胞形成などの可能性がある．完全な閉塞が達成できた場合でも，MRIでのフォローアップは治療後数年間は施行される．

設問：理解を深めるために

＊1 小児と成人におけるくも膜下出血において最も一般的な原因は何か？

読影医の責務

動静脈奇形の患者では急性の脳内出血と血管奇形そのものによる影響である．血管奇形による出血が疑われた場合は部位の特定にCTAかMRIが施行されるべきである．それらの検査でもはっきりしない場合は血管造影を施行するべきである．

治療医が知っておくべきこと

- 動静脈奇形が疑われたら場所はどこか，eloquent cortexにあるか．nidusのサイズはどのくらいか．
- 供血路と排血路はどこか．
- 動脈瘤の合併はないか．
- 以前血管内治療などを受けていないか．
- 出血があれば血腫による影響や水頭症の合併はないか．

解 答

＊1 脳内出血の最も一般的な原因は外傷である．特発性のくも膜下出血の最も一般的な原因は小児では動静脈奇形で成人では動脈瘤破裂である．

CASE 78

病歴 26歳女性．気管支鏡検査後，同日の息切れ，左胸痛．

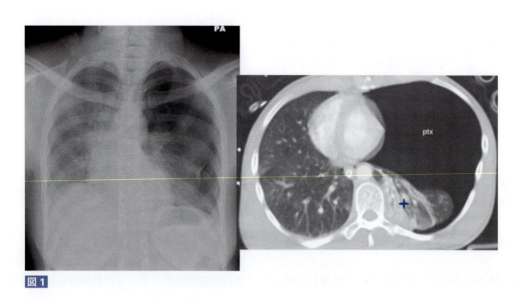

図1

画像所見

図1：胸部X線立位PA像：左肺の一部の虚脱を伴う，左肺野の異常な透過性亢進．左上葉の臓側胸膜が確認でき，縦隔は右方へ偏位し，右側と比較して左肋間のスペースが拡大している．造影CTの水平断：左気胸が明らかであり，心臓と縦隔が正中を越えて偏位しているのがわかる．左下葉が虚脱（**青色星印**）し，残りの胸腔には空気が充満している．

鑑別診断

気胸，緊張性気胸，右肺の虚脱，縦隔気腫，Poland症候群．

最終診断

緊張性気胸．

解説

緊張性気胸の臨床症状は頻呼吸，低血圧，胸膜性胸痛，気管偏位，頸静脈怒張，片側の呼吸音消失である．これらは，臓側胸膜が破れてエアリークが持続する場合に生じ，胸壁損傷を伴っていなくても生じる．これにより片側の胸腔に空気が蓄積し，胸腔圧力が上昇し，肺や縦隔構造が対側に圧排される．緊張性気胸はしばしば外傷後に起こる．他の危険因子は，中心静脈カテーテル留置などの手技後，気管支鏡検査後，人工呼吸器装着後，もともとの肺疾患などである．もし緊張性気胸が強く疑われるときは，画像による確証は必要ではなく，臨床医は胸腔内圧を減圧する目的で第2，もしくは第3肋間鎖骨中線から胸腔穿刺を行うべきである．続いて患者が安定化したら胸腔ドレーンを留置する．診断があまり確定できない患者の場合は，胸部X線写真がまず初めに行う画像検査である．緊張性気胸を疑う所見は，反対側と比較

して肋間スペースの拡大を伴う片側の透過性亢進，また気管や食道，縦隔の対側への偏位などの所見である．

設問：理解を深めるために

*1 医原性気胸がどのくらい一般的か？
*2 患者の転帰にどのような影響があるか？

読影医の責務

病状の進行の速さや致死的となる状況を考えると，迅速な報告が必要である．それにより治療医は治療を開始することができ，患者の状態を安定化することができる．関連する外傷や所見もまた報告すべきである．

治療医が知っておくべきこと

- 縦隔偏位の側，気胸の場所．

解 答

*1 気胸はICU患者において推定4〜15％で起こるとされている．そしてそれは潜在的に致死的となりうる合併症である．重症患者や意識のない患者では，ほかの疾患の病状などによりしばしば位置が非典型的であったり，複雑であったりすることから，診断はより難しくなる．医原性気胸の30〜97％が緊張性気胸に進行し，治療が行われなければ急速に増悪するため，疑わしさを示す精度の高い指標が必要となる．この状況で緊張性気胸の特徴を呈するものは非特異的である（急激な血圧低下，酸素飽和度の低下）．
*2 迅速な診断，胸腔ドレナージによる治療を行うことが鍵である．機械換気が原因の気胸の患者の死亡率は46〜77％である[3]．

CASE 79

病歴 35歳女性．急性発症の腹痛．当初は鎮痛薬によって腹痛が軽快したため帰宅となっていたが，自宅で食事をしようとしたところ腹痛が再燃した．

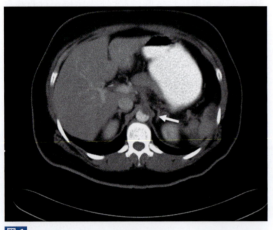

図1

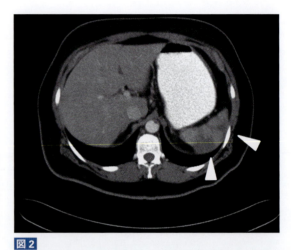

図2

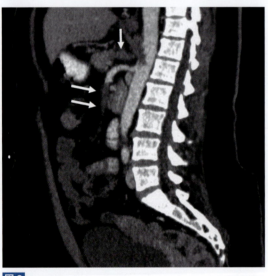

図3

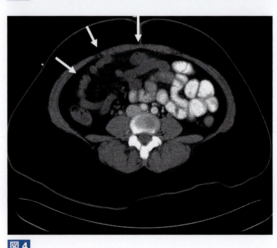

図4

画像所見

図1：上腹部の造影CT水平断では腹部大動脈内に血栓を認める（**矢印**）．

図2：上腹部の造影CT水平断で，脾臓辺縁に複数の楔状の低吸収域を認め（**矢頭**），脾梗塞として矛盾しない．

図3：腹部大動脈の造影CT矢状断では，拡張した腹腔動脈近位と上腸間膜動脈の中間位から遠位に内腔充填性の造影剤欠損が認められ，急性の血

栓塞栓として一元的に説明できる（**矢印**）．
図4：腹部の造影CT水平断では小腸壁の造影効果が消失している（**矢印**）．術中所見でこの小腸は壊死していることが確認された．

鑑別診断

上腸間膜動脈（SMA）や腹腔動脈の塞栓，大動脈解離，動脈硬化性病変．

最終診断

脾梗塞と急性動脈性腸間膜虚血をきたした血栓塞栓症．

解　説

急性腸間膜虚血は腸間膜動静脈の血流低下により引き起こされ，腸管壁が虚血に陥る．再灌流されなければ，腸管の梗塞壊死や穿孔，腹膜炎，敗血症に進行しうる．急性腸間膜虚血は死亡率や合併症率が高く，最も憂慮すべきCT所見のうちの1つである．この所見は早期にはかすかなものであるが，晩期には一目瞭然であったりと，原因や精度，罹病期間，病変部位，側副血行路などに大きく依存する．急性腸間膜虚血は腸間膜動脈や腸間膜静脈の閉塞，closed loopを形成した絞扼性腸閉塞，非閉塞性腸間膜虚血によって起こる．

急性腸間膜動脈閉塞は急性腸間膜虚血のなかで最多であり，腸間膜動脈が塞栓性（embolic）もしくは血栓性（thrombotic）に閉塞することによって起こる．血栓塞栓による急性腸間膜動脈閉塞（embolism）は通常不整脈や心筋梗塞，弁膜症，心内膜炎といった心血管系の疾患と関係する．典型的には塞栓子は中結腸動脈の分岐部付近に詰まりやすく，側副路は通常認められない．動脈性の虚血の場合，腸管壁の肥厚は通常認められないか，もしくはかなり晩期の所見であることに注意すること．

急性腸間膜動脈血栓（thrombosis）は典型的には動脈硬化性病変の晩期合併症として，慢性腸間膜虚血の患者においてacute on chronicの様式で発症する．閉塞箇所は腸間膜動脈の起始部であ

る．狭窄した動脈に遅い血流が流れている所に血栓が形成されると，腸管への血流はさらに低下する．通常，側副血行路も存在する．

急性腸間膜静脈虚血は門脈圧亢進症や感染，膵炎，最近の手術，過凝固に続発して起こる．腸間膜静脈血栓は静脈還流を阻害し静水圧を上昇させるため，腸管壁肥厚や腸間膜の浮腫・脂肪織濃度上昇，腹水貯留を引き起こす．静脈圧が高くなりすぎると，動脈還流不全を起こし虚血となる．腸管虚血の頻度は比較的低い．

絞扼性腸閉塞もしくはclosed loopによる閉塞は，腸間膜虚血を引き起こすような小腸閉塞である．その原因は通常癒着や内・外ヘルニアである．この場合はまず静脈灌流の阻害が，次いで動脈虚血が起こる．

非閉塞性腸間膜虚血は急性腸間膜虚血の20〜30%を占める[1]．腸間膜動脈の収縮により血管閉塞を伴わずに低灌流となる．低血圧に対する反射や血管攣縮によって起こる．

CTとCT血管造影（CTA）は腸間膜動脈や静脈に塞栓があるのか血栓があるのかを同定し，腸間膜虚血を診断するのに有用な検査である．MR血管造影は非侵襲的な優れたスクリーニング技術ではあるが，CTAは空間解析能が高く，画像を得るまでの時間も早い．血管造影はゴールドスタンダードであり確認と血管内治療のために用いられるが，侵襲的であり被曝量も増える．

腸管虚血のCT所見は腸管壁肥厚や腸管壁の造影効果不良，腸管内腔の拡張，腸間膜脂肪織濃度上昇，腹水などがある．腸管壁在気腫や門脈内ガス，腹腔内遊離ガスが認められた場合には，腸管の梗塞壊死や穿孔を示唆する．

急性の血栓症の治療には外科的介入，ステント挿入などの血管内治療，発症8時間以内で腸管壊死や腹膜炎所見がなければ血栓溶解療法がある．非閉塞性腸間膜虚血であれば注意深い経過観察，腸間膜静脈血栓であれば抗凝固療法，絞扼性腸閉塞であれば緊急手術を行う．

設問：理解を深めるために

*1 SMAと腹腔動脈において血栓が閉塞しやすいのはどこか？

*2 虚血腸管壁が高吸収な壁肥厚を示すのはどの時期か？

読影医の責務

急性腸間膜動脈虚血は緊急の病態であるため担当医にただちに報告しなければいけない．

治療医が知っておくべきこと

- 腸間膜虚血の原因．
- 腸間膜動静脈の開存度．
- 腸管の梗塞壊死や穿孔を示唆するような腸管気腫や門脈内ガス，腹水，腹腔内遊離ガスの有無．

解 答

*1 SMA の血栓の多くは中結腸動脈の分岐部付近に詰まる．腹部大動脈から鋭角に分岐し血流も多いことから SMA は最も塞栓しやすい腹腔内の血管である．IMA はあまり塞栓されない．腹腔動脈の塞栓は脾動脈の分枝に起こりやすく，区域性の脾梗塞を起こす．

*2 壁内出血（抗凝固療法中や十二指腸損傷，Henoch-Schönlein 紫斑病にもみられるような）や再灌流時の造影効果増強により，虚血腸管は高吸収な腸管壁肥厚をきたす．

CASE 80

病歴 76歳女性.スーパーマーケットで歩行中,左側へ転倒した.臀部痛を主訴に受診した.X線写真では骨折を認めない.

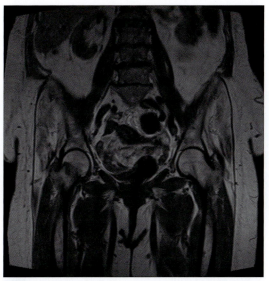
図1

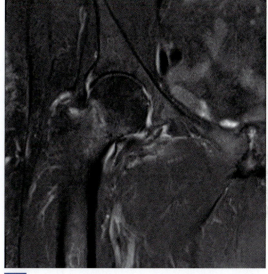
図2

画像所見

図1:骨盤全体を撮像したMRI T1強調像冠状断.右大腿骨頸部外側に大腿骨頸部の約半分ほどの長さの曲線状の低信号域を認め,それに隣接して,浮腫のためより低信号で境界不明瞭な領域がみられる.

図2:右股関節のみの脂肪抑制T2強調像の冠状断.T1強調像でみられた低信号域と一致した曲線状の低信号域を認め,隣接して著明な高信号を示す薄い辺縁を伴う.また隣接する骨髄に,より境界不明瞭な高信号がみられるのも注目するべきである.MRIの直前に撮られたX線写真は正常であった.

鑑別診断

変形性関節症,転子間滑液包炎,不顕性股関節骨折,軟部組織腫瘍または転移.

最終診断

不顕性右大腿骨頸部骨折.

解説

高齢者における股関節骨折は高い罹患率と1年死亡率に関係し,30%にのぼる[1].転位のない股関節骨折は,特に骨粗鬆症を伴った高齢者においては,時に描出困難である.平均寿命より長生きする人々が増加するにつれて,股関節骨折は次の20年で2倍に増加すると予測されている.高齢者

における典型的な受傷機転は，骨粗鬆症によってすでに強度が低下した骨への些細な外傷，多くは立位からの転倒による．

X線写真は臨床的に股関節骨折が疑われる際に最初に行われる検査であるにもかかわらず，股関節骨折に対し55～60%程度の感度しかない[2]．X線写真は骨粗鬆症，患者の姿位，そして巨体による制限を受けうる．X線写真で骨折を認めないが臨床的な疑いが残る場合，ほかのモダリティによる画像検査が求められる．MRIはX線写真で陰性だった場合，次に行われる診断的検査であり，受傷してから4時間以内に変化がみられる．ここ最近のある10年間の後方視的な研究では，X線陰性の98人中83人に骨折が存在し，高齢患者においてX線写真のみでは骨折が指摘できないことが示された[3]．T1強調画像では液体貯留や浮腫を伴った低信号の骨折線が描出され，これらはfluid sensitive sequence（訳注：脂肪抑制T2強調画像やSTIR画像などのシーケンスのこと）でよく描出される．CTでは水平断と平行な陥入骨折や偏位していない骨折を見落とす可能性があるが，救急では撮影できないこと，撮影が禁忌なことがある．核医学検査は次善の選択肢である．骨折が描出されるまでに受傷してから24～72時間は経過している必要があり，またMRI検査が行えない患者では予約する．

不顕性骨折の診断の遅れは大腿骨頭の偏位と骨壊死を潜在性に進行させうる．転位に伴い予後は悪化するため，50歳以上のX線写真で陰性の患者ではMRIでのfollow upが推奨される．治療は一般的に手術で，スクリュー固定から全股関節置換術までにわたる．転位した骨折はより積極的な侵襲的治療が必要となる．

設問：理解を深めるために

*1 疲労骨折と不全骨折は外傷性骨折より不顕性となりやすい．これらはどのようにみえ，どのように治療するか？

*2 不顕性大腿骨近位部骨折と似ており，同様に不顕性となりうるものは何か？

読影医の責務

転位のない股関節骨折に緊急性はない．時宜を得たレポートが求められる．X線写真で陰性で，患者が帰宅している場合，MRIの必要性を強調するために電話を考慮する．

治療医が知っておくべきこと

- 股関節骨折に対するX線写真の感度は，特に骨粗鬆症がある場合，完璧には程遠い．高齢患者において最初の画像検査後も股関節骨折の疑いが濃厚な場合，MRI検査を行うべきである．

解答

*1 疲労骨折は正常骨に異常な反復性の負荷がかかる結果生じ，不全骨折は正常の負荷が異常骨にかかった際に生じる．疲労骨折はアスリートのような若年成人に，よりよくみられる一方，不全骨折は原発性や2次性の骨粗鬆症を伴う高齢者に起こりやすい傾向がある．急性の疲労骨折に対するX線の感度は28%である．ゆえに，臨床的に疑いが残る場合はMRIや骨シンチグラフィを行うことが重要である．通常，X線写真では線状の硬化像とおそらく骨膜反応を示し，MRIでは骨髄浮腫を伴った低信号の骨折線を示す．治療は普通，免荷状態や安静を含む保存的治療が必要である．大半の疲労骨折は完治する．しかし，保護がなされなかった場合は進行し，外科的治療が必要になる場合がある．前述したわれわれの患者の症例では，低エネルギー外傷（ほぼ正常のストレス）（転倒）が異常骨（骨粗鬆症）に加わったため，ほぼ不全骨折よりなることを特記する．

*2 股関節骨折が疑われる患者でX線写真が陰性だった場合，後になってMRIで大腿骨近位部以外の骨折があると判明することがある．最もありふれたものとして寛骨臼骨折と閉鎖孔骨折がある．仙骨不全骨折もまた転倒に続く骨折としてまれではない．軟部組織損傷もまた起こりうる．最もよく受傷する筋肉は外閉鎖筋である．通常，閉鎖孔骨折と筋損傷は外科的治療を要さない．

CASE 81

病歴 42歳. 静脈注射薬物乱用の既往あり. 数週間で増悪する腰部痛.

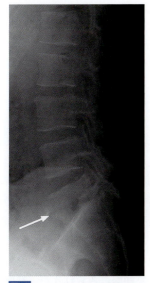

図1

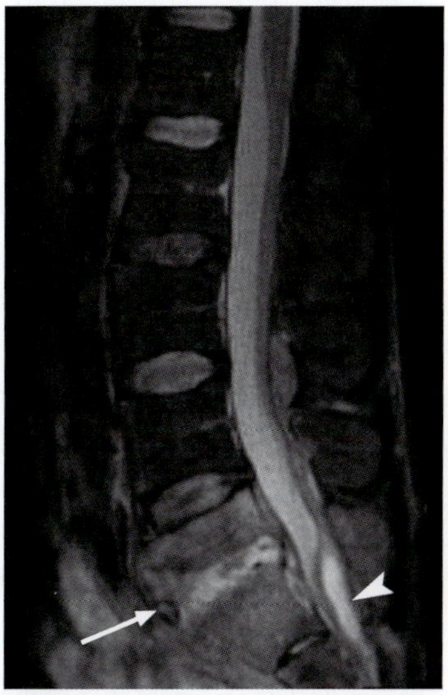

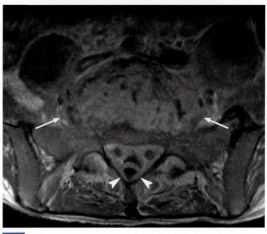

図2

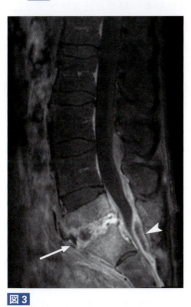

図3

図4

画像所見

図1：腰椎側面 X 線写真では，L5-S1 椎間板腔（**矢印**）の重度の圧壊を認め，L5 の下方終板および S1 の上方終板への侵食を伴う．

図2：矢状断 STIR 画像では，椎間腔内（**矢印**）および隣接する L5 および S1 椎体全体の異常高信号を認める．硬膜嚢の後方にはレンズ状の液貯留があり（**矢頭**），これにより硬膜は前方に圧排されているようにみえる．

図3，4：病巣に一致する脂肪抑制の造影 T1 強調矢状断（**図3**）および造影 T1 強調水平断（**図4**）では，L5-S1 の椎間腔（**矢印**）および隣接する椎体に造影効果を認める．さらに，腰筋の部分を含む硬膜外軟部組織および椎骨前軟部組織に異常な造影効果を認める．また，脊柱管を圧迫している前述の硬膜外液貯留（**矢頭**）の辺縁に沿った造影効果も認める．

鑑別診断

この症例の画像所見は，本質的に感染性脊椎炎に特徴的なものであるが，このような症例では，化膿性および非化膿性（通常は結核性）脊椎炎を区別することが有用となる．TB（結核：tuberculous）脊椎炎は，胸部脊柱が好発部位であり，椎間板が相対的に保たれたまま椎体圧壊する傾向にある．これは化膿性椎間板炎との鑑別に役立つ．化膿性椎間板炎は腰椎が好発部位であり，比較的高度な椎間腔の狭窄を引き起こす．加えて，複数の椎体に及びうる靭帯下方症波及は，結核性脊椎炎においてより典型的にみられる．椎間板変性症は，MRI では椎間板と終板に感染と同様の信号を認めるが，これほどの椎体終板破壊や軟部組織の造影効果は認められない．慢性腎疾患の血液透析を受けている患者では，画像上，椎間板炎に似た破壊性脊椎関節症が認められ，同様の関節症は神経原性脊髄疾患の患者にもみられる．透析性脊椎関節症では，T1 強調画像および T2 強調画像の両方において，椎間板および隣接する終板の信号が低下していれば，感染性から区別することができることが多いが，時には T2 強調画像で，椎間板および椎体が高信号となるため，感染性脊椎炎との区別が困難となる．神経障害性脊椎関節症は感染症よりも椎間板内真空現象，椎間関節病変，および脊椎すべり症が起こりやすい．この症例では，硬膜外膿瘍の存在は根本的にこれらの2つの疾患を除外する．椎骨転移は複数の隣接する椎骨レベルおよび硬膜外腔に発症することがあるが，一般的に介在する椎間腔は保たれている．

最終診断

硬膜外膿瘍を伴う化膿性脊椎椎間板炎．

解説

米国では，感染性脊椎椎間板炎のほとんどの症例が化膿性細菌病原体によって引き起こされ，これらの症例の約 2/3 では単一の起炎菌が同定されている．黄色ブドウ球菌が最も一般的な起炎菌であり，グラム陰性桿菌および連鎖球菌/腸球菌がそれに続く．グラム陰性桿菌は，免疫抑制，糖尿病，静脈注射の使用，胃腸および泌尿生殖路の手術に関連して頻繁にみられるが，脊椎手術に合併する感染は最も一般的には黄色ブドウ球菌によって引き起こされる．結核，ブルセラ症または真菌などの非定型感染に起因する脊椎椎間板炎の症例は，米国ではまれである．しかし，免疫抑制患者，ホームレス患者，または静脈注射薬物使用者の間では，TB が脊髄感染の原因となりつつある．TB 脊椎炎は，感染性脊椎炎の症例の 46％ までを TB 脊椎炎が占めている風土病地域から移住した患者にもみられる．

脊椎の感染は，3 つの経路（①血行感染，②直接外部接種，③隣接する組織からの波及）を介して発生する．これらのうち，血行感染が最も一般的である．成人患者では，血行性脊椎椎間板炎は，前縦靭帯の後方の椎体終板に隣接する細動脈から起こる．次いで，感染は椎体から椎間腔に広がり，さらに隣接する終板に広がる．小児では，動脈吻合および血管チャネルが椎間板に穿通して残存しており，微生物が直接椎間腔に接種され，孤立性椎間板炎を引き起こす可能性がある．これらの吻合は約 13 歳でなくなり，それ以降，椎間板は無血管になる．

化膿性脊椎椎間板炎の年齢分布は2峰性であり，幼児期および60代にピークがある．これに加えて，感染性脊椎椎間板炎を発症する他の危険因子には，加齢，アルコール依存症の他，肝硬変，悪性腫瘍，腎不全などの慢性疾患が含まれる．患者は，古典的には安静や鎮痛薬によって緩和されない背部痛または頸部痛を最もよく呈し，化膿性感染患者の60〜70%が発熱を呈する．神経学的障害は患者の50%までに認められるが，対麻痺などの重度の障害はまれである．症状は通常，潜行発症であり，初期症状発症から2〜6か月（典型的にはTBの場合より長い）遅れて診断されることが一般的である．化膿性椎間板炎の患者では，腰椎が最も多く罹患しており（60%），次いで胸椎（30%），頸椎（10%）と続く．多発病巣は，化膿性感染患者の5〜18%で認められ，結核性患者では20%以上で認められる．

この症例の画像所見は，MRIにて椎体終板の破壊，骨髄と椎間板の異常信号と造影効果，および椎体前方と硬膜外軟部組織の造影効果を伴う進行した化膿性脊椎椎間板炎として典型的である．早期の椎間板炎は診断するのが難しいかもしれないが，早期椎間板炎のかなり信頼できる徴候はT2強調画像での髄核内裂の消失である．硬膜外膿瘍は，術後脊椎椎間板炎以外の症例の4〜38%に合併すると報告されている．硬膜外膿瘍という用語は，厳密には誤称である．なぜなら，液貯留もしくは軟部組織塊として現れるどんな硬膜外の感染過程も，硬膜外膿瘍と考えられるからである．この症例では，広範囲の硬膜外蜂窩巣および離散した液貯留の両方が存在した．硬膜外膿瘍があると，一般的に外科手術の適応とみなされる．

感染性脊椎炎の治療は，特異的病原体を標的とする．血液培養は，原因となる細菌を特定する最も簡単でコスト効率のよい手段であり，検出率は40〜60%である．生検は血液培養が陰性であった患者に考慮されるが，症例の39%も陰性となることがある．

設問：理解を深めるために

*1 結核性脊椎炎の症例では，化膿性脊椎椎間板炎に比べて椎間腔が保たれるのはなぜか？

読影医の責務

感染性脊椎炎の所見は依頼した臨床医にただちに伝え，椎間板炎の疑いのある症例については軟部組織と脊柱管の損傷を最も評価できるMRIを提案する必要がある．公式の読影報告書には，感染範囲，椎体圧壊の程度，硬膜外膿瘍または傍脊椎膿瘍の存在，脊柱管の障害程度を含めるべきである．さらに，椎間板炎が非定型病原体（例えば，結核）によって引き起こされた可能性があることを示唆する所見がある場合は，これも記載するべきである．

治療医が知っておくべきこと

- その経過は病因として感染性か非感染性のどちらの可能性が高いか．感染が疑われる場合は，それが非定型病原体（例えば，結核，ブルセラまたは真菌）によることを示唆する所見があるか．
- ただ1つの椎間板が侵されているか．または複数のレベルで侵されているか．
- 硬膜外腔または隣接する傍脊椎軟部組織に膿瘍の所見はあるか．
- 脊柱管の重度な障害はあるか．

解答

*1 結核性脊椎炎の場合，通常の化膿性細菌とは異なり，結核菌 *Mycobacterium* が椎間板を消化する蛋白質分解酵素を欠いているため，椎間腔が保たれる可能性が高くなる．

CASE 82

- **病歴** 交通外傷.

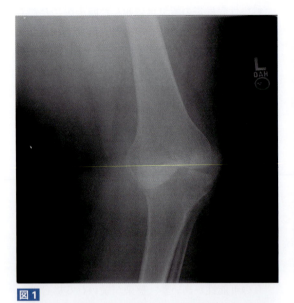

図1

図2

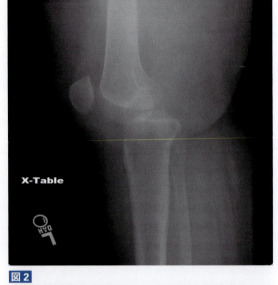

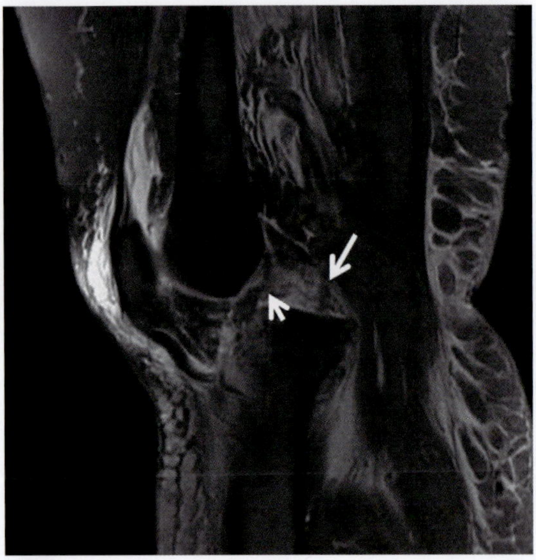

図3

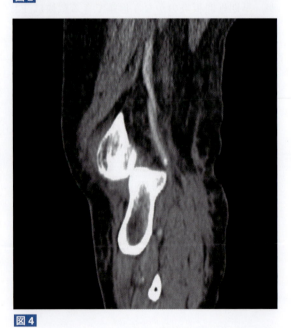

図4

画像所見

図1,2：左膝の単純X線写真（仰臥位での正面像およびcross table側面像）．脛骨は大腿骨から後方やや外側に偏位しており，著しく内反している．また膝蓋骨も外側に偏位している．骨折は認められない．

図3：MRI矢状断では，脛骨高原は後方へ著明に偏位し，ACL（**短矢印**）およびPCL（**長矢印**）は完全に断裂している．外側側副靱帯の大腿骨への付着部も裂離している（**本書には非掲載**）．

図4：CT angiographyの再構成画像矢状断では，膝窩動脈は脛骨大腿関節レベルまで造影されているが，それより末梢は造影されず，完全に閉塞している．

鑑別診断

神経血管損傷を伴う，もしくは伴わない膝関節脱臼（前方，後方，内側，外側，回旋型）．

最終診断

靱帯および膝窩動脈の損傷を伴う膝関節後方脱臼．

解説

膝関節脱臼はまれだが，通常，激しい外傷により生じ，神経血管損傷が関連することから救肢のために緊急対応を要する損傷である．医師による評価の前に自然に整復する可能性があり，多発外傷例では他の損傷に紛れてしまうことがあるため，膝関節脱臼の正確な頻度は不明である．未整復の脱臼は身体所見上明らかだが，自然に整復している場合には，過小評価しかねない．

膝関節脱臼は，脛骨大腿関節の破綻を意味しており，前・後十字靱帯双方の断裂，もしくは膝関節の靱帯の少なくとも3～4本の断裂が生じている．このような多発する靱帯損傷は，交通外傷やコンタクトスポーツの他，肥満患者の転倒など，さまざまな程度の外傷で生じる．高エネルギー外傷での脱臼は，重篤な軟部組織損傷，特に神経血管損傷を伴いやすい．また低エネルギー外傷の場合でも，神経血管への影響はないとはいえない．

膝関節脱臼の予後予測や治療方針のための分類は多数存在する．解剖学的な分類は，以下のように大腿骨に対する脛骨の偏位方向により記される．前方（最も頻度が高い，過伸展による），後方（2番目に頻度が高い，脛骨近位への直接外力による），内側，外側，回旋型（まれ）．この分類の利点は，解剖学的にも放射線画像的にも明確なことであるが，診察の前に自然整復していると評価できず，予後予測や治療方針決定には限定的となる．断裂した膝関節の靱帯に基づく分類では，時に麻酔下でのMRIを要するが，予後予測や治療方針の決定には非常に有用である．しかし急性期ではこれらの分類はさほど重要ではない．なぜなら神経血管損傷はどの形態の膝関節脱臼でも起こる可能性があり，そのリスクは外傷のエネルギーの程度に依存するからである．

膝窩動脈損傷は，直接損傷でも伸展損傷でも起こり，膝関節脱臼の20～40％の症例で生じる．これは膝窩動脈の中枢側は内転筋裂孔に比較的しっかりと固定され，遠位側はヒラメ筋腱弓を貫通して走行していることに起因する．前後方向への脱臼の際には伸展損傷による膝窩動脈損傷がみられ，後方脱臼では直接損傷の頻度が高い．腓骨神経損傷は，膝関節脱臼の1/3までの症例でみられる．隣接する腓骨頭部骨折による直接損傷の他，腓骨神経の腓骨頭部に巻きつくような走行と関連して伸展損傷でも生じる．

膝関節脱臼が臨床的に疑われれば，下肢の血流を最優先で評価すべきである．もし血管損傷を8時間以上未治療で放置した場合，下肢切断のリスクは86％に至り，8時間以内に治療することができればリスクは11％となる[1]．身体所見から下肢の血流途絶が明らかであれば，緊急血管外科手術の適応となるが，手術ができない状況では神経血管系への伸展や圧迫を解除するため，ただちに整復（可能なら徒手整復）を行う．整復後，もしくは整復できない場合，次のステップとして画像による血管の評価を行う．膝窩動脈の評価には血管造影やCT angiographyが用いられる．CTは血管造影よりも容易に施行可能で，被曝量も少ない．もしCTや血管造影が行えなければ，ドプラ超

音波やABI（足関節上腕血圧比：ankle brachial pressure index）で代用する[2]．血管損傷の種類には解離，断裂，血栓閉塞がある．解離例では内膜フラップがみられ，経過中に解離が進展する例もある．

X線写真（仰臥位での正面像およびcross table側面像）で脛骨大腿関節のずれが脱臼を示す唯一の画像所見の場合がある．関節液貯留については，孤立性の十字靭帯損傷ではしばしば多量の関節液貯留が認められるが，膝関節脱臼により関節包が破損すると関節液は減少する．また関節液貯留があるからといって，急性期の損傷があるとはいえない．

設問：理解を深めるために

*1 膝関節脱臼に対して，整復後，神経血管の再評価の後に行う治療は何か？
*2 動脈損傷以外の，膝関節脱臼の合併症は何か？

読影医の責務

膝関節脱臼は緊急疾患であるため，主治医に直接連絡をとる必要がある．

治療医が知っておくべきこと

- 膝関節脱臼の概要．
- （低エネルギー外傷であっても）下肢切断のリスクがある血管損傷を合併する可能性があり，CTや血管造影での膝窩動脈の画像評価が必要である．
- 合併する骨折．

解 答

*1 膝関節脱臼に対する整復術と血管損傷の治療後，膝関節の安定性回復のために手術が行われる．またMRIで，靭帯損傷の程度，半月板損傷，骨折など損傷の詳細を評価する．安定性回復のための外科的治療の成績は保存的治療と比較して非常によい．保存的治療では，長期の安定性や損傷前の状態への回復の確率は低い．

*2 急性期では，膝関節脱臼は時にコンパートメント症候群や神経損傷，深部静脈血栓症を合併する．血管損傷合併例では，コンパートメント症候群のリスクを考慮して，下腿の4つのコンパートメントに対して予防的に筋膜切開術がしばしば行われる．腓骨神経は脱臼時に伸展や挫滅などの損傷が生じることがある．症状にはdrop footと呼ばれる運動障害や感覚障害がある．腓骨神経損傷は神経伝達速度や筋電図で評価されるが，治療は困難で，予後も不良である．他の末梢神経損傷と同様に，一般的には損傷後3～6か月が経過しても回復がみられない場合に外科的治療が試みられるが，靭帯再建術時に同時に行うという意見もある．深部静脈血栓症のリスクは，血管損傷を伴う膝関節脱臼では特に高い．

CASE 83

- **病歴** 近距離射撃による銃創.

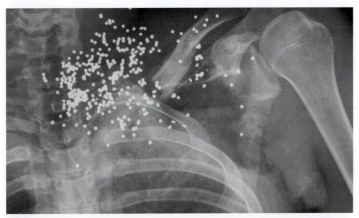

図1

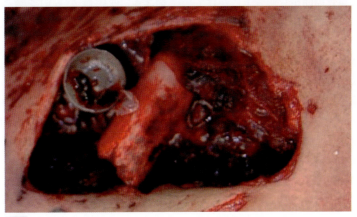

図2

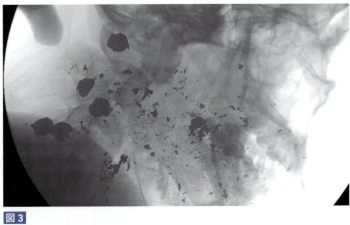

図3

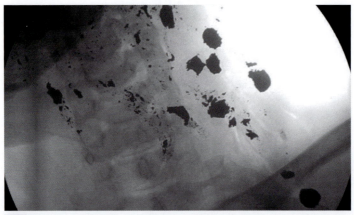

図4

画像所見

図1：死後に撮像された左前胸部の単純X線写真AP像．左鎖骨骨幹部の粉砕骨折および多数の小径で円形の金属影が鎖骨周囲から鎖骨上にかけて認められる．金属影の口径は鎖骨に比して非常に小さい．

図2：死後に撮像された上前胸部の写真．広範囲の皮膚欠損の内部に，粉砕骨折による鎖骨骨片のほかに，中央に印象的な円形で灰色の構造を認める．これはショットガンの実包（シェル）の中にあるワッズと呼ばれる部品である．

図3，4：他患者で死後に撮像された透視画像の側面（**図3**）および正面像（**図4**）．左外側頸部に多数の粗大な金属影がみられる．最大のものは鎖骨とほぼ同径である．正面像では微小な金属影が粗大な陰影の近傍に線状に分布して認められ，隕石のようにみえる．

鑑別診断

低エネルギーのハンドガンによる銃創，高エネルギーの狩猟銃による銃創，近距離からのショットガンによる銃創，長距離からのショットガンによる銃創．

最終診断

図1，2：近距離からのショットガン（バードショット：小粒の玉）による銃創．
図3，4：近距離からのショットガン（バックショット：大粒の玉）による銃創．

解説

ショットガンは多数の小弾丸，散弾を発射することができる銃火器で，狩猟用や軍事用ライフルと比して発射エネルギーは低い．散弾はショットガンシェルの中に封入されている．ショットガンシェルはプラスチック製のシェルと金属製（真鍮）ヘッド，プライマー，火薬，（通常プラスチック製の）ワッズで構成されている．散弾は通常は鉛製であるが，狩猟時には鉛は用いることが禁止されており，鉄製の弾丸が用いられる．発射時には散弾とともにワッズが射出されるが，ワッズは発射後，空気抵抗により数メートルで落下する．ショットガンはライフルと同様に長い銃身をもっているが，散弾を散開発射させるためライフリングは刻まれていない．ゲージ番号は1ポンド/ゲージ番号が銃口と同径の鉛玉重量となるよう決められており，12ゲージは20ゲージよりも大径である．

散弾は主にバードショットとバックショットの2つに分けられる．バードショットの寸法は

0.16〜0.23インチ，バックショットは0.24〜0.6インチである．ショットガンによる銃創の大多数はバードショットによる．バックショットはハンドガンやライフルに用いられる弾丸とほぼ同径である．散弾の数はシェルのゲージ数に反比例している．単体弾（スラッグ弾）も使用可能である．ショットガンシェルや散弾の詳細については本書の範疇を超えており，ご所望の方は別書を参照されたい．

破壊力は距離によって非常に変化する．散弾は距離が増すにつれて散開して射出されるため，ターゲットに命中しやすい．近距離射撃による銃創では，散弾が1つの塊のように振る舞うため，重篤な軟部組織欠損をきたす．長距離射撃の場合には，散弾の1つひとつが個々の弾丸として作用するため，皮膚に多数の貫通創を生じる．Bartlettは，バードショットによる銃創について，射撃距離に基づいて軟部組織損傷の程度や治療の原則について記している[1]．

- **Type III**：3m以内（至近距離）．極めて重篤な軟部組織損傷をきたす．創内にワッズが認められることがある．重篤な骨折や血管損傷，神経損傷，感染症のため，長期間の積極的な入院治療を要する．
- **Type II**：3〜7m．重篤な軟部組織損傷をきたす．ワッズが創内に認められることはない．治療はType IIIと同じ．
- **Type I**：7m以上．皮下組織や筋膜に多数の低エネルギーの銃創が認められる．治療は低エネルギー損傷に準ずる．
- **Type 0**：7〜20m．多数の皮膚の貫通創のみ．治療は低エネルギー損傷に準ずる．

距離が40〜50mを超えると，皮膚の貫通はほとんどみられない．バックショットの場合は，弾丸が非常に大きいため有効射撃距離は長く，135m以上離れていても重篤な損傷をきたす．

X線写真は，銃創では骨折や軟部組織損傷の評価や弾丸の位置同定のために用いられる．弾丸の種類の同定のためには，X線写真を非常に丁寧に読影する必要がある．バックショットのサイズは最小のものでも0.24インチ（6mm）ある．バードショットは基本的に大きく6mmを下回っており，同定は比較的容易である．しかし，弾丸の種類を正確に同定するためには，X線検出器と被写体の距離から画像の拡大率を導き出し，精密に口径の測定を行う必要がある．ただし散弾のサイズには数％のばらつきがあるため，サイズを正確に測定することは容易ではない．CTでは，ビームハードニングやメタルアーチファクトにより散弾の口径を測定することは難しい．鉛製の散弾は骨に当たると変形するが，それ以外の金属の散弾は変形しない．ワッズは放射線透過性であり，X線写真ではみえない．

バックショットは目標に対して最大限に弾丸の運動エネルギーが伝わるよう設計されている．弾丸の形状は丸く，ジャケット（弾頭の金属製の覆い）がないことが特徴である．これにより散弾は目標に衝突した際に断片化し，それぞれの破片が1つひとつの弾丸として作用する．断片化した鉛の弾丸は体内で"lead snow storm"（鉛の吹雪）と呼ばれる隕石様の軌跡を示すことがある．この現象はパーシャルジャケット弾（弾頭の先端部分以外を真鍮で覆った弾）を用いた高速狩猟用ライフルによる銃創で最もよくみられる．

設問：理解を深めるために

＊1 billiard ball effectとは何か？
＊2 左右大腿に多数の散弾がみられるが，右の肺底部にも孤立して弾丸の破片が認められる．何が起きているか？

読影医の責務

ショットガンの弾丸があること自体は緊急病態ではないため，適切な時期に報告書を作成する．

治療医が知っておくべきこと

- 散弾の部位．
- サイズによるバードショットとバックショットの鑑別．

解答

＊1 至近距離でのショットガンによる銃創の場

合,複数の散弾は一塊となって目標に衝突するが,その際,強い抵抗から急速に減速する.体内で減速した弾丸に,後からきた弾丸が衝突し,散乱し広がる.これはビリヤードで的玉が散らばる様子に似ていることから billiard ball effect と呼ばれる.その結果,至近距離での銃創が長距離でのショットガンの銃創のようにみえることがある.

＊2 散弾が血管内に迷入し,肺や脳の血管内に認められることがある.無症状であることが多いが,肺塞栓症や脳梗塞,心筋梗塞を引き起こすことがある[2].

CASE 84

病歴 26歳.手を開いた状態で転倒した.

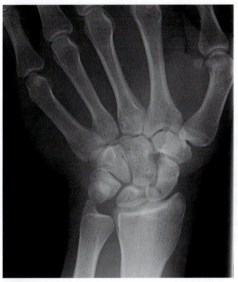

図1

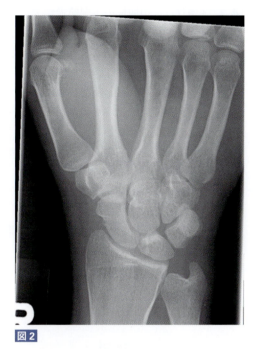

図2

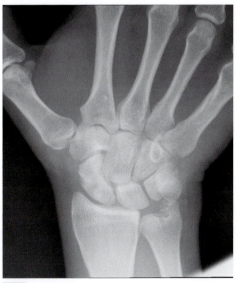

図3

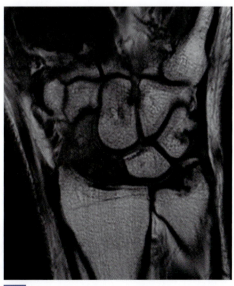

図4

画像所見

図1：1例目の左手関節尺屈位背掌（PA）像．舟状骨近位端に転位のない斜骨折を認める．

図2：2例目は，拳を握った状態で右手関節の背掌（PA）像が撮像されており，舟状骨頸部に転位のない骨折を認める．

図3：3例目は，中間位の手関節撮影で，ここでは尺屈位の背掌（PA）像が示してある．舟状骨の中間部から近位にかけ，透亮像らしき所見と硬化像が入り交じっている．

図4：続いて手関節MRI画像が撮像され，ここではT1強調画像冠状断が提示されている．ほぼ横断するような完全骨折が，舟状骨近位端にみられ，舟状骨に限局した広範な骨髄浮腫を認める．

鑑別診断

橈骨茎状突起骨折，舟状骨骨折，月状骨脱臼．

最終診断

舟状骨骨折．

解説

舟状骨骨折は，多くは活動的な若年者に起こり，典型的には20代男性である．また，手根骨骨折の大半を占める．舟状骨骨折は，手を開いた状態での転倒が多く関係し，その結果として手根部に強制的な背屈が起こる．この肢位では，舟状骨は，橈骨遠位端の背側関節唇と地面の間にはさまれるが，強力な靱帯支持組織により，その部位に保持される．その結果，舟状骨のくぼんだ掌側面に強い伸張ストレスが加わる．舟状骨骨折の好発部位は，高頻度順に中央部（腰部），近位部，遠位部，結節部（遠位掌側の突出部）となる．症状は多くは橈側手関節痛で，いわゆる「解剖学的snuff box（かぎタバコ入れ）」に起こり，ごく軽度の腫脹を伴う．また，関節可動域の低下を伴うこともある．

舟状骨骨折については，いくつかの分類法が存在している．最も広く用いられているのは，Herbert分類で，この分類は舟状骨折の急性と慢性の骨折いずれも分類している．

- **Type A**：
  - A1：結節部の骨折，A2：腰部の転位のない骨折．
- **Type B**：
  - B1：遠位1/3斜骨折，B2：腰部の転位のある骨折，B3：近位端骨折，B4：脱臼骨折，B5：粉砕骨折．
- **Type C**：遷延治癒．
- **Type D**：偽関節形成．

この分類法では，近位端骨折と，遠位斜骨折は常に不安定である．しかし手関節部の骨折では，転位が存在するとき初めて不安定とみなされる．不安定骨折が示唆されるのは，1 mm以上の転位があるとき，または舟状月状骨間離開を含めて手根部関節障害が関与するときである．後者の手根部関節障害においては，側面像で有頭月状骨角が15°以上，側面像で舟状月状骨角（遠位の骨片との関係が計測される）が70°以上，これらが不安定性を示す所見となる．

単純X線写真は，第1選択にふさわしい検査法で，大半の症例で診断に至ることができる．舟状骨評価に対する典型的な単純X線写真は，通常の背掌(PA)像や側面像であり，これに舟状骨ビューとして回内斜位像が補足として加わる．舟状骨ビューは，尺屈位背掌（後前）方向で撮像されるが，このとき舟状骨は背側方向に回旋し，背掌（後前）方向での輪郭はより長くみえるようになる．そして，舟状月状骨間関節にかかる負荷は増加する．Herbertが推奨するのは，日常的な方法ではないものの，舟状骨骨折を疑う患者全例において両側の手関節撮像を行うことである[1]．対側手関節との比較が非常に有用である．舟状骨骨折は，多くは単純X線写真で診断できるが，完全というわけではない．初回単純X線写真は感度65〜85%であり[2]，舟状骨骨折が疑われる患者では，単純X線写真が陰性であっても，20%までの患者において，後に舟状骨骨折が判明する．単純X線写真陰性という状況では，3つの詳細画像評価の選択肢がある．CT，MRI，骨シンチである．最近のメタアナリシスによれば，これら検査法3つの感度はそれぞれ85.2%，97.7%，97.8%で，特異

度はそれぞれ 99.5%，99.8%，93.5% である[4]．フォローアップの単純 X 線写真の感度については，データがきわめてまちまちで，非常に低感度を示すものから高感度を示すものまで幅広く存在し，フォローアップ期間も幅が広い[4]．MRI では急性期骨折は通常 T1 強調画像でかなりの低信号曲線を示すのが特徴である．対応する領域では，液体成分に感度の高いシーケンス（訳注：STIR 画像や脂肪抑制 T2 強調画像など）において，低または高信号を示す．隣接する骨髄浮腫は，T1 強調画像で低信号を示し，液体成分に感度が高いシーケンスでは高信号を示すことも特徴である．骨折線はMRI においてすら，捉えにくいことがある．しかし関連する広範な骨髄浮腫は，骨折に対してMRI がもつ高感度の所見といえる．一般に，舟状骨骨折が疑われるときのアルゴリズムは，単純 X 線写真から始まる．もし単純 X 線写真で陰性であった場合は，迅速な MRI 検査を考慮すべきである．別の方法としては，副子固定を行い，単純 X 線写真の再撮像を最低でも 2 週間後に繰り返す方法もある．

転位の有無を確定することは非常に重要な問題である．転位を伴う骨折は，伴わない骨折（6%）よりも，より高い確率（46%）で骨癒合不全（偽関節）をきたす[2]．単純 X 線写真で転位を特定できるのは，撮影時には 20% にすぎない．そこでCT は転位の評価に有用となりうる[3]．

安定し転位のない舟状骨骨折は，副子と短上肢ギプス包帯を用いて 2〜3 か月間治療が行われる．不安定な舟状骨骨折は，外科的処置による治療が行われる．それは通常，徒手整復，経皮的固定または観血的整復，内固定である．この処置は通常，1 つのスクリュー内に異なるピッチをもつスクリューが用いられる．つまり，遠位側は低いピッチ（ねじ山間は広いスペースをもつ）で，近位側は高いピッチをもつ（訳注：低いピッチとは一定距離にあるねじ山の数が少ないことを，高いピッチとはその数が多いことを意味する）．近位側ではスクリューが 1 回転して進む直線上の距離は小さく，遠位側ではその距離は大きくなっている．スクリューの近位面は，近位骨片側に固定されたまま，遠位骨片は近位骨片方向に向かって進むことになる．そうすることで骨折点で接合と固着が促進されることになる．遠位端での骨折は，ギプス固定により通常 2 か月以内に治癒する．

この損傷では高い確率で骨壊死をきたすため，骨壊死が存在する場合は骨移植術を用いた外科治療が必要となる．舟状骨の大部分が関節軟骨で覆われるため，舟状骨の動脈血流の供給のための入り口は 2 か所しかない．1 つは腰部近傍（橈骨動脈の背側枝）で，もう 1 つは遠位部（橈骨動脈の掌側分枝）である．舟状骨の近位側 2/3 は，橈骨動脈背側分枝に由来する逆行性（訳注：末梢から中枢側に向かう方向）の骨髄内血流に完全に依存している．それゆえ，近位の骨折のため，遠位側から唯一の動脈血流が遮断されてしまった場合，骨壊死を起こしてしまう．骨壊死の診断は，単純 X 線写真での硬化性変化を捉えるか，MRI での低信号を捉えることで特定される．早期の骨壊死を，例えば造影 MRI ダイナミック撮影を用いることで，確実に検出できるかどうか．これはまだ結論が出ていない．舟状骨の変形治癒や骨癒合不全（偽関節）もまた，他部位の多くの骨折と同様に，合併症の 1 つであり，結果として握力の低下や変性変化に陥る．

設問：理解を深めるために

＊1 「ハンプバック変形」とは何か？

読影医の責務

舟状骨骨折は緊急を要するわけではない．適切なタイミングでのレポート作成が必要である．

治療医が知っておくべきこと

- 骨折部位．
- 転位：明瞭でない場合は CT も考慮すべき．
- 関連する手根骨の障害（例えば舟状月状骨間離開，月状骨周囲脱臼）．
- 単純 X 線写真陰性であっても，舟状骨骨折は除外できない．迅速な MRI，または臨床的かつ単純 X 線写真でのフォローが行われるべきである．

解 答

＊1 ハンプバック変形（humpback deformity）は，近位舟状骨の骨片はアライメントを保ったまま，月状骨および舟状骨遠位が曲がり，掌側に回旋することで，舟状骨内角の増加をきたす．この舟状骨内角が45°以上の場合，予後不良と関連する．この予後不良は，多くは骨癒合不全（偽関節）である．

CASE 85

■病歴 37歳男性．新たに出現した著明な下肢筋力の低下と記憶障害で受診．

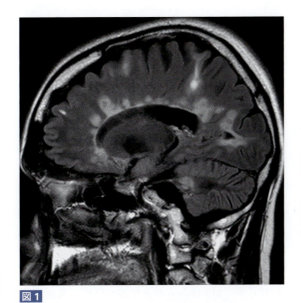

図1

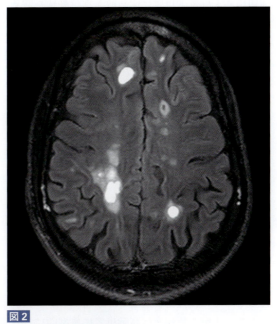

図2

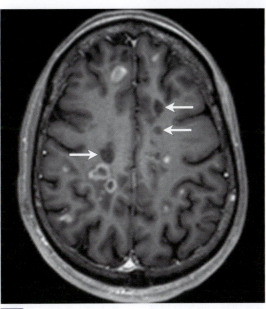

図3

画像所見

図1：正中よりわずかに左側のFLAIR矢状断像では無数の高信号白質領域を認め，それらの多くは側脳室に隣接し，脳梁辺縁に垂直方向にみられる．脳の萎縮と比較し脳溝が目立っている．

図2：側脳室直上の断面のFLAIR水平断像では半卵円中心と皮質下白質に広範囲な高信号域を認める．

図3：造影T1強調水平断像では一部の白質領域の辺縁と内部に造影効果を認める．FLAIR像で強い高信号を示す領域と比較し，増強されている領域があることに注目すべきである．両側前頭葉には，"black holes" による低信号領域がみられるのも注目に値し（**矢印**），これらは脱髄や軸索消失を示唆する．

鑑別診断

本症例の所見はMS（多発性硬化症：multiple sclerosis）の急性増悪に特徴的であるが，画像上では他の疾患も同様の白質領域病変を示しうる．良性のものでは慢性白質病変や片頭痛がMSの鑑別となる．大脳白質病変は高齢患者に典型的にみられ，しばしば長期に及ぶ高血圧症があり，これによる白質領域病変は造影されない．40歳未満の若い片頭痛の患者では巣状のT2高信号域が主に皮質下白質にみられる．これらの領域は前頭葉と頭頂葉に好発し長期間不変である．VR（Virchow-Robin）腔はCSF（脳脊髄液）を含む拡張した血管周囲の腔である．VR腔がよくみられるのは基底核，半卵円中心，そして放線冠である．これらはT1強調像で低信号，T2強調像で高信号を示す点でMRI上MSのプラークのようにみえるが，FLAIR像ではこれらの腔に含まれるCSFによって低信号を示す点でMSのプラークと鑑別される．多巣性に造影効果を示す領域を認めた場合，多発脳転移も鑑別に挙がる．通常，多くの転移は造影されるが，MSでは活動性のプラークのみが造影される．加えて，脳転移は辺縁に血管性浮腫をきたす傾向があるが，MSのプラークではみられない．ADEM（急性散在性脳脊髄炎：acute disseminated encephalomyelitis）もまたT2高信号領域が白質にみられる疾患の鑑別に挙がるだろう．ADEMの病変は小さいものから非常に大きいものまで幅があり，典型的には脳梁内を侵さない．ADEMは小児に起こるのが最も一般的であり，典型的には些細なウイルス感染症や予防接種後に続発する．

最終診断

MSの急性増悪．

解説

MSは西欧諸国では最もありふれた脱髄性疾患であり，最大で35万人のアメリカ人が発症している．この慢性炎症状態の病態は正確には不明だが，今のところは自己免疫によるものと考えられている．若年や中年成人において，MSは非外傷性の神経障害の原因の主流である．統計上，古典的にはMSは若年女性に発症し，30歳前後が1つのピークとなる．若年女性優位に発症するにもかかわらず，MSはあらゆる年齢や性別に発症しうる．

MSは画像を用いて診断されており，画像診断は初回では診断過程の補助として，後に病状進行の評価手段として用いられる．臨床症状は多彩で，脱力，麻痺，視力障害といった漠然とした神経症状から，排尿や排便障害，失明，認知症といった最悪の症状まで幅がある．脳神経障害も起きうる．

MRIはMS患者の評価の際に選択肢となるモダリティである．古典的な所見は脳室周囲白質に脳梁に対し垂直方向を向いた多巣性，卵円状のT2/FLAIR高信号域がみられ，矢状断像で最も検出しやすい．脳梁辺縁に発生したこれらの領域は，"Dawson's fingers" と呼ばれる．通常，T2高信号域は皮質下白質，脳梁，小脳，視神経，脊髄にもよくみられる．これらのT2高信号プラークはT1低信号域と一致する．正常灰白質の信号以下の著明なT1低信号を呈するMSのプラークは，"black hole" と呼ばれ，髄鞘や軸索の永続的な消失を示唆し，患者の障害や臨床症状と対応しうる．FLAIR像はテント上の病変の検出に優れるが，後

頭蓋窩，脳幹，脊髄病変の検出にはT2WIには及ばない．造影T1強調像は活動性プラークに結節状，リング状や弧状の増強効果がみられうる．増強領域の感度は臨床検査より疾患活動性の検出に優れている．MSプラークの増強効果は普通2～8週間残存するが，6か月を過ぎてもみられることがある．病状が進行するにつれ，脳の全体的な萎縮，脊髄萎縮，そして脳梁の容量減少がみられうる．

現在，MSの治療は病状の進行抑制が中心である．これらの治療にはインターフェロンやステロイド，モノクローナル抗体がある．これらの治療の多くは少なくとも中等度の疾患制御効果を示すが，副作用もみられる．これらの免疫抑制薬のいくつかは中枢神経系においてJCウイルスの活性化によるPML（進行性多巣性白質脳症：progressive multifocal leukoencephalopathy）を引き起こす例がみられる．MRIにおけるPMLの典型的な所見は，融合したT2/FLAIR高信号域が皮質下と脳室周囲の白質にみられ，これらには増強効果がみられない．

高信号白質領域の個数およびその位置する場所を記載するべきである（特に脳室周囲，皮質下，テント下，脊髄病変）．初回とfollow upのレポートでは新規病変や造影される病変の位置を記載するべきであり，これらは病状の進行と関連している．T1強調像における慢性のplaquesの位置と個数もまた記載されるべきである．なぜならこれらの病変は患者の障害と関係するからである．脳皮質や脳梁の萎縮もまた記載されるべきである．ただちに，直接依頼医に報告されるべき状況は，ナタリズマブ投与中の患者にPMLの出現を示唆する所見を認めたときである．

治療医が知っておくべきこと

- 検査以前に患者に診断がついていない場合，存在する病変はMSを示唆するものか．
- 造影されるプラークはないか．T1強調像で"black holes"はみられないか．
- 脳萎縮，脳梁萎縮の有無，ある場合はその程度．
- PMLの出現を示唆する所見はないか．

設問：理解を深めるために

*1 なぜ古典的なMSプラークは脳梁に対し垂直方向へ向かうのか？

読影医の責務

初回の検査では，放射線科のレポートにはT2

解答

*1 Dawson's fingers（脳梁辺縁に対し垂直方向へ向かうMSプラーク）の見た目は，脳室周囲の髄質静脈の走行に沿った炎症性変化と脱髄の焦点によって形成される．

CASE 86

病歴 20歳男性．ハイキング中に手を怪我した．

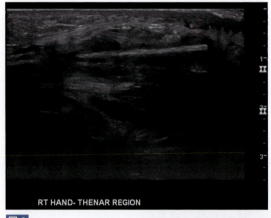

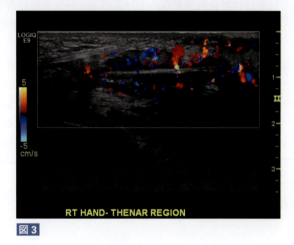

画像所見

図1，2：長軸（図1），短軸（図2）の超音波像では右手掌に 2.8 cm 程度の直線型の高エコー域を認め（矢印），低エコー域に囲まれている．深さは 1 cm 程度である．深部には音響陰影を伴っておりコメット状の高エコー域を伴っている．

図3：ドプラーエコー．周囲の血流亢進を認める．

鑑別診断

異物，軟部組織石灰化，軟部組織腫瘍．

最終診断

周囲に浮腫と炎症を伴った異物（木片）．

解説

　異物残存はすべての穿通性外傷（一般的には交通外傷や労働災害）において生じる．金属，木片，ガラスが一般的である．異物は簡単に見逃され，初期評価では38％の異物が見逃されている[1]．早期の同定が重要で残留した異物は感染や肉芽の形成の温床となる．

　X線は異物と周囲の軟部組織の濃度の差が十分あるときに同定が可能となる．四肢のガラスはX線で同定できるとされるが[2]，木片は濃度の差がほとんどなく同定は難しい．超音波は簡便でコストが低く，造影剤を使用しなくてよいため表層の異物検索が疑われるときに好んで用いられる．また，超音波検査は，異物除去を容易にするためにも使用される．

　ほとんどの異物は軟部組織の浅層にあることが多いため浅層の解像度に優れている高周波の端子を用いることが望ましい．近年の端子では浅層の解像度が高いため皮膚と端子との間に何かを置く必要がないが（訳注：従来は表在のものを観察する場合に端子と皮膚との間に水袋のようなものを置くことで，表在の病変が見やすいように工夫していた），皮内などの場合は用いたほうがよいかもしれない．異物の超音波所見は異物の性状による超音波の音響効果に依存するが，すべての異物は高輝度であることが知られている[3]．異物の後方（深部）の音響陰影は異物の表面に依存し，平滑な表面は端子が多重反射のアーチファクトを拾うため汚い陰影と多重反射アーチファクトを伴う．一方で凹凸な表面は乱反射するため超音波が減衰し，きれいな印影を呈する[3]．高輝度もしくは低輝度な陰影が異物の端に認められる．異物の周囲の浮腫は周囲の低エコー域として認められる．ドプラーエコーでは炎症を伴っていると周囲の血流増加を認める．最近の17の研究を統合したメタ解析ではすべての異物で感度72％，特異度92％，木材を含むX線透過性の異物では感度96.7％，特異度84.2％であった[4]．献体の研究では2.5mmの木片に対する感度は87％，特異度は97％で木片が大きくなると感度が上昇した[5]．偽陽性となる可能性のある所見はガス，骨成分や肉芽などの皮下の石灰化があった．

　異物の処置は一般的には除去と合併した感染の治療である．蜂窩織炎や膿瘍などの感染や炎症の予防として早期の同定が重要である[4]．穿通性外傷では感染に比べるとまれだが神経，筋肉，腱などの損傷を必ず評価する．異物が残存した場合，感染のリスクは2.6倍になる[5]．

設問：理解を深めるために

*1 X線でガラスが同定される可能性はどの程度か？
*2 異物の評価における断層画像の役割は何か？
*3 異物の同定能に深さは影響するか？

読影医の責務

　異物は緊急性はないが，適切なタイミングでの報告が必要である．

治療医が知っておくべきこと

- 異物のサイズ，形，詳細な位置．
- X線で異物が同定できなかった場合超音波を考慮すること．

解 答

*1 ガラスは成分構成によりさまざまな濃度を呈する．しかしすべてのガラスは多かれ少なかれX線不透過である．超音波と同様にX線の感度は大きさに依存しており2mmより大きいものであればほぼ100％であるが0.5mmになると61％まで低下する[6]．

*2 CT検査は異物検索の観点ではX線に比べればわずかな濃度の違いを同定できるので優れた検査である．木片はX線では同定できないがWWを大きくすれば同定可能である[7]．MRは異物検索の検査としては理想的とはいいがたい．MRの信号強度は特異的でなく腱の石灰化などとまぎらわしい．強磁性体の異物は強いアーチファクトとなり異物検索を阻害する要因となる．模型を用いた検討ではMRでは多くの異物は同定困難であった[7]．四肢の異物検索にCTをルーチンで用いる

ことは被曝やコストの観点から望ましくない.

＊3 異物の深さが深くなるとX線におけるX線不透過の異物に対する感度は低下する[8]．四肢の異物では一般的ではないが，大腿近位や骨盤・体幹の場合や肥満患者の場合は問題になるかもしれない．四肢の評価に必要な高周波プローブを用いると，深ければ深いほど深部エコーが減弱するため，超音波での評価は限られる．周波数を落とすと深い部分が見やすくなるが，小さな異物を見逃す可能性が高くなる．

CASE 87

病歴 36歳男性．精神障害があり異物挿入を繰り返している．排尿障害および血尿を訴え受診．

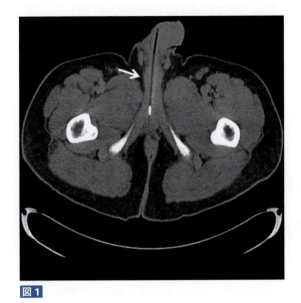
図1

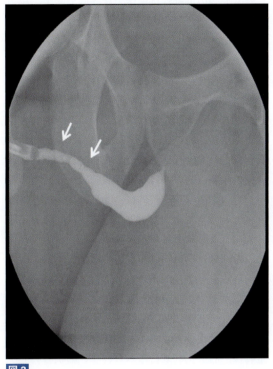
図2

画像所見

図1：骨盤部CT水平断で，先端に金属部分，残りが空気とインクを含む管腔からなるペンのカートリッジを認める（**矢印**）．ペンは取り除かれ，プラスチックスプーンの破片もまた尿道から除去された．

図2：異物除去後に施行された逆行性尿道造影では，陰茎部尿道の中間部-遠位部管腔に軽度の狭窄および不整がみられ（**矢印**），反復性の異物挿入の病歴に一致する．

鑑別診断

尿道異物，感染．

最終診断

尿道異物．

解説

下部泌尿生殖路の異物は日常遭遇せず，たいていは性行為や精神的問題に伴う経尿道的自己挿入である[1]．これらの留置異物は，特に閉塞や感染をきたした場合，深刻な局所的疼痛および血尿を

引き起こしうる．診断はしばしば病歴と膀胱鏡による異物の回収によってなされる．

画像診断の役割は主に異物の存在の発見と，臨床的に不確かな場合はその大きさ，形態を判断することである．深く挿入された異物の位置は，治療の際に膀胱切開といった次善の選択肢を選ぶ可能性があるため，特定しなければならない．一方，これら異物の可動性は画像では評価できず，尿道や膀胱壁への合併症の程度の評価はしばしば大まかなものとなる．尖った先端の存在は，尿道損傷の高いリスクと関連している．

X線写真やCTはX線不透過性の異物を評価しうる．単純X線写真はより簡便で迅速な一方，CTはプラスチック構造物を指摘しやすく，位置もより正確に評価できる．陰茎に留置するためには，異物はしばしば硬い形状である必要があるため，典型的には尿道異物は単純X線写真やCTでX線不透過性である．一般的に，大半の症例において単純X線写真で十分である．超音波は技術的に難しく施行者の練度に左右される．直線状のペンといった大きい構造物は典型的には幾何学的，人工物的形状を呈する．小さい構造物は明らかな幾何学的形状を示さないかもしれないが，限局的な存在，そして非常に強い吸収値を示し，容易に特定できる可能性がある．尖った部分をもつ金属性構造物は，石灰化病変にはみられない縞状のアーチファクトを示す．

尿道壁の不連続性，隣接した液体貯留，その他の合併症はCTおよび逆行性尿道造影で同定可能な場合がある．最も頻度の高い合併症は尿道粘膜の裂傷および仮性尿道である[2]．尿道異物がただちに除去されない場合のその他の合併症としては閉塞，狭窄，感染，壊疽，瘻孔，尿道憩室が生じうる[3]．

治療方針は尿道内異物の大きさおよび個数，位置，形状によって判断される．治療はしばしば内視鏡的除去術および切開手術のどちらかまたは両方が必要となる．

設問：理解を深めるために

＊1 尿道の狭窄や破裂が疑われる場合，行うべき検査は何か？

読影医の責務

尿道異物はただちに臨床医へ報告されるべきである．異物の早期発見は内視鏡的除去術の成功，合併症の減少に寄与する．

治療医が知っておくべきこと

- 異物の種類および大きさ，個数，形状，位置，特に尿道口からの近位端と遠位端の距離．
- 尿道近傍の液体貯留を認めた場合，尿道穿孔を疑うべきである．

解答

＊1 尿道狭窄や破裂が疑われる場合，CTの代わりに透視下逆行性尿道造影が行われるべきである．CT，MRI共に穿孔の位置，大きさの評価には限界があり，透視下尿道造影による評価のほうが優れている．

CASE 88

病歴 43歳女性．全身性エリテマトーデスに対してステロイドを用いた治療を受けた既往がある．左膝の痛み，腫脹と熱を訴えている．

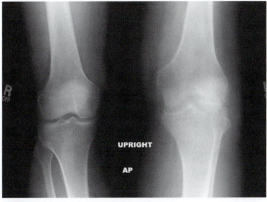
図1

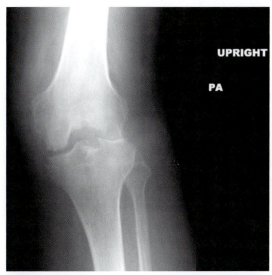
図2

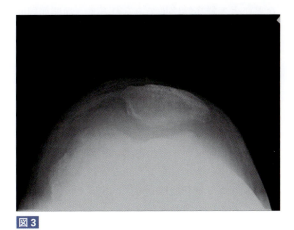
図3

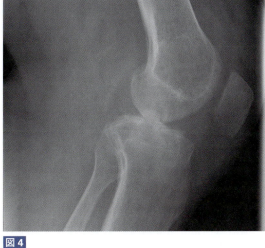
図4

画像所見

図1：左膝の単純X線写真では，脛骨大腿および膝蓋大腿関節の侵食を認め，浸出液と皮下軟部組織の浮腫が示唆される．両膝の立位AP方向の単純X線写真を撮影し，健側の膝との比較を行う．

図2, 3：骨びらん（bone erosion）の特徴は，軟骨下にある骨皮質の小さな欠損や不明瞭化である

が，膝を屈曲した状態でのPA方向の単純X線写真（顆間窩撮影法）（**図2**）や接線方向の膝蓋骨単純X線写真（**図3**）上で最もよく評価できる．骨びらんは，内側脛骨高原の内側寄りで明瞭なことが多い．

図4：関節液貯留や軟部組織の腫脹は，側面撮影（**図4**）および軸位撮影（スカイライン撮影）の膝蓋骨単純X線写真で，最も顕著となる．

鑑別診断

関節リウマチ，敗血症性関節炎，血清反応陰性脊椎関節炎（強直性脊椎炎など），結晶沈着症．

最終診断

敗血症性関節炎．

解説

敗血症性関節炎（感染による炎症性関節炎）は致命的な疾患になりうる．敗血症性関節炎による関節破壊は患者の25～50％で関節機能の不可逆的な障害をもたらし，生存者の75％は罹患関節の顕著な機能的障害を呈する．敗血症性関節炎は，死亡率5～15％[1]の重篤な疾患であり，迅速な介入が必要である．

敗血症性関節炎は，血流を介して広がるのが一般的であり，原因として，静脈投与での薬物使用，心内膜炎，留置カテーテル，肺炎や創部感染などの離れた部位からの波及などが挙げられる．さらには，手術，外傷や異物の混入などからの直接播種から生じることもある．また，特に糖尿病患者では，滑膜が保護基底膜を欠いているため，細菌が侵入しやすい環境になっている．また，敗血症性関節炎は軟骨の急速な破壊をきたすが，これは，急性期の炎症性細胞浸潤，蛋白質分解酵素の放出，炎症性サイトカインおよび化膿性関節液の貯留による圧迫壊死などが原因である．

敗血症性関節炎の分類は，化膿性（細菌性）と非化膿性に分けられ，非化膿性関節炎にはウイルス性，マイコバクテリア性，真菌性，寄生虫性などが含まれる．化膿性関節炎の最も頻度が高い原因菌は，黄色ブドウ球菌（64％），肺炎球菌（20％），大腸菌（10％），ヘモフィルス属/クレブシエラ属/シュードモナス属（4％），B群レンサ球菌と淋菌（2％）である[2]．静脈注射による薬物常用者は，通常とは異なる原因菌（例えば*Mycobacterium avium*，シュードモナス属やエンテロバクター属）による可能性が増す．

単純X線写真は，敗血症性関節炎を疑う場合の第1選択の画像検査である．しかしながら，敗血症性関節炎の経過初期において，単純X線写真は正常である．単純X線写真での初期の所見は関節液貯留であり，肘，膝，足首であれば通常の単純X線写真であっても，関節包が周囲脂肪織と明瞭な境界を示すので，比較的指摘しやすい．肩甲上腕関節では，通常のX線写真では関節包が脂肪によって境界されなかったり，陰影が重複したりするため，関節液貯留は指摘困難である．その場合には，関節腔の拡大や亜脱臼が関節液貯留の最初の手がかりとなることがある．病状の進行につれて，軟骨の菲薄化，関節裂隙の狭小化の順に観察されるようになり，骨皮質は不明瞭化し，骨びらんが増悪し，骨髄炎の所見を呈するようになる．慢性期には，充血が続いた結果，通常は結核感染などによる無痛性感染でみられるような関節周囲の骨粗鬆症が発生する．また，長期の細菌感染によって病変周囲に硬化性変化が顕在化することがある．まれに関節強直へ至ってしまうことがあるが，これは化膿性関節炎よりも結核性関節炎で起こることが多い．

超音波検査は，検査可能な関節であれば，関節液を描出するのに優れており，穿刺吸引を行うことも可能である．しかし，化膿性関節炎と単なる関節液貯留を超音波検査で区別することは困難である．骨変化の超音波検査上の2次的な所見として骨膜反応や骨びらんがある．

MRIは発症初期で臨床所見やX線写真の所見が不確定なときに有用である．MRIはほかの画像診断法に比して，より感度が高く（100％），より特異的であり（77％），異常所見は発症24時間以内に顕在化する[2]．造影前T1強調画像にて，関節両側の軟骨下骨内の骨髄信号減弱を呈する．T2強調画像では，関節液や軟骨下骨髄浮腫，滑膜周囲の軟部組織浮腫が高信号を呈する．造影後T1

強調画像は，強い増強効果を有する肥厚した滑膜や軟骨下骨の増強効果を認め，原因菌の直接播種から生じる関節炎の場合には隣接する軟部組織の造影効果や近傍の膿瘍形成が描出される．敗血症性関節炎のMRI所見の頻度は，以下の通りである．
・滑膜の増強効果（98％）
・軟骨に覆われていない領域の骨髄信号変化（86％）
・T2強調画像における骨髄の異常信号（84％）
・異常な造影効果（81％）
・T1強調画像での骨髄の異常信号（66％）
・滑膜に沿った浮腫性変化（84％）
・関節液貯留（70％）（約30％では関節液貯留を認めず，特に手関節や足関節では関節液貯留を認めないことが多い）[2]．

敗血症性関節炎の確定診断は，関節穿刺液の検査値異常によってなされる（関節液の培養陽性もしくは関節液中の白血球数の著明な上昇など）．敗血症性関節炎が存在することを確認したら，外科的な洗浄ドレナージがしばしば必要である．確定診断がつき次第，抗菌薬投与を開始する必要があり，もし関節液吸引が遅れてしまった場合にも抗菌薬投与を開始する．

設問：理解を深めるために

＊1 敗血症性関節炎の疑いに対して関節穿刺を施行する場合，なぜ，検体を採取する前に関節内にリドカインが注射されないように注意するのか？

読影医の責務

敗血症性関節炎は緊急を要する疾患である．担当医への電話連絡は不可欠である．

治療医が知っておくべきこと

- 確定診断のためには関節穿刺を行う．
- 本疾患が疑われる場合，抗菌薬による治療をただちに始めなければならない．
- 疾患の経過初期において，単純X線写真は陰性である．確定診断がつかない場合には，MRIと超音波検査を考慮する．

解 答

＊1 リドカインには静菌作用があり，関節穿刺液の培養が偽陰性となるおそれがある．以前使用されていたイオン性のヨード造影剤も細菌増殖を抑制する効果があったが，ほとんどのものは現在使用されていない．

CASE 89

- **病歴** 18歳男性．歩行中に時速約90 km（55マイル/時）の車と衝突し，約30 m（100フィート）飛ばされた．事故現場にてPEA（pulseless electrical activity）で，来院時，瞳孔は散大固定，神経学的な反応はみられなかった．

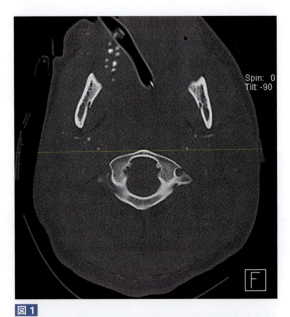

図1

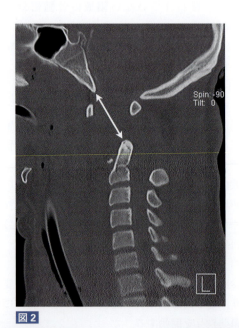

図2

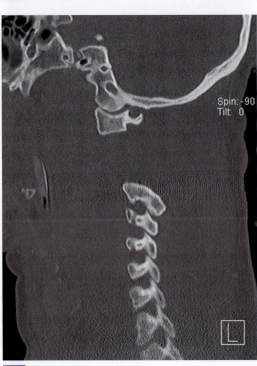

図3

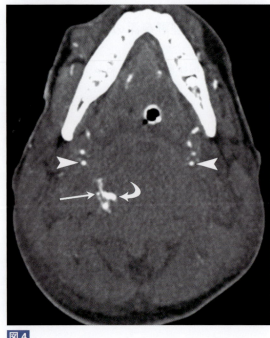

図4

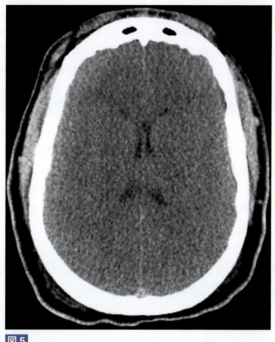

図5

画像所見

図1：環椎レベルのCT横断像骨条件にて環椎に損傷はみられないが，通常環椎前弓背側にみられる歯突起がみられない．

図2,3：頸椎矢状断再構成像骨条件では著明なdens-basion intervalの拡大（**矢印**）と正中における矢状断再構成像にて環椎歯突起間距離の拡大を認め（**図2**），完全な頭蓋頸椎脱臼（craniocervical dissociation：CCD）の所見である．環椎前弓尾側の小さな骨片は歯突起腹側の正常な位置に残存しているが，それ以外の環椎は頭側に位置している．傍正中における矢状断再構成像（**図3**）では，環椎と軸椎の外側部に大きな隔たりがあるのに対して，環椎後頭関節は保たれていることがわかる．

図4：頸部CTA横断像では，細く不明瞭化した右椎骨動脈（**細矢印**）に隣接して造影剤の血管外漏出像（**曲矢印**）を認める．左椎骨動脈は同定できない．内頸動脈の著明な狭小化もみられる（**矢頭**）．

図5：頭部単純CT横断像ではびまん性脳浮腫と明らかな皮髄境界不明瞭化を認める．

鑑別診断

本症例は明らかなCCDの症例で鑑別診断を挙げる必要はない．頭頸部外傷を評価する際には，頻度の高い損傷としてCCDに加えて後頭顆骨折，環椎・軸椎骨折，環軸椎不安定症，環椎-軸椎回旋亜脱臼，Jefferson骨折，歯突起骨折を考慮する．

最終診断

椎骨動脈解離および低酸素脳症を伴う頭蓋頸椎（環軸関節）脱臼．

解説

CCDは後頭骨と軸椎を固定する靱帯の完全断裂により生じ，頭蓋と頸椎が完全に離開する頸椎損傷である．通常高速走行する自動車との交通外傷により受傷することが多いが，関節リウマチやダウン症候群などの基礎疾患がある症例では低エネルギー外傷でも生じうる．CCDの多くは致死的で，以前の剖検では，その生存率は1％以下と

報告されているが，外傷診療の向上によりその生存率は上昇している．なお，頭蓋-頸椎の靭帯が部分的に損傷している症例についても，頭蓋-頸椎の固定性が不安定なものとして扱う．

頸部損傷症例における骨折やアライメント不整の評価に最も有用なモダリティはCTである．頭蓋-頸椎接合部の評価についてはさまざまな画像パラメータが報告されている．

- **Wackenheim line**：斜台背側縁を延長した線で通常歯突起先端から1～2 mm以内を走行する．
- **basion-axis interval（BAI）**：軸椎椎体背側縁に沿った垂線と基底点までの距離で正常は4～12 mm．
- **atlanto-dens interval（ADI）**：歯突起皮質腹側縁から環椎前弓皮質背側縁までの距離で正常は3 mm未満．
- **basion-dens interval（BDI）**：基底点から歯突起先端〔訳注：原書は tip of clivus（斜台先端）となっているが誤り〕までの距離で正常は12 mm未満．
- **atlanto-axial articulation**：環椎および軸椎外側塊の関節窩間距離で正常は3 mm未満．
- **atlanto-occipital interval（AOI）**：後頭顆から環椎外側塊上関節窩表面までの距離で正常は1.4 mm未満．
- **powers ratio**：基底点から環椎レベルのspinolaminar lineまでの距離と後頭点から環椎前弓背側面中間点までの距離との比で正常は1未満．

これらのパラメータに1つでも異常がある場合には，頭蓋頸椎接合部損傷の可能性を疑い頸椎MRIを撮像すべきである．

CCDにはさまざまなタイプがあり，後頭骨-環椎脱臼，環椎-軸椎脱臼，両者の混在がある．本症例では主に環椎-軸椎脱臼を示し，最もまれなタイプである．CCDは単純X線写真やCTにて所見が軽微なこともある．ある研究ではCCDのCTや単純X線写真における最初の正診率はわずか23％と報告している．そのため，最初のCT診断が陰性であっても，臨床所見から頭蓋頸椎脱臼が疑われる場合には全身状態が許す限りMRIを撮像すべきである．本症例では神経学的な状態や予後が不良であったことから，MRIの必要性は低いと考えられた．靭帯損傷，脊髄損傷，浮腫はMRIのT2強調像やSTIRシークエンスで最も鋭敏に捉えられる．靭帯組織内および周囲のT2延長域はこれら構造物の損傷を疑う．

CCDは四肢麻痺をきたす脊髄損傷，さまざまな頸髄症候群，脳神経損傷などの神経学的予後不良な病態をきたす可能性が高いため，CCDの症例では脊髄や脳幹損傷についてMRIにて精査すべきである．外科的な頭蓋頸椎固定が遅れると神経学的予後に影響するため，早期診断と固定術が神経学的な合併症予防に重要である．加えてCCD患者では頭頸部血管損傷，特に本症例でもみられた椎骨動脈の損傷が多く，その評価が重要である．

設問：理解を深めるために

*1 なぜ小児に頭蓋頸椎接合部損傷が多いか？
*2 CCDの予後と治療法は？

読影医の責務

靭帯損傷の診断は，早期の関節安定化による致死的脊髄損傷および合併症回避に重要である．CCDを疑う症例では主治医に報告，頸部が固定されているか確認する．また，受傷機転やCT所見，症状から疑われる場合にはMRIを推奨する．

治療医が知っておくべきこと

CT：
- 明らかな脱臼や前述した画像パラメータ（例：BAI, ADI, BDI, AOI）の異常など，頭蓋頸椎接合部のアライメント異常を示唆する所見があるか．
- 骨折があるか．
- 椎体前軟部組織腫脹（C2～C3レベルで＞7 mm）があるか．

MRI：
- 脊柱管狭窄を呈する硬膜外出血の合併があるか．
- どの靭帯が損傷しているか．脊髄損傷や脊髄圧迫の所見はあるか．

その他：
- 頭蓋内に異常はあるか．
- 血管損傷の所見はあるか．

解 答

*1 小児では頭蓋頸椎接合部が大人に比して不安定である．その理由は，第1に後頭顆や環椎関節面が小さく，後頭環椎関節が大人に比して水平であることが挙げられる．また，体幹に比して頭が大きいことや頸部の靱帯が小児ではゆるいことも頭蓋頸椎接合部損傷の脆弱性に関与している．

*2 後頭骨から少なくとも軸椎までの外科的固定術が必要である．

CASE 90

- **病歴** 40歳女性．胸痛と息切れを伴う左胸部の軽症鈍的外傷．

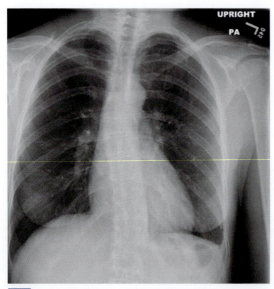

図1

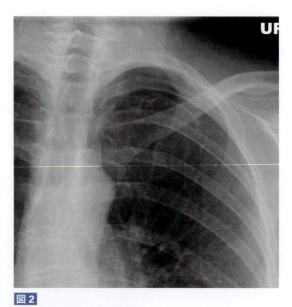

図2

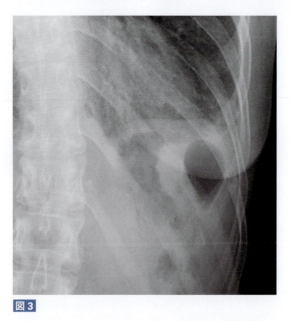

図3

画像所見

図1：胸部X線写真PA像．左肺尖部の気胸，左少量胸水貯留，左第9肋骨骨折を認める．
図2：図1で認めた左肺尖部気胸の拡大写真．
図3：下位肋骨AP像．軽度の転位を伴う左第9肋骨骨折，左少量胸水貯留を認める．

鑑別診断

気胸，血胸，外傷性肋骨骨折，肋骨の疲労骨折，肋骨の病的骨折．

最終診断

気胸と胸水（血気胸）を伴う外傷性肋骨骨折．

解説

肋骨骨折は最もよくみられる胸部外傷であり，全外傷の10％で起こり，重症鈍的外傷（交通事故，墜落，労災事故）では約40％で起こっている[1]．肋骨骨折単独損傷は6～13％に起こる[2]．肋骨骨折は穿通性外傷ではまれである．第5～9肋骨骨折が最もよくみられる．上位肋骨骨折は通常，高エネルギー外傷でのみみられる．上位肋骨は肩甲骨と鎖骨により守られているため，上位肋骨が折れるには相当の外力を要する．下位肋骨は上位肋骨ほどには強く固定されていないため，骨折はそれほど多くない．肋骨骨折は気胸，血胸，肺挫傷，肺裂傷，呼吸運動に異常をきたすような疼痛など続発性合併症も起こしうる．第1, 2肋骨骨折は弓部大動脈損傷や腕神経叢損傷に関連する．下位肋骨骨折は肝，脾，腎の損傷に関連する．全外傷の死亡率は，特に心肺予備能が低い高齢者において，肋骨骨折の本数が増えるにつれて増加する．

気胸，血胸，血気胸は最もよくみられる急性期合併症である．気胸は胸膜の裂傷や肋骨骨折断端による肺実質の裂傷によって引き起こされる．肋骨骨折と同側の胸水貯留としてみられる血胸は，肺裂傷や肺に隣接した肋間・胸壁の血管損傷によって引き起こされる．肋骨骨折単独損傷では，気胸や血胸の出現時期は明確ではないが，48時間以内に遅発性に出現することがある．これは3本以上の肋骨骨折がある患者でよくみられる[2]．肋骨骨折に伴う疼痛は，respiratory splinting，低換気を伴う異常な呼吸様式，分泌物の喀出不良を引き起こし，これらにより無気肺や肺炎をきたしやすくなる．

肋骨骨折の本数が多いほど死亡率が高くなるという関係は，肋骨骨折が潜在する心胸郭損傷，神経損傷，腹部骨盤損傷の重症度の指標となり得ることによる．上記の関係性は特に65歳以上の高齢者で顕著である[1]．高齢者は元来骨強度が弱いために，より軽微な外力でも肋骨骨折の本数が多くなる．肋骨骨折の本数は外傷記録管理の1つに使用されており，入院の適応や集中治療管理を行う場所の決定に関係する．上述の合併症に関連した死亡率を下げるため，肋骨骨折単独損傷であっても3本以上の肋骨骨折がある場合，入院を考慮する判断材料として用いるよう提唱する文献もある[2]．

軽症鈍的外傷に肋骨骨折を臨床的に疑ったとき，X線検査や身体所見でまず評価を行う．肋骨骨折は疼痛の観点からは辛いものであるが，続発性合併症（気胸や血胸）のほうが臨床的意義は大きい．胸部X線検査は肋骨骨折に対する感度は低いが（50％）[3]，気胸と血胸に対する感度は高い．これらの合併症を見出すためには厳密なモニタリング（および治療介入）を要する．一方，これらの所見がなければ，肋骨骨折の有無にかかわらず，疼痛管理を行う保存的加療となる．そのため，画像検査はまず胸部X線写真立位PA像から行うべきである[1]．関連する急性期合併症は胸部X線写真で除外できるため，骨折の形態や本数を調べる目的で追加の画像検査を何回も行うべきではない．具体的な適応や肺予備能が乏しい高齢者のような状況で肋骨骨折の存在証明をしなければならない場合や，肋骨骨折の本数を入院適応とする場合に，肋骨X線写真（AP像と上下位肋骨斜位像）が撮影される．CT検査は肋骨骨折の検出においてX線検査よりも感度が高いが，通常は高エネルギー外傷のときにのみ行われる．超音波検査も肋骨骨折に対する感度がX線検査より高いとされ，肋骨，肋軟骨，肋軟骨接合部を評価することが

できる．

肋骨骨折単独損傷ではNSAIDsや麻薬で治療される．入院患者では神経ブロックや硬膜外ブロックも含めた疼痛管理がなされる．肺トイレッティングもまた重要である．気胸や血胸は胸腔ドレナージチューブにより治療されるが，仮に持続性の出血があれば開胸術を行う．

設問：理解を深めるために

*1 フレイルチェストとは何か？
*2 どのような人が肋骨の疲労骨折を起こすのか？

読影医の責務

肋骨骨折単独損傷では緊急性はないが，適時レポートが必要とされる．続発性合併症（特に気胸）がある場合，緊急を要する可能性があるため，画像を依頼した医師と直接連絡を取り合う必要がある．

治療医が知っておくべきこと

- 気胸や血胸の存在．
- 肋骨骨折の場所．上位肋骨骨折は高エネルギー外傷を示唆し，下位肋骨骨折は腹部臓器損傷に関連する．
- 肋骨骨折の本数．高齢者の3本以上の肋骨骨折は，死亡率の上昇と関連する．

解 答

*1 フレイルチェストは3つ以上のセグメントがある肋骨骨折（1本の肋骨に2か所の骨折がある）や，連続する5本以上の肋骨骨折で起こる．重症胸部外傷患者では，こういった状態にあるのかを評価すべきであり，高エネルギーの胸部外傷患者の約5%で起こる[2]．フレイルチェストは奇異性呼吸を引き起こし呼吸能や換気能を低下させるが，陽圧換気によりわからなくなってしまう．フレイルチェストは高い死亡率と関連する．おそらくフレイルチェストは重症胸部外傷の1つの指標となるからである．これらの患者はICUに入院し疼痛管理をされる．慢性胸痛は長期の合併症になるかもしれない．

*2 肋骨の疲労骨折はまれな損傷で，主にアスリートや慢性咳嗽を有する高齢者に起こる[1]．胸壁の筋肉や横隔膜が強い収縮を繰り返すことで，この肋骨骨折を起こす．したがって，これらの筋肉をよく使うアスリート，例えば野球の投手（特に第1肋骨）や打者，ゴルファー，ボート選手（下位肋骨），ウェイトリフティング選手，水泳選手がこの骨折になりやすい．臨床所見は限局性の疼痛・圧痛・軟部組織腫脹である．どの部位に起こる疲労骨折でも同じように，肋骨を安静にさせておけば，合併症を起こさずに治癒する可能性がある．安静にしなければ，骨折が完成してしまうかもしれない．疲労骨折は微細であるという特徴を考慮すると，診断を確定するためにはcross-sectional imaging（断層像）が必要となるであろう．

CASE 91

■病歴 ▶ 生後6週男児. 経口摂取のたびに噴出性の嘔吐が4日間続くため受診. 吐物は血性や胆汁性ではない.

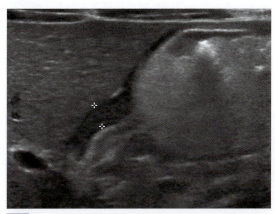
図1

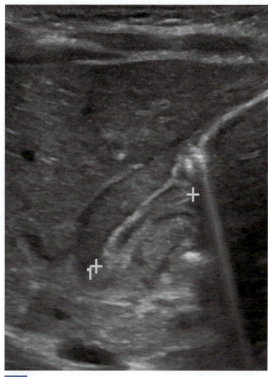
図2

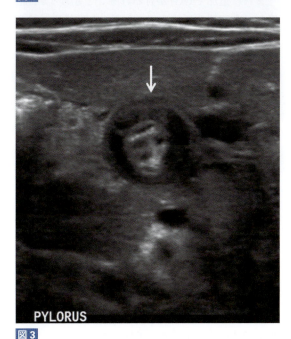
図3

画像所見

図1：幽門の超音波長軸像では幽門筋が4.1 mmと肥厚しているのがわかる（**カーソル間**）.

図2：幽門の超音波長軸像では著明に肥厚した低エコーな胃幽門筋を認め，幽門輪は17 mmと延長している（**カーソル間**）.

図3：幽門輪の超音波横断像では，幽門狭窄によ

る target sign を認め（**矢印**），低エコーな肥厚した筋肉によって高エコーな粘膜が円周状に取り囲まれていることがわかる．

鑑別診断

幽門攣縮，逆流性食道炎，中腸軸捻転，十二指腸ウェブ，輪状膵，肥厚性幽門狭窄症．

最終診断

肥厚性幽門狭窄症．

解説

肥厚性幽門狭窄症では，幽門筋層の肥大と過形成により胃幽門輪が狭窄し胃出口症候群をきたす．肥厚性幽門狭窄の原因は未解明であるが，環境因子と遺伝的素因のどちらも関係すると考えられている．肥厚性幽門狭窄は 4：1 で男児に多く白人によくみられる．

肥厚性幽門狭窄と診断される患児は出生時には異常が認められない．生後 4〜6 週に患児は嘔吐するようになり，やがて古典的な噴出性・非胆汁性の嘔吐をきたすようになる．嘔吐する頻度が増えるにつれ，患児の体重は減少する．肥厚性幽門狭窄症の患者の多くは生後 3〜12 週のうちに診断される．身体診察では「オリーブ」と表現される圧痛を伴わず可動性のある硬い幽門を右季肋部に触知する．他の身体所見としては著明に亢進した胃蠕動波があり，これは振水音（訳注：空気と液体が貯留し拡張した管腔臓器を，検者が被検者の体ごと動かすことにより聞こえる水の跳ねるような音）として知られており，胃出口症候群により拡張した胃に観察される．しかし，画像診断の発達によりどちらの身体所見も診断における重要性は低下してきている．血液検査では低 K 血症や低 Cl 性代謝性アルカローシスを示し，脱水による腎前性腎不全をきたしていることもある．病歴や身体所見，血液検査を統合して臨床医は肥厚性幽門狭窄症を疑う．

超音波検査は肥厚性幽門狭窄症の診断に有用な検査である．以前は標準的な画像診断であった上部消化管造影（UGI）と比較して，超音波は電離放射線を用いることなくリアルタイムにかつ直接的に肥厚した幽門を観察することができる．肥厚性幽門狭窄症の診断的な超音波所見は，肥厚し延長した幽門輪筋である．どの程度をもって幽門狭窄とするかが議論になるところではあるが，一般的には 3 mm 以上の幽門筋肥厚（低エコーな筋肉のみを計測して）と 15 mm 以上の幽門管延長とされる．さらに，胃内容物が通過するかどうかを見極めるため，幽門部は 10〜15 分観察しなければいけない．リアルタイムに観察することで，幽門狭窄を幽門攣縮と区別することができる．幽門の観察を行う間，患児は Pedialyte（訳注：経口補水液の商品名）などのブドウ糖液を与えられる．肥厚した幽門の粘膜が前庭部に突出する nipple sing といった 2 次的な徴候も診断に役立つ．肥厚性幽門狭窄症における target sign は，肥厚した低エコーな幽門筋が高エコーな粘膜を円周状に取り囲むため，幽門管の横断像でみられる．

まれに追加で UGI が行われることもあるが，肥厚した幽門筋を直接観察できずまた電離放射線を用いるため，この検査は今日ではあまり行われなくなっている．UGI は肥厚した筋肉を直接観察するというよりも肥厚性幽門狭窄症の診断を推測する形になる．胃排出遅延と，造影剤によって縁取られる内腔の狭小を伴い延長した幽門（string sign）は，重複してみえることもあり（double-track sign），これらは UGI で観察される所見である．さらに肥厚した幽門は造影剤に満たされた前庭部や十二指腸を圧排し（それぞれ shoulder sign, mushroom sign），幽門は嘴様にみえる．肥厚性幽門狭窄症の診断には UGI はあまり用いられなくなっているのだが，中腸軸捻転といった他の重篤な疾患の診断には UGI はきわめて重要であることは記憶に値する．

外科的な治療は幽門筋切開であり，これは肥厚性幽門狭窄症の根治的な手技である．

設問：理解を深めるために

*1 肥厚性幽門狭窄症の診断において，UGI はどのような役割を果たすか？
*2 幽門狭窄症は幽門攣縮とどのように異なるか？

読影医の責務

　肥厚性幽門狭窄症は検査をオーダーした医師に速やかに報告しなければならない．しかし中腸軸捻転と異なり緊急疾患ではないため，手術室が空くまでの間に患者は対症療法を受けることとなる．

治療医が知っておくべきこと

- 超音波での診断基準は，3 mm 以上の幽門の肥厚，幽門管の 15 mm 以上の延長，幽門が開存しないこと．
- もし超音波や臨床所見が曖昧な場合，UGI で中腸軸捻転のような他の重篤な閉塞性の疾患を除外すること．

解 答

＊1 UGI は他の検査で確定診断できない時のための追加の診断的な検査である．また臨床症状が非典型的な場合や他の重篤な閉塞性の疾患を除外するときにも行われる．

＊2 幽門攣縮は幽門の弛緩不全である．幽門狭窄症とは対照的に，長時間観察しているとどこかで幽門の開口や胃内容液の通過がみられる．幽門攣縮をきたす患者の一部は幽門狭窄に進行するとも考えられている．そのため症状が増悪ないし軽快しない患者においては，幽門狭窄症が起こっていないか 24 時間ごとに繰り返し超音波検査を行うこともある．

CASE 92

病歴 39歳男性. 自動車の正面衝突事故後に右股関節痛が出現.

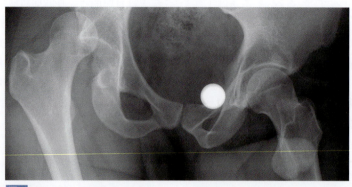
図1

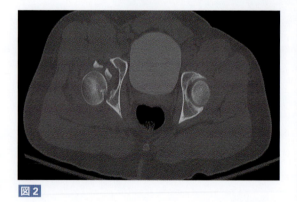
図2

図3

画像所見

図1：骨盤X線写真仰臥位AP像. 大腿骨頭が著明に上方転位した右股関節脱臼を認める. 右大腿骨は左側と比して内旋している. 臼蓋後壁は垂直方向に骨折線を認める.
図2：整復後の大腿骨頭レベルでのCT水平断. 後上方へ亜脱臼が残存しており部分的な整復となっている. 関節内には骨片が2個認められる.
図3：右股関節を通るCT矢状断. 大腿骨頭の後方亜脱臼および関節内外に骨片を認める.

鑑別診断

寛骨臼骨折や大腿骨頭骨折を伴う（あるいは伴わない）股関節前方/後方脱臼.

最終診断

関節内骨片を伴う股関節後方脱臼の整復後.

解説

　股関節後方脱臼は前方脱臼よりも約9倍多い．股関節脱臼は自動車の衝突事故など高エネルギー外傷で起こりやすい．このとき，股関節は屈曲・内転し，膝はダッシュボードに当たり背側に押される．股関節後方脱臼によく合併する損傷は，臼蓋後壁の骨折や関節唇損傷，坐骨神経損傷，同側の膝の損傷である．受傷時の屈曲や内転は，その後に起こる損傷形態に関連する．屈曲や内転が大きくなるほど，臼蓋後壁骨折の骨片は小さくなり，骨片を伴わない脱臼のみの損傷となる．臼蓋後壁骨折では骨片が整復後に関節内に残存するかもしれない．寛骨臼骨折を伴う股関節後方脱臼109例のうち43例（39％）で，関節内骨折を認めたという報告がある[1]．

　一般に，股関節脱臼の診断は骨盤X線撮影AP像で十分可能である．AP像だけで前方脱臼と後方脱臼を区別するのは困難であるものの少しの指標はある．まず，前方脱臼した股関節は外旋しているのに対して後方脱臼した股関節は内旋していることが多い．次に，正面撮影拡大像で後方脱臼した大腿骨頭は対側より小さくみえる．Judet像でも前方脱臼と後方脱臼を区別できる．寛骨臼骨折や関節内骨片を評価するためには，初回スクリーニングとして撮影する骨盤X線写真AP像の他に追加撮像を要する．外傷後の患者をさまざまな撮影法でフォローしようとしても，損傷の程度が不明瞭な場合や，患者の体位取りが困難で撮影に適さない場合がある．したがって，完全な評価を行うためにはCTが最適である．CTは術前計画用としても推奨され，術後の撮影でも関節内骨折がすべて除去されたかを確認できる．

　2つの介入が長期予後に影響を与える．1つ目は，大腿骨頭の無血管性壊死（AVN）のリスクを減らすために，緊急で股関節脱臼の整復を行うことである．受傷から24時間以内に整復されればAVNの発生率は6％であるが，24時間を超えてから整復されるとAVNの発生率は28％となる[2]．2つ目は，関節内骨片の評価と除去を可及的早期に行うことである．関節内骨片があると脱臼が完全には整復されず，また骨片が除去できなければ軟骨損傷を起こし，その後に変形性関節症をきたしてしまうからである．

設問：理解を深めるために

＊1　どのような寛骨臼骨折が股関節脱臼のなかで最もよくみられるか？

読影医の責務

　股関節後方脱臼は緊急性を要するが，臨床診断は明らかなことが多い．しかし画像を依頼した医師とは直接連絡を取り合うべきである．整復後の検査で関節内骨折を認めた場合，まだ整形外科医の診療を受けていないならば，すぐに連絡をすべきである．

治療医が知っておくべきこと

- 股関節脱臼の存在（整復後のCTが推奨される）．
- 関節内骨片の存在．
- その他の部位の骨傷（大腿骨頭，大腿骨頸部，骨盤輪）．
- 断面像での軟部組織損傷（膀胱損傷，筋内血腫など）．

解答

＊1　JudetとLetournelは寛骨臼骨折の分類を柱骨折，壁骨折，横骨折という3つの骨折形態に基づいて行った．最もよくみられる骨折は，単独の後壁骨折と，横骨折を合併した後壁骨折である．この2つで寛骨臼骨折の約47％を占める．後壁骨折は股関節後方脱臼に最も関連がある．後壁の40％以上に損傷がある場合，後壁骨折は不安定性があると考えられる．

CASE 93

■病歴　8か月女児．急性発症の傾眠と筋力低下．数週間前の軽度の上気道炎感染以外の重要な病歴はない．

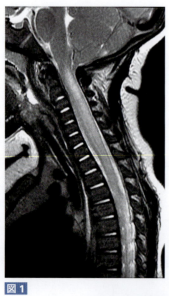

図1

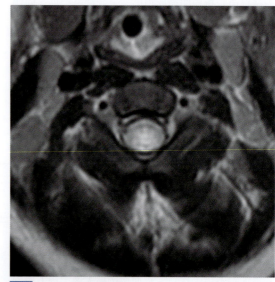

図2

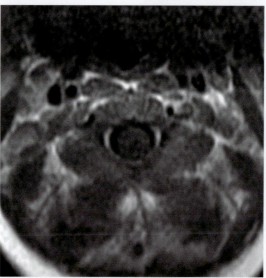

図3

画像所見

図1：頸椎のT2強調画像矢状断では，おおよそC1からT2まで伸びる頸髄および上位胸髄内に縦方向に広がった異常高信号域を認める．関与する頸髄の拡大も認める．

図2：C3のレベルのT2強調画像水平断では，脊髄の断面積全体に及ぶ高信号を認め，周囲のCSF（脳脊髄液：cerebrospinal fluid）と区別することが困難となっている．

図3：対応する造影T1強調画像水平断では，病巣の脊髄内に異常な造影効果は認めない．同時に撮像した脳MRI（**本書には非掲載**）は正常であった．

鑑別診断

脊髄内にT2高信号領域を認める疾患の鑑別には，ATM（急性横断性脊髄炎：acute transverse myelitis）が含まれ，ATMは特発性に生じることもあれば，その他の疾患に関連して生じることもある．関連疾患としてはMS（多発性硬化症：multiple sclerosis），ADEM（急性播種性脳脊髄炎：acute disseminated encephalomyelitis），NMO（視神経脊髄炎：neuromyelitis optica），自己免疫疾患（例えば，全身性エリテマトーデス，Sjögren症候群，Behçet病，抗リン脂質抗体症候群）のような疾患に関連しうるATMが挙げられる．感染性脊髄炎（ウイルス性，細菌性，寄生虫による）は，ATMと区別することができない．髄内腫瘍（星状細胞腫や上衣腫など）もまた，拡張性脊髄病変として認められることがある．これらのほとんどは造影され，出血や石灰化などの追加的特徴を示すことがある．さらに，脊髄腫瘍に起因する症状は，典型的には，長期間にわたる．AVM（動静脈奇形：arteriovenous malformation）または硬膜AVF（動静脈瘻：arteriovenous fistulas）などの血管病変は，脊髄腫脹および浮腫を引き起こすことがあるが，これらの病変は，通常，脊髄の表面または表面に接する目立った血管が認められ，それらは，急性出血しない限り存在が知られることはあまりない．さらに，硬膜AVFは中高年の男性に認められ，遠位脊髄および脊髄円錐に好発する．脊髄虚血は，典型的には，重度のアテローム性動脈硬化症の病歴を有する高齢者の疾患であり，脊髄灰白質前角だけに信号異常を示すことがある．

最終診断

急性横断性脊髄炎．

解説

急性横断性脊髄炎（ATM）は，運動，感覚，および自律神経症状が突然発症する脊髄症候群を呈する．ATMの症例の約20％が小児であり，2つのピークが認められる．第1のピークは0～2歳，第2のピークは5～17歳である．同じような脊髄症が，さまざまな状況下で引き起こされるため，ATMは除外診断である．それらには，脊髄圧迫，感染，虚血，髄内腫瘍，血管奇形，毒物，ビタミンB_{12}欠乏などの代謝性，および以前の脊髄放射線治療などが含まれる．これらの状態が除外されると，患者はATMと診断されうると推定され，通常それから，その状態が基礎疾患に関連して起こっているか，事実上原因不明かどうか確定するためのさらなる検査が行われる．

小児ATMのほとんどの症例は特発性カテゴリーに分類される．ATM診断のうち特発性は小児では89％を占めるが，大人ではわずか36％である．小児ATMに関連する疾患には，急性播種性脳脊髄炎（ADEM），多発性硬化症（MS），神経性脊髄炎（NMO）および全身性エリテマトーデスなどの結合組織疾患が含まれる．

小児ATMのほとんどの症例では，脊髄症状の発症3週間前に軽い病気にかかり，最近のワクチン接種やアレルギー発症などの追加要因も潜在的な誘発因子となる．通常，患者は初発症状として背部痛，筋力低下，しびれ，失調性歩行，または膀胱直腸障害を認める．筋力低下は一般的に下肢に発症するが，体幹や上肢にも症状が出る場合もある．感覚障害は，典型的には，帯状または横断的分布で認められ，末梢にいくにつれ感覚が低下する（これが「横断性」脊髄炎の名前の由来）．古典的には，脳症はATMには認められないが，ADEMに関連する症例では認める場合がある．

T2強調画像の水平断では，ATMの病変は辺縁

を除いた脊髄中心で認められるか，または脊髄の断面全体に認められる場合がある．造影剤後の増強効果はさまざまだが，ほとんどの症例では認めない．急性脊髄症を呈した患者に実施するべき脊髄MRIに加えて，ATMの診察には，CNS病変の合併を同定するための脳画像検査，CSFでの細胞数およびIgG，オリゴクローナルバンド，AQP4（アクアポリン4：aquaporin 4）IgGおよびウイルスや細菌検査を評価するための腰椎穿刺，脊髄炎引き起こした感染の有無，AQP4 IgGおよび自己免疫パネルを確認するための血清検査を行わなければならない．視神経炎の徴候を評価するために眼科的診察も行わなければならない．

本症例では，LETM（縦長横断性脊髄炎：longitudinally extensive transverse myelitis）の画像所見を認めた．LETMは頭尾方向で少なくとも椎体3個分にまたがる髄内T2高信号を認める．LETMは特発性小児ATMや，ADEMおよびNMOに関連するATMの症例で一般的に認められる．他方，MSに起因する脊髄病変は，典型的には連続した椎体3個分以内で発症する．ADEM患者は，MRIにて少なくとも1つ以上の脳病変が認められ，NMOでは視神経炎に関連し，血清またはCSF検査にてAQP4 IgG陽性を示す．この患者の状態は（脳障害の状態から）ADEMの可能性があったが，脳MRI検査が正常であったことから，ADEMを除外することができた．さらに，血清検査ではAQP4 IgGが陰性であり，自己免疫パネルは正常であった．したがって特発性ATMとの最終診断に至った．

病変部位によっては，呼吸または心臓合併症に対する厳重なモニタリングを必要とする．高位頸髄および延髄の病変は下位脳神経を侵すことで，気道を確保できず気道開存性を維持できない場合がある．C5以上の頸髄病変では，横隔膜の可動に影響を与え，十分な呼吸ができず，時に呼吸障害をもたらす．また，T6より上の胸髄病変では，自律神経反射失調症を引き起こす可能性がある．

ATMが疑われたときの初期治療は，呼吸および循環機能を維持するための支持療法とともに，ステロイド静注である．24〜48時間以内に症状が改善しないまたは悪化した場合は，血漿交換療法を考慮する必要がある．免疫グロブリンおよびシクロホスファミドの静脈投与による効果を示唆するいくつかの根拠も示されている．ほとんどの症例では，ATMの症状の進行は，横ばいに達する約1週間の前に最初の数日間で始まる．症状の発症から初期回復までは平均して9日間である．

設問：理解を深めるために

＊1 ADEM患者の何％に脊髄病変がみられるか？
＊2 ATMの小児の予後は？　成人の予後は？

読影医の責務

脊髄MRIの所見にてATMの診断が疑われる場合，脊髄炎が基礎疾患と関連しているかどうかを確認するために，造影脳MRIにて，さらに詳細に診断することを提案するべきである．さらに，高位頸髄および下部脳幹を含む重要な部位の病変は，呼吸器系の障害をきたすおそれがあり，生命を脅かす可能性があるため，依頼した臨床医に速やかに伝えるべきである．

治療医が知っておくべきこと

- 脊髄画像検査結果はATMと診断するに足りうるか？　もしそうでなければ，骨髄症を説明する別の所見があるか？
- どの脊髄レベルに発症しているか？　病変は3つの椎体以上に及ぶか，または3椎体の範囲内か？
- 脳に病変があるか？
- 視神経炎を示唆する画像所見があるか？

解　答

＊1 ADEMと診断された患者の約30％は，MR画像において脊髄病変を示す．
＊2 約33〜50％のATMの患児が完全に回復する．10〜20％の場合は転帰不良で，残りはわずかな後遺症が残る．大人のATMの患者では，過去の報告では1/3が良好な転帰を示し，1/3は中等度の転帰，1/3は転帰不良となるとされている．

CASE 94

- **病歴** 36歳男性．テニス中の突然のふくらはぎの痛み．

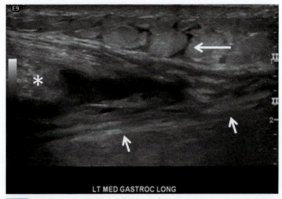

図1

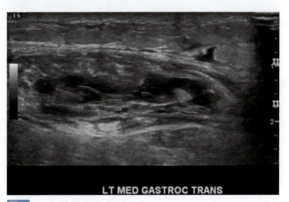

図2

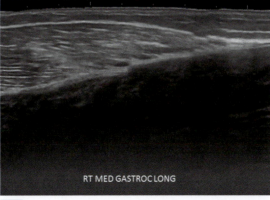

図3

画像所見

図1, 2：長軸/矢状断像（**図1**），短軸/横断像（**図2**）で左腓腹筋内側頭の超音波画像では，比較的大きな三角形の形状をした低エコー域を遠位筋腱間に認める．短軸横断像では血腫を反映して不均一にみえ，左側では正常の筋組織が認められる．アスタリスクは腓腹筋が引き込まれている様子を示しており，短矢印は腓腹筋（表層）とヒラメ筋（深層）を分けるアキレス腱/筋腱間移行部を示す．皮下組織内には液体貯留を認め（**長矢印**），浮腫が存在していることがわかる．

図3：右下腿の長軸像では筋腱間移行部と筋組織の連続性が認められる．さらに遠位（**画像右側**）では筋組織に不均一性がみられ，近位部（**画像左側**）よりも高エコーを示していることに注意する．

鑑別診断

腓腹筋内側頭断裂，足底筋破裂，アキレス腱近位部断裂，膝窩嚢胞破裂，筋肉内膿瘍，DVT．

最終診断

図1, 2：左腓腹筋内側頭の部分断裂．
図3：右腓腹筋内側頭の軽度損傷．

解説

腓腹筋は下腿コンポーネントのうち最も背側に位置し，足関節の底屈に大きく寄与している．腓腹筋は頭側で内側・外側の2つに分かれており，大腿骨顆状突起から起始しヒラメ筋と一緒にアキレス腱となる．腓腹筋は踵骨に付着するまでに膝，足関節，距骨下を通り，そのため，他の筋に比して損傷を受けやすい．すべての腓腹筋損傷は腓腹筋内側頭を巻き込む形となる．腓腹筋内側頭は外側頭よりも大きく，大きさに比例して「速筋線維」も多く含む．腓腹筋内側頭に含まれる速筋線維は非常に重要であり，走ることや跳躍に大きく関与する[1]．ヒラメ筋のような単関節に接合している筋肉と比較すると膝の過伸展・足底の背屈が原因で最も負荷のかかりやすい腓腹筋腱接合部に損傷が起こりやすい．典型的には筋肉を伸展させているときに筋組織は収縮しており，過度な収縮が起きたときに筋損傷は起こる．牽引性損傷は安静時よりも筋肉が伸展しているときに起こりやすく，2つの関節に筋肉がわたっている場合さらに損傷しやすい[1]．速筋線維の多さに比例して筋損傷の頻度は増え，速く収縮させることが筋肉の牽引限界を超えることで損傷が引き起こされるといわれているが，立証されていることではない．腓腹筋内側頭断裂はスポーツに関連した損傷であり，中年層に好発する．「テニスレッグ」として認識されておりテニスや他のラケット競技と関連がある．牽引性損傷の重症度は軽微な断裂から筋腱間移行部の完全離断まで認められ，通常，遠位の筋腱間移行部で起こる．突然のふくらはぎの痛みや腫脹で発症し，出血斑を認めることもある．

有用な牽引性筋損傷分類はない．損傷の程度で，軽度，中等度，高度に多くは分類されるが，正確な定義はなく臨床医の間でも違いがみられる．軽度の損傷は軽微な断裂であり，明らかな形態異常や液体貯留を認めない．高度の損傷は筋腱間移行部の完全断裂であり，筋機能が完全に損なわれている状態である．中等度の損傷は比較的広範囲での筋腱間移行部の部分断裂であるが，すべての損傷で液体貯留が認められる．つまり，筋腱間移行部での筋線維断裂の程度を評価することが非常に有効である．中等度の断裂は疼痛に関連しており損傷の程度が小さいほど疼痛は軽減し，筋機能は保たれる．

腓腹筋内側頭損傷が疑われる場合に，画像診断は損傷の重症度（完全断裂か部分断裂か）決定のために行われ，病理学的診断が必要なものは除外される．X線画像では多くは正常であるが，非特異的な軟部組織の腫脹が認められる．超音波とMRIでは正確な軟部組織内のコントラストを示し，筋断裂の有無の評価が可能である．超音波検査は検査時間も短く比較的低コストであるため，最初に行うべき検査である．超音波検査では長軸像で正常筋組織パターンが損なわれていることがわかり，筋線維断裂に伴う液体貯留が断裂した筋線維と筋腱間移行部の間にはさまる形でアキレス腱近位側に認められる．軽度の損傷の場合，軽度の高エコーを呈し正常筋組織の描出は不明瞭であ

る．部分的もしくは完全断裂の場合，筋組織は収縮した状態で描出される．皮下組織の腫脹は浮腫を反映して線状の低エコー像として認められる．損傷が重度である場合には，皮下組織全体に浮腫性変化が認められる．臨床的に「テニスレッグ」と診断された141名の超音波検査では66.7％に腓腹筋内側頭筋腱間移行部の部分断裂が認められたという報告がある．部分断裂を認めた患者のうち，腓腹筋内側頭とヒラメ筋の間に液体貯留を認めたのは62.8％であった[2]．MRIでも同様の所見が得られると考えられ，軽度の損傷では液体貯留は認めないものの，びまん性に筋肉の浮腫性変化を示す．また，超音波では回復過程のフォローアップも可能である[3]．MRIは診断が不確実な場合や潜在的な腫瘍性病変など病理学的評価が必要な症例に行う．

腓腹筋内側頭損傷の合併症は，下腿の筋ヘルニア，骨化性筋炎，瘢痕，拘縮，機能損傷であり，まれではあるがコンパートメント症候群も認められる．治療は患部圧迫を含めた保存的加療が行われる．損傷後に圧迫が行われた症例では統計学的にも腓腹筋内側頭とヒラメ筋の癒合が早くみられると報告されている[4]．患部圧迫は血腫の減少や歩行運動への早期介入にも寄与する．

設問：理解を深めるために

*1 腓腹筋内側頭断裂は外科的介入が行われることがあるか？
*2 腓腹筋内側頭の痛みがある場合，他にどのような損傷が考えられるか？

読影医の責務

腓腹筋内側頭断裂に緊急性はないため，適宜読影レポートを作成する．

治療医が知っておくべきこと

- 断裂部位．
- 部分断裂か完全断裂か．
- 血腫や液体貯留量の経時的比較．
- アキレス腱や膝蓋腱，ヒラメ筋損傷の有無．

解答

*1 腓腹筋を含む後方コンパートメント症候群を認める場合には，外科的介入が行われる．筋機能の完全な喪失や解剖学的欠損が腓腹筋内に認められるようであれば，腓腹筋の修復が考慮される[5]．
*2 競技中にみられるふくらはぎの痛みは必ずしも腓腹筋内側頭断裂とは限らない．足底筋腱の破裂も似たような痛みを起こす．画像上，腓腹筋内側頭とヒラメ筋の間に液体貯留を示すが，腓腹筋腱間移行部は正常である．腓腹筋腱間移行部の断裂がないにもかかわらず持続する液体貯留を認める場合は足底筋腱損傷がこの領域で起こっていると考える．突然のふくらはぎの痛みや腫脹は下腿末梢静脈の血栓の可能性も考えられるため，腓腹筋に隣接する膝窩静脈やふくらはぎの静脈内血栓を除外する必要がある．前述したように「テニスレッグ」と診断された141人の超音波診断でみられた他の所見は，腱や筋腱間の破裂のない液体貯留（30％），足底筋腱破裂（1.4％），ヒラメ筋部分破裂（0.7％），DVT（10％）である[2]．

CASE 95

▎**病歴** 50歳男性.48時間にわたり増悪する左胸痛,持続する悪心・嘔吐.

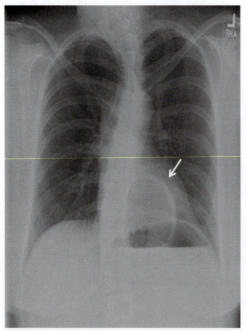

図1

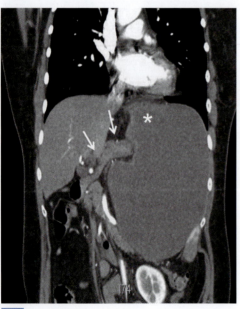

図3

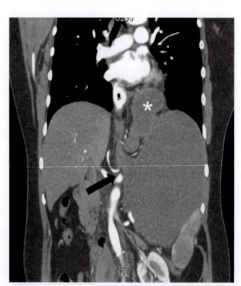

図2

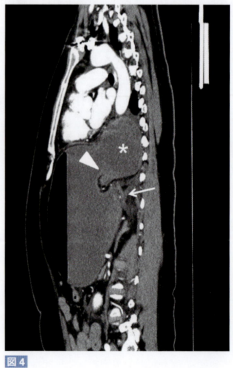

図4

画像所見

図1：胸部単純X線では心陰影の裏に空気に満たされた腫瘤影を認め，横隔膜上に胃前庭があると思われる（**矢印**）．

図2：上腹部造影CTの冠状断では，解剖学的位置異常を伴う拡張胃を認める．食道胃接合部（**矢印**）は左横隔膜の下，胃前庭（**アステリスク**）の真下にあり，mesenteroaxial volvulus（間膜軸捻転）を表す．大弯は小弯の左側に位置したままである．

図3：より腹側の上腹部CT冠状断では，胃前庭（**アステリスク**）は左上腹部に位置し，拡張していない十二指腸近位部（**矢印**）が胃底部の上にある．

図4：腹部CTの矢状断では拡張した胃前庭部（**アステリスク**）が胸腔内に突出しているのがわかる．胃前庭部と幽門（**矢頭**）は食道胃接合部（**矢印**）の上方に位置し，mesenteroaxial volvulusとして矛盾しない．胃内に液体が貯留し拡張しているのは胃出口が閉塞しているためである．

鑑別診断

滑脱型食道裂孔ヘルニア，傍食道ヘルニア，胃捻転．

最終診断

胃軸捻転．

解説

胃捻転とは胃の解剖学的な位置異常である．完全に無症状の場合や漠然とした慢性の消化不良のものから急性のまたは繰り返す上腹部の激痛を呈するものまで症状には幅がある．胃捻転の大多数（90％以上）は慢性の経過であり，先天性もしくは外傷性の原因があったり，裂孔ヘルニアに伴ってみられる場合がある．他のリスク因子には左側横隔膜ヘルニア，幽門狭窄症，癒着などがある．50代で最も多くみられるが，どの年齢層でも起こりうる．急性の胃捻転の患者は，強い腹痛，嘔吐を伴わない難治性の嘔気，経鼻胃管の胃内到達不能といったBorchardtの3徴を示すことがある．

胃は通常，胃-横隔膜，胃-脾，胃-肝，胃-結腸で靭帯により固定されているが，ある程度の可動性は残されている．靭帯の形成不全や弛緩もしくは靭帯のサポート消失，非生理的な空間（胸腔内ヘルニア）がある場合に胃蠕動や癒着（手術や潰瘍）による異常な接着が加わり，位置異常や回転につながる．これらは潜在的に内腔閉塞や血流不全をきたしうる．

胃の異常な回転は臓器の長軸に沿って起こることのほうが多く，organoaxial volvulus（臓器軸捻転）と呼ばれ，大弯側が小弯側の上にくる．胃は短軸に沿ってねじれることもあり，mesenteroaxial volvulus（間膜軸捻転）と呼ばれ，胃前庭が食道胃接合部の上に位置する．胃食道接合部と胃前庭という2つのランドマークがCTの冠状断で容易に同定されるため，mesenteroaxial volvulusのほうが診断は容易である．

画像検査は，異常な回転を同定するために，また胃出口の完全な閉塞があるかどうかを評価するために重要である．閉塞は180°以上の回転の際に起こりやすく，胃の拡張と液体貯留をきたす．もし胃が大きくなりすぎて胸腔に突出すると呼吸不全や循環不全を起こすこともある．

胃捻転の画像検査には単純X線や透視，CTがある．胸部単純X線では心陰影の背側に空気に満たされた腫瘤影を呈し，これは胃が横隔膜状にあることを表している．腹部単純X線では，上腹部の軟部組織濃度上昇を示し，これは液体が充満し拡張した胃を表す．鏡面像が2つみられたら，それは胃底部と前庭部である．上部消化管透視造影は胃の回転と経口造影剤が十二指腸に通過するかどうかを評価するために行われることがある．CTは急性発症の心窩部痛や嘔吐の場合に，胃の回転や屈曲点を同定するために行われる．

慢性の胃捻転は保存的に加療される．しかし急性の胃捻転は手術を必要とする．

設問：理解を深めるために

＊1 慢性の胃捻転が疑われた場合に，どのような検査が有用か？

読影医の責務

急性の胃捻転は緊急手術を要する疾患であるため,参照医にただちに報告しなければならない.

治療医が知っておくべきこと

- 場所,原因,捻転の軸を同定する.
- 胃捻転の合併症を同定する.頻繁にみられるのは胃の出口の閉塞であり,虚血はまれである.

解 答

*1 慢性の捻転の場合,食道,胃,十二指腸の流れが良好に描出されるため上部消化管造影が好まれる.急性の場合には,穿孔や他の疼痛・閉塞の原因となる疾患を評価するのにCTが好まれる.

CASE 96

- **病歴** 38歳．バスケットボール中の膝痛．

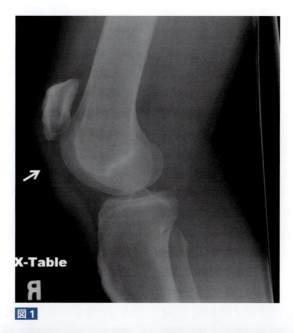

図1

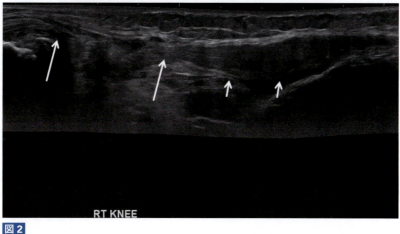

図2

画像所見

図1：右膝のX線写真側面像．膝蓋骨は頭側へ偏位し，膝蓋腱の近位部に陰影欠損（**矢印**）を認める．また膝蓋腱の遠位部にたわみがみられる．

図2：右膝の超音波検査長軸像．膝蓋腱の近位部で連続性が完全に途絶えている．**長矢印**は断端を示している．**短矢印**は腱の正常部を示しているが，若干肥厚し，たわみがみられる．これは損傷により正常の張力が損なわれているためである．

また膝蓋腱炎の要素もあるかもしれない．

最終診断

膝蓋腱断裂．

解説

　大腿四頭筋，膝蓋骨，膝蓋腱からなる膝関節伸筋群の損傷では，膝蓋骨骨折が最も多く，続いて大腿四頭筋腱断裂が認められる．膝蓋腱断裂はこれらの膝関節伸筋群の損傷のなかでは最もまれである．膝蓋腱断裂は40歳未満の活動性の高い男性で最もよくみられるが，基礎疾患をもつ高齢者でも生じる．膝蓋腱近位部の損傷はスポーツ外傷により起こり，中央部や遠位部については，通常は罹患している基礎疾患に関連して損傷が生じる．正常の膝蓋腱は体重の17.5倍に相当する非常に大きな引張応力に耐えることができる[1]ため，背景に病的異常がなければ断裂をきたすことは通常ない．一般的には，繰り返す微小な損傷による膝蓋腱炎が背景にあることが多い．基礎疾患として，痛風や関節リウマチ，腎不全，糖尿病，全身性エリテマトーデス，ステロイドやキノロン系抗菌薬の内服が挙げられる．

　典型的な損傷のメカニズムは，膝を屈曲した状態で大腿四頭筋を急激に収縮させることで損傷が生じる．これは走ったりジャンプしている最中に急な減速をする運動時に起こる．高齢者では，膝を屈曲した状態で転倒することで起こりやすい．膝蓋骨高位，腫脹，疼痛，こむらがえり，膝関節の伸展ができないといった症候がみられる．

　通常，膝蓋腱断裂の診断は身体所見により行われるが，確定診断のために画像が時に必要となる．どのような屈曲位であっても膝蓋腱や大腿四頭筋腱は伸展しており，腱の前後の境界は明瞭に描出される．偏位があれば，損傷が示唆される．膝蓋腱は，X線写真では前後を脂肪濃度で境界された均一な軟部濃度として，MRIではT1およびT2強調画像で均一な低信号域として，超音波検査の長軸像では線維状構造として描出される．膝蓋腱や大腿四頭筋腱のたわみは断裂を示唆する．X線写真では，側面像で膝蓋骨高位（patella alta）や大腿四頭筋腱のたわみ，膝蓋腱内の限局した透亮像などの所見がみられれば，大腿四頭筋腱断裂の診断に至る．部分断裂や膝蓋腱炎では，腱の前方もしくは後方（ほとんどの場合で後方）のいずれかの境界が不明瞭化する，もしくは膝蓋骨高位を伴わずに局所的に腫大していることが多い．しかしながらX線写真で鑑別することは困難である．MRIと超音波検査は，ほぼ同等の診断能および描出能をもち，MRIのfluid sensitive imageの矢状断面や超音波検査の長軸像がよく用いられる．完全断裂では，断裂した腱の断端間に明確な欠損部が認められることが多い．部分断裂の評価には軸位断面や短軸像も用いられる．腱内に液貯留を伴う欠損部がみられれば，完全もしくは部分断裂が疑われる．MRIでは，等信号〜低信号を示す腱の中に高信号を示す液貯留を伴う欠損部として認められ，超音波検査では，ほぼ無エコー（液体）の欠損部として認められるほか，不均一な高エコー域（膝蓋下脂肪組織から移行した脂肪）が断裂部に入り込んでみえることもある．大腿四頭筋腱には，断裂により正常の張力が損なわれることから，たわみが認められる．断裂の程度が定かではない場合には，超音波検査中に能動的に膝を伸展させたり，受動的に膝を屈曲させたりすることで評価できる．断裂は膝蓋腱炎を背景とすることが多く，MRIでは断裂部に隣接して腱の肥厚や軽度の信号上昇がみられ，超音波検査では正常な線維状構造が失われた無エコーを示す腱が描出される．

　部分断裂の治療は，完治するまでの期間，膝を伸展位で固定するためブレース固定を行う．松葉杖や理学療法も必要となる．完全断裂の場合には，手術治療の適応となる．人工膝関節全置換術後に慢性化した完全断裂例では，同種移植，合成メッシュ，自家移植などを併用した再建術が行われる．術後は，多くの症例で膝関節が硬直するが，健側とほぼ同等の動作が可能になるまで回復しうる．合併症はまれだが，膝関節の硬直や大腿四頭筋の萎縮，断裂の再発がある．急性期に再建術を行うことで良好な結果が得られる．

設問：理解を深めるために

＊1 ジャンパー膝とは何か？
＊2 膝蓋骨下極裂離骨折とは何か？

読影医の責務

膝蓋腱断裂は緊急疾患ではないが，適切な時期に報告書を作成することが必要である．

治療医が知っておくべきこと

- 断裂の部位．
- 完全断裂と部分断裂の鑑別，部分断裂であれば断裂の程度．

解 答

＊1 ジャンパー膝は膝蓋腱近位部の膝蓋腱炎を示す．バスケットボールのようなジャンプを頻回に行うスポーツでよくみられるが，膝が屈曲した状態で大腿四頭筋に腱の引張耐性を超えた強い収縮力が，腱自体の正常な治癒能力を超えた頻度で繰り返し加わることで，正常な治癒過程を経られず，腱構造に異常をきたす．膝蓋腱炎は膝蓋腱の近位端に生じ，膝蓋腱炎の進行と並行して，腱の深部に断裂をきたす．小児のジャンパー膝はSinding-Larsen-Johansson症候群と呼ばれ，10～15歳の活動的な小児でよくみられる[2]．この時期の小児では，膝蓋骨の骨形成が成長過程にあり強度が弱く，膝蓋腱近位部に微小な損傷が繰り返されることで生じる．通常，膝蓋腱炎に加え，腱内に膝蓋骨下極より裂離した骨片と考えられる小石灰化が認められる．

＊2 膝蓋骨下極の裂離骨折は，8～12歳の小児でよくみられ，膝蓋骨下極から関節軟骨（深層）や骨膜（表層）が弧状に裂離する[3]．石灰化骨に骨折が及んでいなければ，X線写真では，膝蓋骨高位以外の所見は得られない．MRI矢状断面でSinding-Larsen-Johansson症候群との鑑別を行う．Sinding-Larsen-Johansson症候群では，関節軟骨は保たれており，膝蓋腱近位部の炎症や腱内の石灰化がみられる．骨の変形や軟骨の損傷が認められば，膝蓋骨下極の裂離骨折を疑う．これらの2つの疾患では治療法が異なる．Sinding-Larsen-Johansson症候群は，over use syndromeであり，保存的治療が施行され，対して膝蓋骨下極裂離骨折では，伸筋群の再建のため外科的治療の適応となる．

CASE 97

病歴 56歳男性．末期腎不全と高血圧の既往歴がある．意識障害，右半身麻痺の状態で発見された．

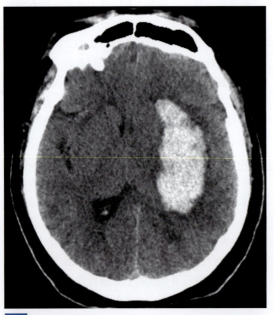

図1

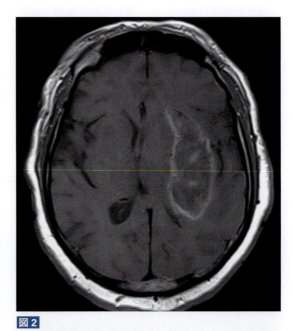

図2

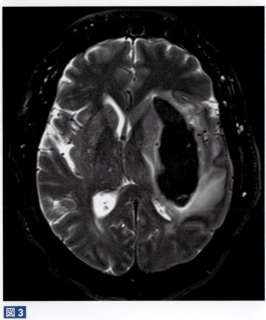

図3

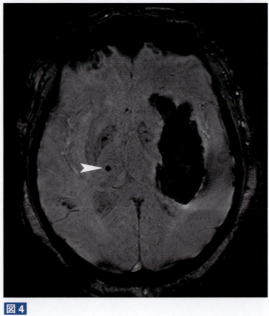

図4

画像所見

図1：単純CT横断像では，左レンズ核の側面を中心として，高吸収を示す大きな血腫が存在している．左側脳室を圧排し，左から右方向への正中偏位（midline shift）を生じている．

図2,3：続いて撮像された非造影T1強調画像（図2）と，T2強調画像（図3）である．T1強調画像では脳実質と主に等信号，T2強調画像では中心部低信号を示す血腫が指摘できる．この信号はデオキシヘモグロビンを示す信号パターンである．病変の辺縁部はT1短縮効果を示し，局所的にはヘモグロビンがメトヘモグロビンに分解されていることを示している．T2強調画像もまた血腫周囲の血管原性浮腫を示している．提示していないが，MRAでは動脈瘤や動静脈奇形をはっきり示すような所見はなかった．

図4：SWI横断像では，血腫全体にわたりsignal void（シグナルボイド）を示し，低信号である．加えて，右視床に無信号の小さな脱落巣（**矢頭**）があり，遠隔部の微小出血として矛盾しない．同様に両側歯状核にもまた，遠隔部微小出血を示唆する同様の脱落巣が明らかであった（**本書には非掲載**）．

鑑別診断

基底核に主体をおく出血は，多くの病態においてみられる．基底核や視床に出現する特発性出血は，高血圧性出血が原因であることが最も多い．追加されたMRI所見は診断につながるもので，過去の出血が特徴的な領域，すなわち大脳深部灰白質である基底核（本症例にみられるように）や歯状核，また脳幹などに認められる．同様に長年にわたる高血圧罹患患者に多い，大脳深部白質病変（leukoaraiosis）も認める．アミロイドアンギオパチーは，大脳に出血を伴うのが特徴的であり，SWIでは遠隔部やそのほか末梢に分布する出血を認めることがある．さらには，アミロイドアンギオパチーに伴う出血は通常60歳以上の患者に起こる．内大脳静脈梗塞における深部静脈レベルの梗塞は，視床に低吸収をきたしうる．この所見は，高血圧性出血の消退経過に似ることがある．凝固異常をもつ患者もまた，深部皮質構造に出血をきたすことがある．出血性腫瘍も基底核に存在しうる．造影MRIは，腫瘍濃染の存在を検索するため適応となる．原発性脳腫瘍と比べ転移性脳腫瘍のほうが有病率が高いことを考慮すると，出血性腫瘍の多くは，その由来を頭蓋外原発巣にもつといえる．動静脈奇形や海綿状血管奇形などを含め，背景に血管奇形が存在する場合もまた，出血を呈しうる．動静脈奇形は，CTAやMRAにより，血腫内または血腫隣接部に複雑に入り組んだ脈管構造の集簇を指摘できる．これに対し海綿状血管奇形では，CTで「ポップコーン様」石灰化を，MRIで繰り返す出血に由来したヘモジデリンリングを認める．

最終診断

高血圧性脳出血．

解説

高血圧性頭蓋内出血は，全身性高血圧によって起こる非外傷性の急性出血と定義される．成人の頭蓋内出血の原因として最多である．非外傷性頭蓋内出血の約50％は，高血圧症に起因する．高血圧性脳出血の患者は，長期かつコントロール不良の高血圧の病歴をもち，そのことが頭蓋内血管のアテローム性動脈硬化，フィブリン壊死をもたらすとされている．最も影響を受ける血管は，小さな穿通枝である．これらの穿通枝にできる微小動脈瘤は，Charcot-Bouchard動脈瘤と呼ばれ，出血の原因と考えられている．関わる小さな穿通枝は，主にレンズ核線条体領域にみられ，少ない割合ながら橋や小脳などでもまた認められる．結果的に，これらの部位は高血圧性出血の好発部位として代表的な部位であり，基底核や視床が最も多く（80％），橋や小脳（10％）がこれに続く．約5～10％では，皮質下出血となることがある．

高血圧性頭蓋内出血は多くは中高年の男性に起こる．アフリカ系アメリカ人は，より頻度が高い．これは，高血圧症の人口あたりの有病率が高いことがおそらく反映している．約20％の患者が，急性の神経脱落症状を伴って来院する．

この症例における画像所見は，基底核の高血圧性脳出血として典型である．左から右方向への正中偏位，および両側側脳室の圧迫は，大きな血腫による圧排効果（mass effect）の結果生じた合併症である．水頭症と関連するような側脳室内への血腫進展を起こすことがあり，これは予後不良の前兆となる．高血圧性脳出血の治療は多くの場合，非外科的な治療となる．血腫除去自体では，多くの症例の場合有益性にはつながらない．圧排効果に対する対症的治療や，内科的な管理による頭蓋内圧降下，脳室シャントなどが治療の主体である．

設問：理解を深めるために

*1 高血圧性脳出血患者が増悪する典型的な時間経過は？

読影医の責務

　高血圧性脳出血の所見は，迅速に依頼医に連絡しなければならない．MRIは背景の腫瘍性病変や血管奇形を除外するため，状態が安定しているなら，提案せねばならない．公式な放射線科レポートに記載すべきは，出血部位，血腫の時期（MRIが最もこの時期を検出するのに役立つ），脳室内進展，水頭症，圧排効果の存在，脳ヘルニアと関連する一連の所見などである．

治療医が知っておくべきこと

- 高血圧性脳出血として典型的な部位か．または，アミロイドアンギオパチーなどといった，代わりの診断につながるような所見があるか．
- 高血圧性脳出血の診断をサポートする他の所見（例えば特徴的な部位にある遠隔部微小出血や，進行した大脳白質病変）はあるか．
- 圧排効果はあるか（正中偏位または脳ヘルニア）．
- 脳室内への血腫進展はあるか．または水頭症はあるか．
- 背景に腫瘍または血管奇形があるか．

解　答

*1 初めの48時間で，血腫増大に伴う圧排効果が増悪すると，脳ヘルニアや水頭症に陥る危険性をはらんでいる．それゆえ，患者はこの期間の枠内では，より厳重に観察されねばならない．

CASE 98

▪**病歴** 80歳女性.緩徐進行性の意識障害.

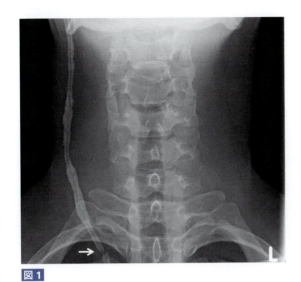

図1

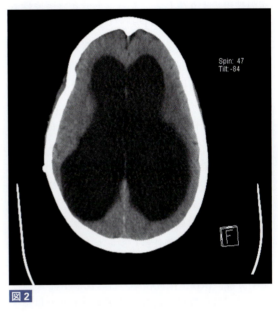

図2

画像所見

図1:頸部単純X線写真正面像.右頸部の脳室腹腔シャントに沿って石灰化を認める.右肺尖部で局所的な不連続性を認める(**矢印**).
図2:頭部単純CT横断像.両側側脳室の著明な拡大を認める.

鑑別診断

交通性水頭症,VPシャント断裂,VPシャント結石.

最終診断

VPシャント断裂による水頭症.

解説

VPシャントは水頭症に対する有効な治療法である.しかしながら,VPシャント機能不全の発生率は高く1年で40%,10年で70%に発生すると報告されている[1].VPシャント機能不全の臨床症状は多彩であり,頭蓋内圧上昇による頭痛,嘔気・嘔吐の報告が多い.診断・治療が遅れると脳神経麻痺,痙攣,意識障害や昏睡をきたしうる.
VPシャントは脳室カテーテル,リザーバー,シャントバルブ,腹腔カテーテルで構成されている.リザーバーは頭蓋骨上の皮下に留置され,一方弁である.脳室カテーテルはリザーバーからいずれか一方の側脳室前角に留置する.遠位(腹腔)カテーテルは頸部から前胸部,前腹部の皮下を通し,腹腔内に留置する.機能不全の主な原因はシャント閉塞,分離,損傷,位置移動などの機械的な合併症である.留置後2年以内のシャント機

能不全では脳室カテーテルの閉塞が多く，しばしば術後デブリスや出血成分により早期閉塞をきたす．その他の原因としてはシャントの高度屈曲，脈絡叢のシャント先端内への発育，遠位（腹腔）カテーテル先端部仮性囊胞形成などが挙げられる．仮性囊胞は被包化された脳脊髄液貯留で，腹膜の癒着や大網による遠位（腹腔）カテーテル先端の被覆により生じる．シャント分離は医原性もしくはデバイス不良によることが多く，留置後すぐに生じることが多い．繰り返す機械的ストレスはシャントの脆弱化や損傷をきたし，頸部で生じやすい．長期留置によりシャントカテーテル周囲に異栄養性石灰化（結石と呼ばれることもある）が生じると損傷の原因となる．その他の合併症としては感染や ventricular loculation，シャント過剰，腹水が挙げられる．

VPシャント機能不全が疑われる場合には，機械的な原因検索とシャント機能不全の2次所見を検索するため，画像診断を行う．VPシャントの画像診断では，頭蓋骨からシャント先端までの単純X線写真正面および側面像が用いられる．シャント分離，損傷，位置移動，石灰化は単純X線写真にて明瞭に描出される．頭部単純CTは単純X線写真と組み合わせて用いられ，脳室拡大の有無を評価する．脳室サイズの変化は軽微であることが多いため，過去画像との丹念な比較が重要である．脳脊髄液の transependymal flow（脳室周囲間質浮腫），シャントカテーテル周囲の浮腫，帽状腱膜下液貯留はシャント機能不全を示唆する2次的所見である[1]．臨床的にシャント機能不全が疑われるも，単純X線写真や頭部CTにて異常がみられない場合には，シャントの通過性や断裂の有無を評価するため，シンチグラムを考慮する．

シャント機能不全の治療はその原因によって異なる．シャント損傷や位置移動ではシャント修復が必要である．閉塞は（原因にもよるが），再留置や位置調整を要する．シャント分離の場合には再接続が可能な場合もある．感染はシャントリザーバーから吸引した脳脊髄液にて診断が可能で，その結果に合わせて抗菌薬加療を行う．ventricular loculation は瘻孔形成や複数のシャント留置にて治療する．シャント過剰は症状や脳室圧上昇がなければ臨床的意義は乏しい．

設問：理解を深めるために

＊1 その他に VP シャントにはどのような種類があるか？ それらの合併症は？
＊2 VP シャント留置例で MRI は施行可能か？

読影医の責務

画像所見ではなく，臨床症状によって緊急性を評価する．シャント機能不全を疑う異常所見を認めても，臨床症状がなければ緊急性は低く，臨床的な緊急性を優先してレポートする．

治療医が知っておくべきこと

- デバイスの分離や損傷，位置移動など，シャント機能不全を生じる明らかな機械的な原因があるかどうか．
- シャント位置やシャント石灰化など機械的なシャント機能不全の原因となりうる所見はあるか．
- 脳室サイズの変化や脳脊髄液の transependymal flow，液貯留などシャント機能不全の2次的所見はあるか．

解答

＊1 その他の脳室シャントとして頻度は低いが脳室心房シャントと脳室胸腔シャントがあり，それぞれ遠位カテーテルの先端は右心房，胸腔に位置する．脳室胸腔シャントは通常水頭症の原因となる脳腫瘍や VP シャント留置/調整術前に一時的に脳室の減圧を行うために用いられる．脳室胸腔内シャントの合併症には膿胸や，遠位カテーテル先端の胸壁びらんによる胸壁皮下浮腫が挙げられる．脳室心房シャントは VP シャントの失敗例や腹膜・腹腔内感染などで VP シャントが施行できない症例で適応となる．脳室心房シャントは右房や卵円孔を介して逸脱し，ドレナージ不良となることがある．右心房へ逸脱すると不整脈の原因となる．脳室心房シャントの感染は心内膜炎や敗血症性塞栓を生じる．脳室心房シャントカテーテルが右室壁にびらんを生じ，心嚢液貯留をきたした

症例報告もある．脳室心房シャントカテーテルが心房中隔や心室中隔に穿孔（訳注：原文のErosionで「びらん」にすると，シャントを起こすことにならないので，穿孔と表記した）を生じると右左シャントから奇異性塞栓のリスクとなる[1]．

*2 VPシャントはMRI（磁場）による発熱や位置移動はみられないため，MRI施行可能である．脳室からのドレナージ速度を調整するシャントバルブは磁石を使用しており，MRIによる影響を受ける可能性がある．MRI撮像前後で単純X線写真を撮像すると，容易にシャントバルブの変化を確認できるため有用である．最近のシャントバルブには日常臨床で使用される1.5 T，3 TのMRI装置による磁場であれば影響のないものもある．

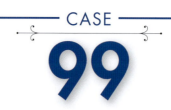

■病歴　40歳女性．右上腹部痛，悪心，嘔吐を訴え受診．

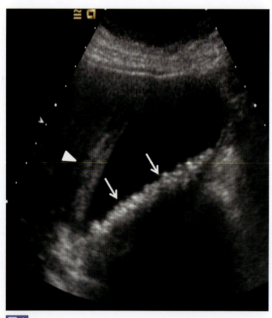

図1

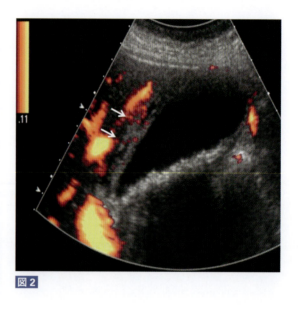

図2

画像所見

図1：胆嚢の超音波長軸像では，小さい後方陰影を伴う複数の胆石（**矢印**）と1 cm以上の胆嚢壁肥厚（**矢頭**）を認める．sonographic Murphy徴候は陽性であった．
図2：胆嚢の超音波カラードップラー長軸像では，胆嚢壁の肥厚と血流増加を認める（**矢印**）．急性胆嚢炎の所見として矛盾しない．

鑑別診断

慢性胆嚢炎，急性肝炎，低蛋白血症，腺筋腫症，膵炎．

最終診断

急性胆嚢炎．

解説

　急性胆嚢炎とは胆嚢の急性の炎症を意味し，胆嚢頸部や胆嚢管に胆石が閉塞することにより引き起こされる．閉塞は胆汁酸塩による粘膜の炎症へとつながり，そこに感染が加わることもある．炎症は反応性の粘液産生となり，拡張と内圧上昇へとつながる．内腔の拡張は胆嚢壁への血流を低下させ，壁が肥厚する．虚血が遷延すると胆嚢は最終的には壊死に陥る．未治療の胆嚢炎の合併症には，壊疽性胆嚢炎や気腫性胆嚢炎，出血性胆嚢炎，胆嚢穿孔がある．気腫性胆嚢炎の場合，ガス産生

菌によるガス像が胆嚢壁や内腔に認められる．壊疽性胆嚢炎や穿孔に急速に進行することから，気腫性胆嚢炎は外科緊急である．壊疽性胆嚢炎の場合，胆嚢壁は壊死し，胆嚢内腔に腐肉化した膜を表す線状高エコーを伴う．小膿瘍や出血をきたすこともある．炎症が遷延すると穿孔することがあり，胆嚢壁の小さい欠損や胆嚢周囲の液体貯留や膿瘍形成を認める．

超音波検査は右季肋部痛の初期評価に有用な検査である．最も感度の高い超音波所見は胆石およびsonographic Murphy徴候の存在である．深吸気時に超音波プローブに胆嚢を圧迫されることによって患者が最大の痛みを感じるとsonographic Murphy徴候は陽性である．しかし，患者が超音波検査の前に鎮痛剤を投与されていたらsonographic Murphy徴候は評価できない．他の2次的な徴候には拡張した胆嚢，3mm以上に肥厚した胆嚢壁，胆嚢壁の血流増加，胆嚢周囲の液体貯留がある．これらはあまり特異的ではなく，肝炎やうっ血性心不全，膵炎，肝硬変や低アルブミン血症といった他の病態でもみられる．

もし超音波検査で急性胆嚢炎との確定診断に至らない場合，HIDA（hepato-iminodiacetic acid）を用いた胆道シンチグラフィを行うこともある．HIDA scanで胆嚢が描出されなければ，急性胆嚢炎の診断となる．HIDA scanは急性胆嚢炎の合併症の評価や他の右季肋部痛の原因の同定はできないため，超音波で診断のつかない症例の場合にのみ行われる検査である．急性胆嚢炎のCT所見は，胆石や胆嚢の緊満，胆嚢壁肥厚，粘膜の造影効果増強，胆嚢周囲の液体貯留/脂肪織濃度上昇，胆泥などがある．しかしCTは超音波ほど感度は高くない．

急性胆嚢炎の治療は基本的には胆嚢摘出術である．しかし，患者の状態が不安定な場合は，経皮的な胆嚢ドレナージと抗菌薬投与が適切なこともある．急性胆嚢炎が治療されず放置されると，胆嚢虚血や感染，穿孔が起こりうる．

設問：理解を深めるために

＊1 超音波で急性胆嚢炎の確定診断に至らないときにどのような検査の選択肢があるか？
＊2 胆嚢炎以外で胆嚢壁肥厚をきたすのはどのような病態があるか？

読影医の責務

急性胆嚢炎はただちに担当医に報告しなければならない．

治療医が知っておくべきこと

- 胆石や他の急性胆嚢炎の所見が存在するか．
- 気腫性胆嚢炎や壊疽性胆嚢炎，穿孔が存在するか．

解 答

＊1 ^{99m}Tcで標識されたイミノ二酢酸（HIDA）を用いたシンチグラフィは超音波検査で胆嚢炎の診断がはっきりしない場合に有用である．
＊2 胆嚢壁肥厚の原因には種々あり，胆道系が原因のこともあればそうでないこともある．例としては，肝硬変，肝炎，うっ血性心不全，低アルブミン血症，急性膵炎，穿孔性十二指腸潰瘍，胆嚢癌などが挙げられる．

CASE 100

病歴 53歳男性．2型糖尿病．右足の母趾足底部にできた難治性潰瘍で受診．発熱と右足全体の発赤も伴っている．

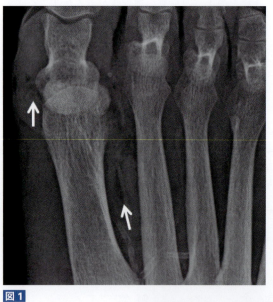

図1

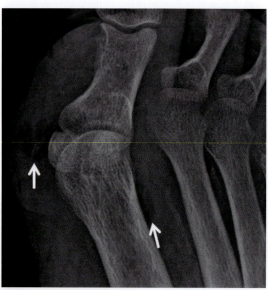

図2

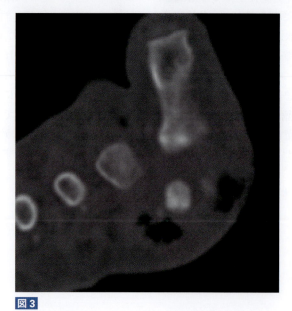

図3

画像所見

図1, 2：右足の正面（**図1**）と斜位（**図2**）のX線．軟部組織の浮腫と皮下気腫を母趾のMTP関節周辺に認め，第2指のMTPまで広がっている．斜位像では軟部組織の欠損を母趾MTPに認める．

図3：右足の中足骨頭レベルでの水平断CT．皮下気腫を認め表皮欠損を伴っている．

鑑別診断

ガス産生型軟部組織感染，最近のデブリードマン，穿通性外傷，骨髄炎．

最終診断

ガス産生菌による軟部組織感染．

解 説

皮膚潰瘍に合併する軟部組織感染は糖尿病患者によくみられる．進行した糖尿病では神経障害（感覚，運動，自律神経）と血流障害により疼痛を感じにくく，創傷治癒遅延を生じるため難治性潰瘍が生じやすい．ガス産生菌の感染は一般的ではないが，ブドウ球菌ではなく多菌種による感染が状態をより悪くする．培養される菌種は通常多菌種でクロストリジウム，プロテウス，大腸菌，バクテロイデス，エンテロバクターなどがある．

糖尿病足病変における初期評価は3方向（正面，側面，斜位）のX線が一般的であり，さらに斜位の追加が必要かもしれない．軟部組織の浮腫と腫脹が唯一の感染徴候かもしれない．骨への感染も合併していることもあり，局所の骨びらんや骨減少が手がかりになることもある．ガス像があった場合は最近ガス像をきたすようなデブリードマンなどの外科的介入がなかったかを確認することが重要である．軟部組織のガス像は感染に伴う2次性変化で細かい気泡が散在していることが特徴である．CTは糖尿病足でガスの有無を確認する目的のみで施行されることは少ないがX線に比べて感度が非常に高い．MRIはT1T2における信号欠損として捉えられるが相対的に感度で劣る．骨や深部軟部組織の評価には有用であるが診断のためだけでなく術前評価や処置の前に施行される．しかしMRIは感染性の変化としての炎症所見には特異的でない．超音波は軟部組織のガス像を同定するには優れた検査である．小さい高輝度な多重反射を壊死性筋膜炎であれば筋膜上に，壊死部の局所であればガス壊疽に認める．ガスによって超音波はそれより深部に到達できないため深部の評価を非常に困難とする．骨シンチは感度に優れるが非特異的な所見しか得られないためMRIが禁忌だったり感染巣が多いときに使用は限られる．

感染から2次的に軟部組織にガスがある場合は感染の範囲で早急なデブリードマンか切断を検討する．感染させず創傷治癒を促進させるためデブリードマンは非常に広範囲になる可能性がある．抗菌薬を静注で開始することを忘れない．

設問：理解を深めるために

*1 糖尿病足病変で足の変形は関係するか？

読影医の責務

軟部組織のガス像は外科的緊急症である．担当医に電話で知らせたほうがよい．

治療医が知っておくべきこと

- 軟部組織のガスや浮腫の存在，部位，範囲．これは，穿通性外傷がなければガス産生菌感染を示唆する．
- 骨皮質の不整，骨膜反応，骨減少の存在．骨髄炎などの徴候である．
- X線では軟部組織のガスがわかりにくいが，ガス産生菌の感染を疑う場合はさらなる評価にCTを施行する．

解 答

*1 扁平足や外反母趾，鷲爪指，神経性関節症などの足の構造的異常は足底への圧に異常が生じる．足底の圧が偏ると神経障害や血流異常をきたし，潰瘍形成と軟部組織感染のリスクとなる．

最終診断のまとめと参考文献

CASE 番号（▶掲載頁）
最終診断
原著者（翻訳者）
参考文献

CASE 1（▶ p 1）
出血性静脈梗塞を伴った脳静脈洞血栓症
Shaun R. Rybak（古後斗冴）

1. Leach JL, Fortuna RB, Jones BV, et al. Imaging of cerebral venous thrombosis:current techniques, spectrum of findings, and diagnostic pitfalls. *Radiographics*. 2006;26(suppl 1):S19-S41.
2. Poon CS, Chang JK, Swarnkar A, et al. Radiologic diagnosis of cerebral venous thrombosis:pictorial review. *AJR Am J Roentgenol*. 2007;189(6)(suppl):S64-S75.
3. Saposnik G, Barinagarrementeria F, Brown RD Jr, et al. Diagnosis and management of cerebral venous thrombosis:a statement for healthcare professionals from the American Heart Association/American Stroke Association. *Stroke*. 2011;42(4):1158-1192.

CASE 2（▶ p 4）
浸潤性粘液産生性腺癌
Katherine R. Birchard（棚橋裕吉，松尾政之）

1. Austin JHM, Garg K, Aberle D, et al. Radiologic implications of the 2011 classification of adenocarcinoma of the lung. *Radiology*. 2013;266(1):62-71.
2. Popat N, Raghavan N, McIvor RA. Severe bronchorrhea in a patient with bronchioloalveolar carcinoma. *Chest*. 2012;141(2):513-514.

CASE 3（▶ p 6）
腹腔内膀胱破裂
Cody J. Schwartz（西田和広）

1. Vaccaro JP, Brody JM. CT cystography in the evaluation of major bladder trauma. *Radiographics*. 2000;20:1373-1381.
2. Sandler CM, Hall JT, Rodriguez MB, et al. Bladder injury in blunt pelvic trauma. *Radiology*. 1986;158:633-638.

CASE 4（▶ p 8）
活動性動脈出血を伴う open book 型骨盤骨折
Cody J. Schwartz・Daniel B. Nissman（明石 卓）

1. Khurana B, Sheehan SE, Sodickson AD, et al. Pelvic ring fractures:what the orthopedic surgeon wants to know. *Radiographics*. 2014;34(5):1317-1333. doi:10.1148/rg.345135113.
2. Theumann NH, Verdon JP, Mouhsine E, et al. Traumatic injuries:imaging of pelvic fractures. *Eur Radiol*. 2002;12(6):1312-1330. doi:10.1007/s00330-002-1446-7.

CASE 5（▶ p 11）
癒合性乳様突起炎および骨髄炎とそれによる骨膜下膿瘍
Scott S. Abedi（有田祐起，小黒草太）

1. Vasquez E, Castellote A, Piqueras J, et al. Imaging of complications of acute mastoiditis in children. *Radio-graphics*. 2003;23(2):359-372.

CASE 6（▶ p 14）
大動脈炎に伴う大動脈ステントグラフト感染
Katherine R. Birchard（明石 卓）

1. Hsu RB, Tsay YG, Wang SS, et al. Surgical treatment for primary infected aneurysm of the descending thoracic aorta, abdominal aorta, and iliac arteries. *J Vasc Surg*. 2002;36:746-750.
2. Kahlberg A, Melissano G, Tshomba Y, et al. Strategies to treat thoracic aortitis and infected aortic grafts. *J Cardiovasc Surg(Torino)*. 2015;56(2):269-280.
3. Macedo TA, Stanson AW, Oderich GS, et al. Infected aortic aneurysms: imaging findings. *Radiology*. 2004;231(1):250-257.

CASE 7（▶ p 16）
外傷性副腎出血
Kavya E. Reddy・Ellie R. Lee（西田和広）

1. Johnson PT, Horton KM, Fishman EK. Adrenal imaging with MDCT: nonneoplastic disease. *AJR Am J Roentgenol*. 2009;193:1128-1135.
2. Jordan F, Poder L, Courtier J, et al. Imaging of non-traumatic adrenal hemorrhage. *AJR Am J Roentgenol*. 2012;199:W91-W98.
3. Murphy BJ, Casillas J, Yrizarry JM. Traumatic adrenal hemorrhage: radiologic findings. *Radiology*. 1988;169:701-703.

CASE 8（▶ p 18）
大腿骨外側の荷重部関節面の陥凹/Segond 骨折
Ryan E. Embertson・Daniel B. Nissman（小出 裕，杉本幸司）

1. Bollen SR, Scott BW. Rupture of the anterior cruciate ligament—a quiet epidemic? *Injury*. 1996;27(6):407-409.
2. Campos JC, Chung CB, Lektrakul N, et al. Pathogenesis of the Segond fracture:anatomic and MR imaging evidence of an iliotibial tract or anterior oblique band avulsion. *Radiology*. 2001;219(2):381-386.
3. Grimberg A, Shirazian H, Torshizy H, et al. Deep lateral notch sign and double notch sign in complete tears of the anterior cruciate ligament: MR imaging evaluation. *Skeletal Radiol*. 2015;44(3):385-391.
4. Yu JS, Bosch E, Pathria MN, et al. Deep lateral femoral sulcus:study of 124 patients with anterior cruciate ligament tear. *Emerg Radiol*. 1995;2(3):129-134.

CASE 9（▶ p 20）
両側椎間関節脱臼を伴う胸椎の屈曲伸延損傷（両側椎間関節の前方脱臼）
Christopher J. Karakasis（篠塚 健）

1. Agus H, Kayali C, Arslantas M. Nonoperative treatment of burst-type thoracolumbar vertebra fractures:clinical and radiological results of 29 patients. *Eur Spine J*. 2004;14:536-540.
2. Denis F. The three column spine and its significance in the classification of acute thoracolumbar spinal injuries. *Spine*. 1983;8:817-831.
3. Ferguson R, Allen B Jr. A mechanistic classification of thoracolumbar spine fractures. *Clin Orhtop Relat Res*. 1984;189:77-88.
4. Lee JY, Vaccaro AR, Lim MR, et al. Thoracolumbar injury classification and severity score:a new paradigm for the treatment of thoracolumbar spine trauma. *J Orthop Sci*. 2005;10:671-675.
5. Mcafee PC, Yuan HA, Fredrickson BE, et al. The value of computed tomography in thoracolumbar fractures. An analysis of one hundred consecutive cases and a new classification. *J Bone Joint Surg Am*. 1983;65:461-473.
6. Parthia MN, Petersilge CA. Spinal trauma. *Radiol Clin North Am*. 1991;29:847-865.
7. Patel AA, Dailey A, Brodke DS, et al. Thoracolumbar spine trauma classification:the Thoracolumbar Injury Classification and Severity Score system and case examples. *J Neurosurg Spine*. 2009;10:201-206.
8. Vaccaro AR, Zeiller SC, Hulbert RJ, et al. The thoracolumbar injury severity score:a proposed treatment algorithm. *J Spinal Disord Tech*. 2005;18:209-215.

CASE 10（▶ p 23）
食道機能不全による誤嚥によって引き起こされる気管支拡張症
Katherine R. Birchard（篠塚 健）

1. Cantin L, Bankier AA, Eisenberg RL. Bronchiectasis. *AJR Am J Roentgenol*. 2009;193:W158-W171.
2. Lee AL, Button BM, Denehy L, et al. Gastro-oesophageal reflux in noncystic fibrosis bronchiectasis. *Pulm Med*. 2011;2011:395020.

3. Parr DG, Guest PG, Reynolds JH, et al. Prevalence and impact of bronchiectasis in alpha1-antitrypsin deficiency. *Am J Respir Crit Care Med*. 2007;176(12):1215-1221.

CASE 11 (▶ p 25)
穿孔性十二指腸潰瘍
Shaun R. Rybak（西田和広）

1. Heller MT, Haarer KA, Itri JN, et al. Duodenum:MDCT of acute conditions. *Clin Radiol*. 2014;69:e48-e55.
2. Jayaraman MV, Mayo-Smith WW, Movson JS, et al. CT of the duodenum:an overlooked segment gets its due. *Radiographics*. 2001;21:S147-S160.

CASE 12 (▶ p 28)
人工股関節感染
Lana M. Rivers・Daniel B. Nissman（古後斗冴）

1. Awan O, Chen L, Resnik CS. Imaging evaluation of complications of hip arthroplasty:review of current concepts and imaging findings. *Can Assoc Radiol J*. 2013;64(4):306-313. doi:10.1016/j.carj.2012.08.003.
2. Johnson AJ, Zywiel MG, Jones LC, et al. Reduced re-infection rates with postoperative oral antibiotics after two-stage revision hip arthroplasty. *BMC Musculoskelet Disord*. 2013;14(1):123. doi:10.1186/1471-2474-14-123.
3. Mulcahy H, Chew FS. Current concepts of hip arthroplasty for radiologists. Part II :revisions and complications. *AJR Am J Roentgenol*. 2012;199(3):570-580. doi:10.2214/AJR.12.8844.

CASE 13 (▶ p 31)
乳癌を原発とした多発転移性脳腫瘍
Shaun R. Wagner（妹尾聡美）

1. Fink KR, Fink JR. Imaging of brain metastases. *Surg Neurol Int*. 2013;4(suppl 4):S209-S219.
2. Garg RK, Sinha MK. Multiple ring-enhancing lesions of the brain. *J Postgrad Med*. 2010;56(4):307-316.
3. Nabors LB, Ammirati M, Bierman PJ, et al. Central nervous system cancers:clinical practice guidelines in oncology. *J Natl Compr Canc Netw*. 2013;11(9):1114-1151.
4. Smirniotopoulos JG, Murphy FM, Rushing EJ, et al. Patterns of contrast enhancement in the brain and meninges. *Radiographics*. 2007;27(2):525-551.

CASE 14 (▶ p 34)
喘息の急性増悪
Katherine R. Birchard（棚橋裕吉，松尾政之）

CASE 15 (▶ p 36)
卵管の異所性妊娠破裂
Niyati Mukherjee（西田和広）

1. Barash JH, Buchanan EM, Hillson C. Diagnosis and management of ectopic pregnancy. *Am Fam Physician*. 2014;90:34-40.
2. Bryan-Rest LL, Scoutt LM. Ectopic pregnancy. In:Fielding JR, Brown DL, Thurmond AS, eds. *Gynecologic Imaging*. 1st ed. Philadelphia, PA: Elsevier Saunders;2011:330-355.
3. Doubilet PM, Benson CB, Bourne T, et al. Diagnostic criteria for nonviable pregnancy early in the first trimester. *N Engl J Med*. 2013;369:1443-1451.
4. Doubilet PM. Ultrasound evaluation of the first trimester. *Radiol Clin North Am*. 2014;52:1191-1199.
5. Lin EP, Bhatt S, Dogra VS. Diagnostic clues to ectopic pregnancy. *Radiographics*. 2008;28:1661-1671.

CASE 16 (▶ p 39)
上腕骨内側上顆剥離骨折
Cassandra M. Sams（臼井亮介）

1. Gottschalk HP, Eisner E, Hosalkar HS. Medial epicondyle fractures in the pediatric population. *J Am Acad Orthop Surg*. 2012;20(4):223-232.

CASE 17 (▶ p 42)
腰椎椎間板ヘルニアによる馬尾症候群
Benjamin Y. Huang（棚橋裕吉，松尾政之）

1. Chou R, Qaseem A, Snow V, et al. Diagnosis and treatment of low back pain:a joint clinical practice guideline from the American College of Physicians and the American Pain Society. *Ann Intern Med*. 2007;147:478-491.
2. Gregory DS, Seto CK, Wortley GC, et al. Acute lumbar disc pain:navigating evaluation and treatment choices. *Am Fam Physician*. 2008;78(7):835-842.
3. Lin M, Bory K. Musculoskeletal back pain. In:Marx JA, Hockberger RS, Walls RM, eds. *Rosen's Emergency Medicine*. 8th ed. Philadelphia, PA: Elsevier Saunders;2014:643-655.
4. Small SA, Perron AD, Brady WJ. Orthopedic pitfalls:cauda equina syndrome. *Am J Emerg Med*. 2005;23(2):159-163.
5. Spector LR, Madigan L, Rhyne A, et al. Cauda equina syndrome. *J Am Acad Orthop Surg*. 2008;16:471-479.

CASE 18 (▶ p 45)
気管支損傷
Sam A. Glaubiger（明石 卓）

1. Collins J, Stern E. *Chest Radiology:The Essentials*. Philadelphia, PA:Lippincott Williams & Wilkins;2015.
2. Hippargi H. Traumatic bronchial rupture:an unusual case of tension pneumothorax. *Int J Emerg Med*. 2010;3:193-195.
3. Savas R, Alper H. Fallen lung sign:radiographic findings. *Diagn Interv Radiol*. 2008;14:120-121.
4. Tack D, Defrance P, Delcour C, et al. The CT fallen-lung sign. *Eur Radiol*. 2000;10(5):719-721.
5. Unger JM, Schuchmann GG, Grossman JE, et al. Tears of the trachea and main bronchi caused by blunt trauma:radiologic findings. *AJR Am J Roentgenol*. 1989;153(6):1175-1180.

CASE 19 (▶ p 47)
腹直筋鞘血腫
Ho Chia Ming（西田和広）

1. Kapan S, Turhan AN, Alis H, et al. Rectus sheath hematoma:three case reports. *J Med Case Rep*. 2008;2:22.
2. Rimola J, Perendreu J, Falco J, et al. Percutaneous arterial embolization in the management of rectus sheath hematoma. *AJR Am J Roentgenol*. 2007;188:W497-W502.

CASE 20 (▶ p 49)
距骨外側突起骨折
Alexander D. Wyckoff・Daniel B. Nissman（八神俊明）

1. Funk J, Srinivasan S, Crandall J. Snowboarder's talus fractures experimentally produced by eversion and dorsiflexion. *Am J Sports Med*. 2003;31(6):921-928.
2. Jibri Z, Mukherjee K, Kamath S, et al. Frequently missed findings in acute ankle injury. *Semin Musculoskelet Radiol*. 2013;17(4):416-428. doi:10.1055/s-0033-1356471.
3. Perera A, Baker JF, Lui DF, et al. The management and outcome of lateral process fracture of the talus. *Foot Ankle Surg*. 2010;16(1):15-20. doi:10.1016/j.fas.2009.03.004.

CASE 21 (▶ p 52)
ZMC 骨折
Kwaku A. Obeng（前島克哉）

1. Alcala-Galiano A, Arribas-Garcia IJ, Martin-Perez MA, et al. Pediatric facial trauma:children are not just small adults. *Radiographics*. 2008;28:441-461.
2. Hopper R, Salemy S, Sze R. Diagnosis of midface fractures with CT: what the surgeon needs to know. *Radiographics*. 2006;26:783-793.
3. Ukisu R, Funaki S, Matsunari K, et al. Facial and orbital fractures revisited with MDCT. *European Society of Radiology*. ECR 2011 Poster # C-2195.

CASE 22 (▶ p 55)
膿胸

Peter J. Noone・Katherine R. Birchard（小出 裕，杉本幸司）

1. Collins J, Stern EJ. *Chest Radiology:The Essentials*. Philadelphia, PA:Lippincott Williams & Wilkins;2007.
2. Diacon AH, Theron J, Schuurmans MM, et al. Intrapleural streptokinase for empyema and complicated parapneumonic effusions. *Am J Respir Crit Care Med*. 2004;170(1):49-53.
3. Light RW. Diseases of the pleura, mediastinum, chest wall, and diaphragm. In:George RB, Light RW, Matthaw MA, et al., eds. *Chest Medicine*. Baltimore, MD:Williams & Wilkins;1990:318-412.
4. Stark DD, Federle MP, Goodman PC, et al. Differentiating lung abscess and empyema:radiography and computed tomography. *AJR Am J Roentgenol*. 1983;141(1):163-167.
5. Wozniak CJ, Paull DE, Moezzi JE, et al. Choice of first intervention is related to outcomes in the management of empyema. *Ann Thorac Surg*. 2009;87(5):1525-1530;discussion 1530-1521.

CASE 23 (▶ p 57)
盲腸捻転

Shaun R. Rybak（西田和広）

1. Delabrousse E, Sarliève P, Sailley N, et al. Cecal volvulus:CT findings and correlation with pathophysiology. *Emerg Radiol*. 2007;14(6):411-415.
2. Peterson CM, Anderson JS, Hara AK, et al. Volvulus of the gastrointestinal tract:appearances at multimodality imaging. *Radiographics*. 2009;29(5):1281-1293.

CASE 24 (▶ p 59)
肩関節後方脱臼

Lana M. Rivers・Daniel B. Nissman（臼井亮介）

1. Jacobs RC, Meredyth NA, Michelson JD. Posterior shoulder dislocations. *BMJ*. 2015;350:h75. doi:10.1136/bmj.h75.
2. Kowalsky MS, Levine WN. Traumatic posterior glenohumeral dislocation:classification, pathoanatomy, diagnosis, and treatment. *Orthop Clin North Am*. 2008;39(4):519-533. doi:10.1016/j.ocl.2008.05.008.
3. Tannenbaum EP, Sekiya JK. Posterior shoulder instability in the contact athlete. *Clin Sports Med*. 2013;32:781-796. doi:10.1016/j.csm.2013.07.011.

CASE 25 (▶ p 62)
長時間の呼吸停止による，びまん性脳浮腫を伴ったHII

Shaun R. Wagner（古後斗冴）

1. Don CW, Longstreth WT, Maynard C, et al. Active surface cooling protocol to induce mild therapeutic hypothermia after out-of-hospital cardiac arrest:a retrospective before-and-after comparison in a single hospital. *Crit Care Med*. 2009;37(12):3062-3069.
2. Huang BY, Castillo M. Hypoxic-ischemic brain injury:imaging findings from birth to adulthood. *Radiographics*. 2008;28(2):417-439.
3. Meissner B, Kallenberg K, Sanchez-Juan P, et al. Isolated cortical signal increase on MR imaging as a frequent lesion pattern in sporadic Creutzfeldt-Jakob disease. *AJNR Am J Neuroradiol*. 2008;29(8):1519-1524.
4. Yousem DM, Grossman RI. Anoxia, hypoxia, and brain death. In: Yousem DM, Grossman RI, eds. *Neuroradiology:The Requisites*. St. Louis, MO:Mosby;2010:133.

CASE 26 (▶ p 65)
フレイルチェスト

Peter J. Noone・Katherine R. Birchard（明石 卓）

1. Clark GC, Schecter WP, Trunkey DD. Variables affecting outcome in blunt chest trauma:flail chest vs. pulmonary contusion. *J Trauma*. 1988;28(3):298-304.
2. Collins J. Chest wall trauma. *J Thorac Imaging*. 2000;15(2):112-119.
3. Kilic D, Findikcioglu A, Akin S, et al. Factors affecting morbidity and mortality in flail chest:comparison of anterior and lateral location. *Thorac Cardiovasc Surg*. 2011;59(1):45-48.
4. Lomoschitz FM, Eisenhuber E, Linnau KF, et al. Imaging of chest trauma:radiological patterns of injury and diagnostic algorithms. *Eur J Radiol*. 2003;48(1):61-70.

CASE 27 (▶ p 67)
TSA（"hangman fracture"）

Bryan M. Hoag・Daniel B. Nissman（前島克哉）

1. Ding T, Maltenfort M, Yang H, et al. Correlation of C2 fractures and vertebral artery injury. *Spine*. 2010;35(12):E520-E524.
2. Dreizin D, Letzing M, Sliker C, et al. Multidetector CT of blunt cervical spine trauma in adults. *Radiographics*. 2014;34:1842-1865.
3. Levine AM, Edwards CC. The management of traumatic spondylolisthesis of the axis. *J Bone Joint Surg Am*. 1985;67(2):217-226.
4. Li XF, Dai LY, Lu H, et al. A systematic review of the management of hangman's fractures. *Eur Spine J*. 2006;15:257-269.
5. Schleicher P, Scholz M, Pingel A, et al. Traumatic spondylolisthesis of the axis vertebra in adults. *Global Spine J*. 2015;5:346-358.

CASE 28 (▶ p 70)
外反損傷によって生じた足関節三果骨折

Andy K. Chon・Daniel B. Nissman（八神俊明）

1. Kaye JA, Jick H. Epidemiology of lower limb fractures in general practice in the United Kingdom. *Inj Prev*. 2004;10:368-374.
2. Singh R, Kamal T, Roulohamin N, et al. Ankle fractures:a literature review of current treatment methods. *Open J Orthop*. 2014;4:292-303.
3. Tiemstra J. Update on acute ankle sprains. *Am Fam Physician*. 2012;85(12):1170-1176.

CASE 29 (▶ p 74)
内頸静脈の敗血症性血栓性静脈炎および敗血症性肺塞栓を伴うLemierre症候群（後咽頭静脈血栓症）

Shaun R. Rybak（有田祐起，小黒草太）

1. Karkos PD, Asrani S, Karkos CD, et al. Lemierre's syndrome:a systematic review. *Laryngoscope*. 2009;119(8):1552-1559.
2. Schubert AD, Hotz MA, Caversaccio MD, et al. Septic thrombosis of the internal jugular vein:Lemierre's syndrome revisited. *Laryngoscope*. 2015;125(4):863-868. doi:10.1002/lary.24995.

CASE 30 (▶ p 77)
水気胸（医原性）

Peter J. Noone・Katherine R. Birchard（小出 裕，杉本幸司）

1. Gupta A, Dutt N, Patel N. The different treatment modalities of pyopneumothorax—study of 50 cases. *Int J Med Sci Public Health*. 2000;2(3):609-612.
2. Khatib R, Siwik J. Pyopneumothorax:a complication of *Streptococcus pyogenes* pharyngitis. *Scand J Infect Dis*. 2000;32(5):564-565.
3. Raff MJ, Johnson JD, Nagar D, et al. Spontaneous clostridial empyema and pyopneumothorax. *Rev Infect Dis*. 1984;6(5):715-719.
4. Rassameehiran S, Klomjit S, Nugent K. Right-sided hydropneumothorax as a presenting symptom of Boerhaave's syndrome(spontaneous esophageal rupture). *Proc(Bayl Univ Med Cent)*. 2015;28(3):344-346.
5. Samovsky M, Loberant N, Lemer J, et al. Tension pyopneumothorax. *Clin Imaging*. 2005;29(6):437-438.

CASE 31 (▶ p 79)
精巣捻転

Parth C. Patel・Cassandra M. Sams（舩越 拓）

1. Bhatt S, Dogra VS. Role of US in testicular and scrotal trauma. *Radiographics*. 2008;28:1617-1629.
2. Dogra VS, Gottlieb RH, Oka M, et al. Sonography of the scrotum. *Radiology*. 2003;227:18-36.
3. Turgut AT, Bhatt S, Dogra VS. Acute painful scrotum. *Ultrasound Clin*. 2008;3:93-107.

CASE 32 (▶ p 82)
背側月状骨周囲脱臼/背側経舟状骨経三角骨月状骨周囲脱臼骨折
Cody J. Schwartz・Daniel B. Nissman（舩越 拓）

1. Gilula LA. Carpal injuries:analytic approach and Case exercises. *AJR Am J Roentgenol*. 1979;133:503-517.
2. Herzberg G, Comtet JJ, Linscheid RL, et al. Perilunate dislocations and fracture-dislocations:a multi-center study. *J Hand Surg Am*. 1993;18(5):768-779.
3. Mayfield JK, Johnson RP, Kilcoyne RK. Carpal dislocations:pathomechanics and progressive perilunar instability. *J Hand Surg Am*. 1980;5(3):226-241.
4. Scalcione LR, Gimber LH, Ho AM, et al. Spectrum of carpal dislocations and fracture-dislocations:imaging and management. *AJR Am J Roentgenol*. 2014;203(3):541-550.
5. Stanbury SJ, Elfar JC. Perilunate dislocation and perilunate fracture-dislocation. *J Am Acad Orthop Surg*. 2011;19(9):554-562.

CASE 33 (▶ p 85)
L2 Chance（屈曲伸延）骨折
Benjamin Y. Huang（古後斗冴）

1. Ball ST, Vaccaro AR, Albert TJ, et al. Injuries of the thoracolumbar spine associated with restraint use in head-on motor vehicle accidents. *J Spinal Disord*. 2000;13(4):297-304.
2. Bernstein MP, Mirvis SE, Shanmuganathan K. chance-type fractures of the thoracolumbar spine:imaging analysis in 53 patients. *AJR Am J Roentgenol*. 2006;187:859-868.
3. Le TV, Baaj AA, Deukmedjian A, et al. Chance fractures in the pediatric population. *J Neurosurg Pediatr*. 2011;8:189-197.
4. Patel AA, Vaccaro AR. Thoracolumbar spine trauma classification. *J Am Acad Orthop Surg*. 2010;18:63-71.

CASE 34 (▶ p 88)
急性大動脈壁内血腫
Katherine R. Birchard（小出 裕，杉本幸司）

1. Birchard KR. Acute aortic syndrome and acute traumatic aortic injury. *Semin Roentgenol*. 2009;44(1):16-28.

CASE 35 (▶ p 90)
消化管異物
Ho Chia Ming・Ellie R. Lee（西田和広）

1. Hunter TB, Taljanovic MS. Foreign bodies. *Radiographics*. 2003;23:731-757.
2. Kay M, Wyllie R. Pediatric foreign bodies and their management. *Curr Gastroenterol Rep*. 2005;7(3):212-218.
3. Rodríguez-Hermosa JI, Codina-Cazador A, Sirvent JM, et al. Surgically treated perforations of the gastrointestinal tract caused by ingested foreign bodies. *Colorectal Dis*. 2008;10(7):701-707.

CASE 36 (▶ p 92)
寛骨臼両柱骨折
Brian P. Milam・Daniel B. Nissman（臼井亮介）

1. Geijer M, El-Khoury GY. Imaging of the acetabulum in the era of multidetector computed tomography. *Emerg Radiol*. 2007;14:271-287.
2. Lawrence DA, Menn K, Baumgaertner M, et al. Acetabular fractures:anatomic and clinical considerations. *AJR Am J Roentgenol*. 2013;201:W425-W436.

CASE 37 (▶ p 95)
皮質の出血性脳挫傷
Benjamin Y. Huang（前島克哉）

1. Hardman JM, Manoukian A. Pathology of head trauma. *Neuroimaging Clin N Am*. 2002;12:175-187.
2. Provenzale J. CT and MR imaging of acute cranial trauma. *Emerg Radiol*. 2007;14:1-12.
3. Young RJ, Destian S. Imaging of traumatic intracranial hemorrhage. *Neuroimaging Clin N Am*. 2002;12:189-204.

CASE 38 (▶ p 98)
肺膿瘍
Sam A. Glaubiger（舩越 拓）

1. Collins J, Stern E. *Chest Radiology.The Essentials*. Philadelphia, PA:Lippincott Williams & Wilkins;2015.
2. Doherty GM. *Current Diagnosis and Treatment Surgery*. New York, NY:McGraw-Hill;2010.
3. Hirshberg B, Sklair-Levi M, Nir-Paz R, et al. Factors predicting mortality of patients with lung abscess. *Chest*. 1999;115(3):746-750.

CASE 39 (▶ p 100)
十二指腸血腫
Kavya E. Reddy・Ellie R. Lee（西田和広）

1. Linsenmaier U, Wirth S, Reiser M, et al. Diagnosis and classification of pancreatic and duodenal injuries in emergency radiology. *Radiographics*. 28(6):1591-1602.
2. Luchtman M, Steiner T, Faierman T, et al. Post-traumatic intramural duodenal hematoma in children. *Isr Med Assoc J*. 2006;8(2):95-97.

CASE 40 (▶ p 103)
脛骨顆間隆起骨折，外側半月板損傷を伴った外側脛骨高原骨折/大きなdie-punch骨片を合併した外側脛骨高原骨折
Bryan M. Hoag・Daniel B. Nissman（妹尾聡美）

1. Albuquerque RP, Hara R, Prado J, et al. Epidemiological study on tibial plateau fractures at a level I trauma center. *Acta Ortop Bras*. 2013;21(2):109-115.
2. Berkson EM, Virkus WW. High-energy tibial plateau fractures. *J Am Acad Orthop Surg*. 2006;14:20-31.
3. Gardner MJ, Yacoubian S, Geller D, et al. The incidence of soft tissue injury in operative tibial plateau fractures:a magnetic resonance imaging analysis of 103 patients. *J Orthop Trauma*. 2005;19:79-84.
4. Markhardt BK, Gross JM, Monu JUV. Schatzker classification of tibial plateau fractures:use of CT and MR imaging improves assessment. *Radiographics*. 2009;29:585-597.
5. Schatzker J. Compression in the surgical treatment of fractures of the tibia. *Clin Orthop Relat Res*. 1974;105:220-239.

CASE 41 (▶ p 107)
眼窩左上方の骨膜下膿瘍，硬膜外膿瘍，髄膜炎を合併した左側眼窩蜂巣炎
Scott S. Abedi（小出 裕，杉本幸司）

1. Hauser A, Fogarasi S. Periorbital and orbital cellulitis. *Pediatr Rev*. 2010;31(6):242-249.
2. Hegde AN, Mohan S, Pandya A, et al. Imaging in infections of the head and neck. *Neuroimaging Clin N Am*. 2012;22(4):727-754.
3. LeBedis CA, Sakai O. Nontraumatic orbital conditions. Diagnosis with CT and MR imaging in the emergent setting. *Radiographics*. 2008;28:1741-1754.

CASE 42 (▶ p 110)
縦隔血腫
Katherine R. Birchard（妹尾聡美）

1. Dyer DS, Moore EE, Ilke DN, et al. Thoracic aortic injury:how predictive is mechanism and is chest computed tomography a reliable screening tool? A prospective study of 1,561 patients. *J Trauma*. 2000;48:673-682.
2. Ellis JD, Mayo JR. Computed tomography evaluation of traumatic rupture of the thoracic aorta:an outcome study. *Can Assoc Radiol J*. 2007;58:22-26.
3. Miller FB, Richardson JD, Thomas HA, et al. Role of CT in diagnosis of major arterial injury after blunt thoracic trauma. *Surgery*. 1989;106:596-602.
4. Scaglione M, Pinto A, Pinto F, et al. Role of contrast—enhanced helical CT in the evaluation of acute thoracic aortic injuries after blunt chest

trauma. *Eur Radiol.* 2001;11:2444-2448.

CASE 43 (▶ p 112)
卵巣捻転
Parth C. Patel・Cassandra M. Sams（西田和広）

1. Chang H, Bhatt S, Dogra V. Pearls and pitfalls in diagnosis of ovarian torsion. *Radiographics.* 2008;28:1355-1368.
2. Lee EJ, Kwon HC, Joo HJ, et al. Diagnosis of ovarian torsion with color Doppler sonography:depiction of twisted vascular pedicle. *J Ultrasound Med.* 1998;17(2):83-89.

CASE 44 (▶ p 115)
第2TMT関節脱臼骨折/分散型 Lisfranc 関節脱臼骨折
Adam T. Ryan・Daniel B. Nissman（前島克哉）

1. Gupta RT, Wadhwa RP, Learch TJ, et al. Lisfranc injury:imaging findings for this important but often-missed diagnosis. *Curr Probl Diagn Radiol.* 2008;37(3):115-126.
2. Haapamaki VV, Kiuru MJ, Koskinen SK. Ankle and foot injuries:analysis of MDCT findings. *AJR Am J Roentgenol.* 2004;183(3):615-622.
3. Hardcastle PH, Reschauer R, Kutscha-Lissberg E, et al. Injuries to the tarsometatarsal joint:incidence, classification, and treatment. *J Bone Joint Surg Br.* 1982;64-B(3):349-356.
4. Myerson MS, Fisher RT, Burgess AR, et al. Fracture dislocations of the tarsometatarsal joints:end results correlated with pathology and treatment. *Foot Ankle.* 1986;6(5):225-242.
5. Welck MJ, Zinchenko R, Rudge B. Lisfranc injuries. *Injury.* 2015;46(4):536-541.

CASE 45 (▶ p 118)
急性右中大脳動脈閉塞
Parth C. Patel（篠塚健）

1. Chavhan GB, Shroff MM. Twenty classic signs in neuroradiology:a pictorial essay. *Indian J Radiol Imaging.* 2009;19(2):135-145.
2. Jensen-Kondering U, Riedel C, Jansen O. Hyperdense artery sign on computed tomography in acute ischemic stroke. *World J Radiol.* 2010;2(9):354-357.
3. Koo CK, Teasdale E, Muir KW. What constitutes a true hyperdense middle cerebral artery sign. *Cerebrovasc Dis.* 2000;10:419-423.
4. Moulin T, Cattin F, Crépin-Leblond T, et al. Early CT signs in acute middle cerebral artery infarction:predictive value for subsequent infarct locations and outcome. *Neurology.* 1996;47(2):366-375.

CASE 46 (▶ p 121)
心筋虚血
Katherine R. Birchard（篠塚健）

1. Nagao M, Matsuoka H, Kawakami H, et al. Quantification of myocardial perfusion by contrast-enhanced 64-MDCT:characterization of ischemic myocardium. *AJR Am J Roentgenol.* 2008;191:19-25.
2. Tsai IC, Lee WL, Tsao CR, et al. Comprehensive evaluation of ischemic heart disease using MDCT. *AJR Am J Roentgenol.* 2008;191:64-72.

CASE 47 (▶ p 123)
肝裂傷 Grade V
Kelly L. Hastings（西田和広）

1. Yoon W, Jeong YY, Kim JK, et al. CT in blunt liver trauma. *Radiographics.* 2005;25:87-104.

CASE 48 (▶ p 125)
頸椎過屈曲による前方すべり，頸胸椎移行部の不明瞭化
Lana M. Rivers・Daniel B. Nissman（妹尾聡美）

1. Daffner RH, Hackney DB. ACR appropriateness criteria on suspected spine trauma. *J Am Coll Radiol.* 2007;4:762-775.
2. Dreizen D, Letzing M, Sliker C, et al. Multidetector CT of blunt cervical spine trauma in adults. *Radiographics.* 2014;34(7):1842-1865. doi:10.1148/rg.347130094.
3. Rethnam U, Yesupalan RSU, Bastawrous SS. The Swimmer's view:does it really show what it is supposed to show? A retrospective study. *BMC Med Imaging.* 2008;8(1):2. doi:10.1186/1471-2342-8-2.

CASE 49 (▶ p 128)
大脳鎌下ヘルニアと鉤ヘルニアを伴う急性硬膜下血腫
Kwaku A. Obeng（前島克哉）

1. Bradford R, Choudhary AK, Dias MS. Serial neuroimaging in infants with abusive head trauma:timing abusive injuries. *J Neurosurg Pediatr.* 2013;12(2):110-119.
2. Bullock MR, Chesnut R, Ghajar J, et al;Surgical Management of Traumatic Brain Injury Author Group. Surgical management of acute subdural hematomas. *Neurosurgery.* 2006;58(3)(suppl):S16-S24.
3. Chen JC, Levy ML. Causes, epidemiology, and risk factors of chronic subdural hematoma. *Neurosurg Clin N Am.* 2000;11:399-406.
4. Kloss BT, Lagace RE. Acute-on-chronic subdural hematoma. *Int J Emerg Med.* 2010;3:511-512.
5. Provenzale J. CT and MR imaging of acute cranial trauma. *Emerg Radiol.* 2007;14:1-12.

CASE 50 (▶ p 131)
心膜炎（ウイルス性）
Sam A. Glaubiger（古後斗冴）

1. Bogaert J, Francone M. Pericardial disease:value of CT and MR imaging. *Radiology.* 2013;267(2):340-356.
2. Garcia MJ. *Noninvasive Cardiovascular Imaging:A Multimodality Approach.* Philadelphia, PA:Lippincott Williams & Wilkins;2010.
3. Sun JS, Park KJ, Kang DK. CT findings in patients with pericardial effusion:differentiation of malignant and benign disease. *AJR Am J Roentgenol.* 2010;194:W489-W494.

CASE 51 (▶ p 133)
垂直剪断型損傷（Malgaigne 骨折）
Alexander D. Wyckoff・Daniel B. Nissman（臼井亮介）

1. Demetriades D, Karaiskakis M, Toutouzas K, et al. Pelvic fractures:epidemiology and predictors of associated abdominal injuries and outcomes. *J Am Coll Surg.* 2002;195(1):1-10.
2. Khurana B, Sheehan S, Sodickson A, et al. Pelvic ring fractures:what the orthopedic surgeon wants to know. *Radiographics.* 2010;34(5):1317-1333.
3. Yoon W, Kim J, Yeon J, et al. Pelvic arterial hemorrhage in patients with pelvic fractures:detection with contrast-enhanced CT. *Radiographics.* 2004;24(6):1591-1605. doi:10.1148/rg.246045028.

CASE 52 (▶ p 136)
感染性関節炎
Cassandra M. Sams（舩越拓）

1. Cook PC. Transient synovitis, septic hip, and Legg-Calve-Perthes disease:an approach to the correct diagnosis. *Pediatr Clin North Am.* 2014;61(6):1109-1118.

CASE 53 (▶ p 138)
2次的な血栓塞栓性脳卒中を伴う特発性内頸動脈解離
Kenny E. Rentas（篠塚健）

1. Fusco M, Harrigan M. Cerebrovascular dissections:a review. Part I:spontaneous dissections. *Neurosurgery.* 2011;68:242-257.
2. Fusco M, Harrigan M. Cerebrovascular dissections:a review. Part II:blunt cerebrovascular injury. *Neurosurgery.* 2011;68:517-530.
3. Patel R, Adam R, Maldjian C, et al. Cervical carotid artery dissection. *Cardiol Rev.* 2012;20:145-152.
4. Rodallec M, Marteau V, Gerber S, et al. Craniocervical arterial dissection:spectrum of imaging findings and differential diagnosis. *Radiographics.* 2008;28:1711-1728.
5. Thanvi B, Munshi SK, Dawson SL, et al. Carotid and vertebral artery dissection syndromes. *Postgrad Med J.* 2005;81:383-388.

CASE 54 (▶ p 141)
ニューモシスチス肺炎
Sam A. Glaubiger（棚橋裕吉，松尾政之）

1. Collins J, Stern E. *Chest Radiology:The Essentials*. Philadelphia, PA:Lippincott Williams & Wilkins;2015.
2. Kanne JP, Yandow DR, Meyer CA. *Pneumocystis jiroveci* pneumonia: high-resolution CT findings in patients with and without HIV infection. *AJR Am J Roentgenol*. 2012;198:W555-W561.

CASE 55 (▶ p 143)
腸間膜損傷
Ho Chia Ming・Ellie R. Lee（西田和広）

1. Atri M, Hanson JM, Grinblat L, et al. Surgically important bowel and/or mesenteric injury in blunt trauma:accuracy of multidetector CT for evaluation. *Radiology*. 2008;249:524-533.
2. Brofman N, Atri M, Epid D, et al. Evaluation of bowel and mesenteric blunt trauma with multidetector CT. *Radiographics*. 2006;26:1119-1131.
3. Dowe MF, Shanmuganathan K, Mirvis SE, et al. Findings of mesenteric injury after blunt trauma:implications for surgical intervention. *AJR Am J Roentgenol*. 1997;168:425-428.

CASE 56 (▶ p 145)
腕橈関節前方脱臼を伴う尺骨骨折（Monteggia 脱臼骨折）
Ami V. Vakharia・Daniel B. Nissman（前島克哉）

1. Beutel BG. Monteggia fractures in pediatric and adult populations. *Orthopedics*. 2012;35(2):138-144.
2. Ring D. Monteggia fractures. *Orthop Clin North Am*. 2013;44(1):59-66.

CASE 57 (▶ p 148)
後咽頭膿瘍
Benjamin Y. Huang（篠塚 健）

1. Craig FW, Schunk JE. Retropharyngeal abscess in children:clinical presentation, utility of imaging, and current management. *Pediatrics*. 2003;111:1394-1398.
2. Hoang JK, Branstetter BF, Eastwood JD, et al. Multiplanar CT and MRI of collections in the retropharyngeal space:is it an abscess? *AJR Am J Roentgenol*. 2011;196:W426-W432.

CASE 58 (▶ p 150)
deep sulcus sign を伴う気胸
Katherine R. Birchard（明石 卓）

1. Kong A. The deep sulcus sign. *Radiology*. 2003;228(2):415-416.

CASE 59 (▶ p 152)
気腹
Parth C. Patel・Cassandra M. Sams（西田和広）

1. Braccini G, Lamacchia M, Boraschi P. Ultrasound versus plain film in the detection of pneumoperitoneum. *Abdom Imaging*. 1996;21(5):404-412.
2. Chui YH, Chen JD, Tiu CM, et al. Reappraisal of radio-graphic signs of pneumoperitoneum at emergency department. *Am J Emerg Med*. 2009;27:320-327.
3. Reeder MM, Felson B. *Reeder and Felson's Gamuts in Radiology, Comprehensive Lists of Roentgen Differential Diagnosis*. New York, NY:Springer-Verlag;2003.

CASE 60 (▶ p 154)
3 パート C1 骨折
Brett R. Murdock・Daniel B. Nissman（前島克哉）

1. Klimo P Jr, Ware ML, Gupta N, et al. Cervical spine trauma in the pediatric patient. *Neurosurg Clin N Am*. 2007;18(4):599-620.
2. Longo UG, Denaro L, Campi S, et al. Upper cervical spine injuries: indications and limits of the conservative management in halo vest. A systematic review of efficacy and safety. *Injury*. 2010;41(11):1127-1135.

CASE 61 (▶ p 157)
前交通動脈瘤破裂に伴ったくも膜下出血と脳実質内への出血
Kwaku A. Obeng（八神俊明）

1. Conolly E, Rabinstein A, Carhuapoma J, et al. Guidelines for the management of aneurysmal subarachnoid hemorrhage:a guideline for healthcare professionals from the American Heart Association/American Stroke Association. *Stroke*. 2012;43(6):1711-1737.
2. Molyneux A, Kerr R, Stratton I, et al. International Subarachnoid Aneurysm Trial(ISAT)of neurosurgical clipping versus endovascular coiling in 2143 patients with ruptured intracranial aneurysms:a randomized trial. *Lancet*. 2002;360(9342):1267-1274.
3. Pierot L, Cognard C, Ricolfi F, et al. Immediate anatomic results after the endovascular treatment of ruptured intracranial aneurysms:analysis in the CLARITY series. *AJNR Am J Neuroradiol*. 2010;31(5):907-911.
4. van Rooij WJ, Sluzewski M, Beute GN, et al. Procedural complications of coiling of ruptured intracranial aneurysms:incidence and risk factors in a consecutive series of 681 patients. *AJNR Am J Neuroradiol*. 2006;27(7):1498-1501.

CASE 62 (▶ p 161)
後縦隔血腫
Katherine R. Birchard（小出 裕，杉本幸司）

1. Creasy JD, Chiles C, Routh WD, et al. Overview of traumatic injury of the thoracic aorta. *Radiographics*. 1997;17:27-45.
2. Denis F. The three column spine and its significance in the classification of acute thoracolumbar spinal injuries. *Spine*. 1983;8:817-831.
3. Murakami R, Tajima H. Acute traumatic injury of the distal descending aorta associated with thoracic spine injury. *Eur Radiol*. 1998;8(1):60-62.

CASE 63 (▶ p 163)
急性虫垂炎
Kelly L. Hastings・Cassandra M. Sams（西田和広）

1. Leite NP, Pereira JM, Cunha R, et al. CT evaluation of appendicitis and its complications:imaging techniques and key diagnostic findings. *AJR Am J Roentgenol*. 2005;185:406-417.
2. Singh A, Danrad R, Hahn PF, et al. MR imaging of the acute abdomen and pelvis:acute appendicitis and beyond. *Radiographics*. 2007;27:1419-1431.
3. Spalluto LB, Woodfield CA, DeBenedectis CM, et al. MR imaging evaluation of abdominal pain during pregnancy:appendicitis and other nonobstetric causes. *Radiographics*. 2012;32:317-334.

CASE 64 (▶ p 165)
第 1 中手骨の関節内骨折：Bennett 骨折/Rolando 骨折
Ryan E. Embertson・Daniel B. Nissman（八神俊明）

1. Soyer AD. Fractures of the base of the first metacarpal:current treatment options. *J Am Acad Orthop Surg*. 1999;7(6):403-412.

CASE 65 (▶ p 168)
中咽頭の扁平上皮癌（SCC）と転移性頸静脈二腹筋リンパ節腫脹（レベル II）
Benjamin Y. Huang（有田祐起，小黒草太）

1. Crozier E, Sumer BD. Head and neck cancer. *Med Clin North Am*. 2010; 94:1031-1046.
2. Hoang JK, Vanka J, Ludwig BJ, et al. Evaluation of cervical lymph nodes in head and neck cancer with CT and MRI:tips, traps, and a systematic approach. *AJR Am J Roentgenol*. 2013;200:W17-W25.
3. Mukherji SK, Armao D, Joshi VM. Cervical nodal metastases in squamous cell carcinoma of the head and neck:what to expect. *Head Neck*. 2001;23:995-1005.
4. Rosenberg TL, Brown JJ, Jefferson GD. Evaluating the adult patient with a neck mass. *Med Clin North Am*. 2010;94:1017-1029.

CASE 66 (▶ p 171)
初感染結核症（TB）
Katherine R. Birchard（八神俊明）

1. Allen EA. Tuberculosis and other mycobacterial infections of the lung. In:Thurlbeck WM, Churlbeck AM, eds. *Pathology of the Lung*. 2nd ed. New York, NY:Thieme Medical;1995:229-265.
2. Leung AN. Pulmonary tuberculosis:the essentials. *Radiology*. 1999;210:307-322.
3. Miller WT, Miller WT Jr. Tuberculosis in the normal host:radiological findings. *Semin Roentgenol*. 1993;28:109-118.

CASE 67 (▶ p 173)
鈍的外傷による右尿管損傷
Shaun R. Rybak（妹尾聡美）

1. Ortega SJ, Netto FS, Hamilton P, et al. CT scanning for diagnosing blunt ureteral and ureteropelvic junction injuries. *BMC Urol*. 2008;8:3-8.
2. Ramchandani P, Buckler PM. Imaging of genitourinary trauma. *AJR Am J Roentgenol*. 2009;192:1514-1523.

CASE 68 (▶ p 176)
足根中足関節に及ぶ第5中足骨剥離骨折（偽Jones骨折）/中足骨間関節に及ぶ第5中足骨剥離骨折（Jones骨折）
Andrew F. Barnes・Daniel B. Nissman（臼井亮介）

1. Theodorou DJ, Theodorou SJ, Kakitsubata Y, et al. Fractures of proximal portion of fifth metatarsal bone:anatomic and imaging evidence of a pathogenesis of avulsion of the plantar aponeurosis and the short peroneal muscle tendon. *Radiology*. 2003;226:857-865.
2. DeVries JG, Taefi E, Bussewitz BW, et al. The fifth metatarsal base:anatomic evaluation regarding fracture mechanism and treatment algorithms. *J Foot Ankle Surg*. 2015;54:94-98.

CASE 69 (▶ p 179)
DAIおよび脳出血を伴った外傷性脳損傷
James C. Darsie（古後斗冴）

1. Adams JH, Jennett B, Mclellan DR, et al. The neuropathology of the vegetative state after head injury. *J Clin Pathol*. 1999;52(11):804-806.
2. Davis PC. Head trauma. *AJNR Am J Neuroradiol*. 2007;28(8):1619-1621.
3. Gentry LR, Godersky JC, Thompson B, et al. Prospective comparative study of intermediate-field MR and CT in the evaluation of closed head trauma. *AJR Am J Roentgenol*. 1988;150(3):673-682.
4. Holshouser BA, Tong KA, Ashwal S. Proton MR spectroscopic imaging depicts diffuse axonal injury in children with traumatic brain injury. *AJNR Am J Neuroradiol*. 2005;26(5):1276-1285.
5. Matsukawa H, Shinoda M, Fujii M, et al. Intraventricular hemorrhage on computed tomography and corpus callosum injury on magnetic resonance imaging in patients with isolated blunt traumatic brain injury. *J Neurosurg*. 2012;117(2):334-339.
6. Medana IM, Esiri MM. Axonal damage:a key predictor of outcome in human CNS diseases. *Brain*. 2003;126(Pt 3):515-530.
7. Mittl RL, Grossman RI, Hiehle JF, et al. Prevalence of MR evidence of diffuse axonal injury in patients with mild head injury and normal head CT findings. *AJNR Am J Neuroradiol*. 1994;15(8):1583-1589.
8. Saatman KE, Duhaime AC, Bullock R, et al. Classification of traumatic brain injury for targeted therapies. *J Neurotrauma*. 2008;25(7):719-738.

CASE 70 (▶ p 182)
間質性肺水腫
Sam A. Glaubiger（有田祐起，小黒草太）

1. Collins J, Stern E. *Chest Radiology:The Essentials*. Philadelphia, PA:Lippincott Williams & Wilkins;2015.
2. Goodman L. *Felson's Principles of Chest Roentgenology.A Programmed Text*. Philadelphia, PA:Saunders Elsevier;2007.

CASE 71 (▶ p 184)
潰瘍性直腸結腸炎（潰瘍性大腸炎）
Ho Chia Ming（西田和広）

1. Jalan KN, Sircus W, Card WI, et al. An experience of ulcerative colitis. Toxic dilation in 55 cases. *Gastroenterology*. 1969;57:68-82.
2. Sheth SG, LaMont T. Toxic megacolon. *Lancet*. 1998;351:509-513.
3. Thoeni RF, Cello JP. CT imaging of colitis. *Radiology*. 2006;240(3):623-638.

CASE 72 (▶ p 186)
壊死性筋膜炎
Andy K. Chon・Daniel B. Nissman（舩越 拓）

1. Chauhan A, Wigton MD, Palmer BA. Necrotizing fasciitis. *J Hand Surg Am*. 2014;39(8):1598-1601.
2. Jamal N, Teach SJ. Necrotizing fasciitis. *Pediatr Emerg Care*. 2011;27(12):1195-1199.

CASE 73 (▶ p 189)
耳包や顔面神経損傷，ツチキヌタ骨脱臼を伴った側頭骨骨折
Benjamin Y. Huang（妹尾聡美）

1. Aguilar EA Ⅲ, Yeakley JW, Ghorayeb BY, et al. High resolution CT scan of temporal bone fractures:association of facial nerve paralysis with temporal bone fractures. *Head Neck Surg*. 1987;9(3):162-166.
2. Brodie HA. Management of temporal bone trauma. In:Flint PW, Haughey BH, Lund VJ, et al, eds. *Cummings Otolaryngology Head & Neck Surgery*. 5th ed. Philadelphia, PA:Mosby;2010:2036-2048.
3. Brodie HA, Thompson TC. Management of complications from 820 temporal bone fractures. *Am J Otol*. 1997;18(2):188-197.
4. Cannon CR, Jahrsdoerfer RA. Temporal bone fractures. Review of 90 cases. *Arch Otolaryngol*. 1983;109(5):285-288.
5. Dahiya R, Keller JD, Litofsky NS, et al. Temporal bone fractures:otic capsule sparing versus otic capsule violating clinical and radiographic considerations. *J Trauma*. 1999;47(6):1079-1083.
6. Nageris B, Hansen MC, Lavelle WG, et al. Temporal bone fractures. *Am J Emerg Med*. 1995;13(2):211-214.
7. Parisier SC, Fayad JN, McGuirt WF. Injuries of the ear and temporal bone. In:Bluestone CD, Stool SE, Alper CM, et al, eds. *Pediatric Otolaryngology*. Vol 1. 4th ed. Philadelphia, PA:Saunders;2003:829-860.

CASE 74 (▶ p 192)
多発血管炎性肉芽腫症による肺胞出血
Katherine R. Birchard（有田祐起，小黒草太）

1. Brown KK. Pulmonary vasculitis. *Proc Am Thorac Soc*. 2006;3:48-57.
2. Lohrmann C, Uhl M, Kotter E, et al. Pulmonary manifestations of wegener granulomatosis:CT findings in 57 patients and a review of the literature. *Eur J Radiol*. 2005;53:471-477.
3. Travis WD, Colby TV, Lombard C, et al. A clinicopathologic study of 34 cases of diffuse pulmonary hemorrhage with lung biopsy confirmation. *Am J Surg Pathol*. 1990;14:1112-1125.

CASE 75 (▶ p 194)
総胆管結石
Kavya E. Reddy・Ellie R. Lee（西田和広）

1. Kim YJ, Kim MJ, Kim KW, et al. Preoperative evaluation of common bile duct stones in patients with gallstone disease. *AJR Am J Roentgenol*. 2005;184:1854-1859.
2. Lee JT, Sagel SS, Stanley RJ, et al. *Computed Body Tomography with MRI Correlation*. 2nd ed. Philadelphia, PA:Lippincott-Raven;2003.
3. Tonolini M, Ravelli A, Villa C, et al. Urgent MRI with MR cholangiopancreatography(MRCP)of acute cholecystitis and related complications:diagnostic role and spectrum of imaging findings. *Emerg Radiol*. 2012;19:341-348.

CASE 76 (▶ p 196)
タイプⅢの AC（肩鎖：acromioclavicular）関節離開/タイプⅤの AC 関節離開

Abdul O. Nasiru・Daniel B. Nissman（篠塚 健）

1. Melenevsky Y, Yablon CM, Ramappa A, et al. Clavicle and acromioclavicular joint injuries:a review of imaging, treatment, and complications. *Skeletal Radiol*. 2011;40:831-842.
2. Rockwood CA, Williams G, Young D. Disorders of the AC joint. In:*The Shoulder*. Vol 1. Philadelphia, PA:WB Saunders;1998:483.
3. Tauber M. Management of acute acromioclavicular joint dislocations: current concepts. *Arch Orthop Trauma Surg*. 2013;133:985-995.
4. Vanarthos WJ, Ekman EF, Bohrer SP. Radiographic diagnosis of acromioclavicular joint separation without weight bearing:importance of internal rotation of the arm. *AJR Am J Roentgenol*. 1994;162:120-122.

CASE 77 (▶ p 199)
脳動静脈奇形の破裂による出血

Christopher J. Karakasis（舩越 拓）

1. Al-Shahi R, Bhattacharya JJ, Currie DG, et al. Scottish Intracranial Vascular Malformation Study(SIVMS):evaluation of methods, ICD-10 coding, and potential sources of bias in a prospective, population-based cohort. *Stroke*. 2003;34:1156-1162.
2. Atkinson RP, Awad IA, Batjer HH, et al. Reporting terminology for brain arteriovenous malformation:clinical and radiographic features for use in clinical trials. *Stroke*. 2001;32:1430-1442.
3. Meyer-Heim AD, Bolthauser E. Spontaneous intracranial hemorrhage in children:etiology presentation, and outcome. *Brain Dev*. 2003;25: 416-421.
4. Perret G, Nishioka H. Report on the cooperative study of intracranial aneurysms and subarachnoid hemorrhage. Section Ⅵ. Arteriovenous malformations:an analysis of 545 Cases of cranio-cerebral arteriovenous malformations and fistulae reported to the cooperative study. *J Neurosurg*. 1966;25:467-490.
5. Pollock BE, Flickinger JC. Modification of the radiosurgery-bases arteriovenous malformation grading system. *Neurosurgery*. 2008;63:239-243.
6. Spetzler RF, Martin NA. A proposed grading system for arteriovenous malformation. *J Neurosurg*. 1986;65:476-483.
7. Starke RM, Yen CP, Ding D, et al. A practical grading scale for predicting outcome after radiosurgery for arteriovenous malformation:analysis of 1012 treated patients. *J Neurosurg*. 2013;119:981-987.

CASE 78 (▶ p 202)
緊張性気胸

Peter J. Noone・Katherine R. Birchard（明石 卓）

1. Collins J, Stern EJ. *Chest Radiology:The Essentials*. Philadelphia, PA:Lippincott Williams & Wilkins;2007.
2. Hsu C-W, Sun S-F. Iatrogenic pneumothorax related to mechanical ventilation. *World J Crit Care Med*. 2014;3(1):8-14. doi:10.5492/wjccm. v3.i1.8.
3. Srichai MB. *Computed Tomography and Magnetic Resonance of the Thorax*. Philadelphia, PA:Lippincott Williams & Wilkins;2007.

CASE 79 (▶ p 204)
脾梗塞と急性動脈性腸間膜虚血をきたした血栓塞栓症

Shaun R. Rybak・Ellie R. Lee（西田和広）

1. Furukawa A, Kanasaki S, Kono N, et al. CT diagnosis of acute mesenteric ischemia from various causes. *AJR Am J Roentgenol*. 2009;192(2): 408-416.
2. Shih MP, Hagspiel KD. CTA and MRA in mesenteric ischemia. Part Ⅰ: role in diagnosis and differential diagnosis. *AJR Am J Roentgenol*. 2007; 188(2):452-461.

CASE 80 (▶ p 207)
不顕性右大腿骨頸部骨折

Ami V. Vakharia・Daniel B. Nissman（古後斗冴）

1. Brauer CA, Coca-Perraillon M, Cutler DM, et al. Incidence and mortality of hip fractures in the United States. *JAMA*. 2009;302:1573-1579.
2. Kirby MW, Spritzer C. Radiographic detection of hip and pelvic fractures in the emergency department. *AJR Am J Roentgenol*. 2010;194(4): 1054-1060.
3. Sankey RA, Turner J, Lee J, et al. The use of MRI to detect occult fractures of the proximal femur:a study of 102 consecutive cases over a ten-year period. *J Bone Joint Surg Br*. 2009;91(8):1064-1068.
4. Ward RJ, Weissman BN, Kransdorf MJ, et al. ACR appropriateness criteria acute hip pain-suspected fracture. *J Am Coll Radiol*. 2014;11(2): 114-120.

CASE 81 (▶ p 209)
硬膜外膿瘍を伴う化膿性脊椎椎間板炎

Benjamin Y. Huang（篠塚 健）

1. Cottle L, Riordan T. Infectious spondylodiscitis. *J Infect*. 2008;56:401-412.
2. Go JL, Rothman S, Prosper A, et al. Spine infections. *Neuroimaging Clin N Am*. 2012;22(4):755-772.
3. Gouliouris T, Aliyu SH, Brown NM. Spondylodiscitis:update on diagnosis and management. *J Antimicrob Chemother*. 2010;65(suppl 3):iii11-iii24.
4. Ledermann HP, Schweitzer ME, Morrison WB, et al. MR imaging findings in spinal infections:rules or myths? *Radiology*. 2003;228:506-514.

CASE 82 (▶ p 212)
靱帯および膝窩動脈の損傷を伴う膝関節後方脱臼

Adam T. Ryan・Daniel B. Nissman（小出 裕，杉本幸司）

1. Henrichs A. A review of knee dislocations. *J Athl Train*. 2004;39(4):365-369.
2. Medina O, Arom GA, Yeranosian MG, et al. Vascular and nerve injury after knee dislocation:a systematic review. *Clin Orthop Relat Res*. 2014; 472(9):2621-2629.
3. Walker RE, McDougall D, Patel S, et al. Radiologic review of knee dislocation:from diagnosis to repair. *AJR Am J Roentgenol*. 2013;201(3):483-495.

CASE 83 (▶ p 215)
近距離からのショットガン（バードショット：小粒の玉）による銃創/近距離からのショットガン（バックショット：大粒の玉）による銃創

Daniel B. Nissman（小出 裕，杉本幸司）

1. Bartlett CS. Clinical update:gunshot wound ballistics. *Clin Orthop Relat Res*. 2003;408:28-57.
2. Vedelago J, Dick E, Thomas R, et al. Look away:arterial and venous intravascular embolization following shotgun injury. *J Trauma Manag Outcomes*. 2014;8:19.

CASE 84 (▶ p 219)
舟状骨骨折

Ami V. Vakharia・Daniel B. Nissman（八神俊明）

1. Fowler JR, Hughes TB. Scaphoid fractures. *Clin Sports Med*. 2015;34(1): 37-50.
2. Herbert TJ, Fisher WE. Management of the fractured scaphoid using a new bone screw. *J Bone Joint Surg Br*. 1984;66(1):114-123.
3. Tiel Van-Buul MMC, Van Beek EJR, Borm Ⅲ, et al. The value of radiographs and bone scintigraphy in suspected scaphoid fracture. A statistical analysis. *J Hand Surg Br*. 1993;18(3):403-406.
4. Yin Z-G, Zhang J-B, Kan S-L, et al. Diagnostic accuracy of imaging modalities for suspected scaphoid fractures. *J Bone Joint Surg Br*. 2012; 94:1077-1085.

CASE 85 (▶ p 223)
MS の急性増悪

Shaun R. Wagner（古後斗冴）

1. Filippi M, Rocca MA. MR imaging of multiple sclerosis. *Radiology*. 2011; 259(3):659-681.
2. Lövblad KO, Anzalone N, Dörfler A, et al. MR imaging in multiple sclerosis:review and recommendations for current practice. *AJNR Am J Neuroradiol*. 2010;31(6):983-989.

3. Wingerchuk DM, Carter JL. Multiple sclerosis:current and emerging disease-modifying therapies and treatment strategies. *Mayo Clin Proc.* 2014;89(2):225-240.
4. Yousem DM, Grossman RI. Multiple sclerosis. In:*Neuroradiology.The Requisites.* St Louis, MO:Mosby;2010:227-236.

CASE 86 (▶ p 226)
周囲に浮腫と炎症を伴った異物（木片）
Kelly L. Hastings・Daniel B. Nissman（舩越 拓）

1. Anderson M, Newmeyer W, Kilgore E. Diagnosis and treatment of retained foreign bodies in the hand. *Am J Surg.* 1982;144:63-67.
2. Boyse T, Fessell D, Jacobson J, et al. US of soft-tissue foreign bodies and associated complications with surgical correlation. *Radiographics.* 2001;21(5):1251-1256.
3. Courter B. Radiographic screening for retained foreign bodies—what does a "negative" foreign body series really mean? *Ann Emerg Med.* 1990;19(9):997-1000.
4. Davis J, Czerniski B, Au A, et al. Diagnostic accuracy of ultrasonography in retained soft tissue foreign bodies:a systematic review and meta-analysis. *Acad Emerg Med.* 2015;22(7):777-787.
5. Halverson M, Servaes S. Foreign bodies:radiopaque compared to what? *Pediatr Radiol.* 2013;43(9):1103-1107.
6. Ingraham C, Mannelli L. Radiology of foreign bodies:how do we image them? *Emerg Radiol.* 2015;22(4):425-430.
7. Jacobson J, Powell A, Craig J, et al. Wooden foreign bodies in soft tissue:detection at US. *Radiology.* 1998;206(1):45-48.
8. Tandberg D. Glass in the hand and foot. Will an X-ray film show it? *JAMA.* 1982;248(15):1872-1874.

CASE 87 (▶ p 229)
尿道異物
Ho Chia Ming（古後斗冴）

1. Bedi N, El-Husseiny T, Buchholz N, et al. 'Putting lead in your pencil': self-insertion of an unusual urethral foreign body for sexual gratification. *JRSM Short Rep.* 2010;1(2):18.
2. Rahman NU, Elliott SP, McAninch JW. Self-inflicted male urethral foreign body insertion:endoscopic management and complications. *BJU Int.* 2004;94(7):1051-1053.
3. Van Ophoven A, DeKernion JB. Clinical management of foreign bodies of the genitourinary tract. *J Urol.* 2000;164:274-287.

CASE 88 (▶ p 231)
敗血症性関節炎
Brett R. Murdock・Daniel B. Nissman（有田祐起，小黒草太）

1. Karchevsky M, Schweitzer ME, Morrison WB, et al. MRI findings of septic arthritis and associated osteomyelitis in adults. *AJR Am J Roentgenol.* 2004;182(1):119-122.
2. Lin HM, Learch TJ, White EA, et al. Emergency joint aspiration:a guide for radiologists on call. *Radiographics.* 2009;29(4):1139-1158.

CASE 89 (▶ p 234)
椎骨動脈解離および低酸素脳症を伴う頭蓋頸椎（環軸関節）脱臼
James C. Darsie（棚橋裕吉，松尾政之）

1. Bellabarba C, Mirza SK, West GA, et al. Diagnosis and treatment of craniocervical dislocation in a series of 17 consecutive survivors during an 8-year period. *J Neurosurg Spine.* 2006;4:429-440.
2. Bransford RJ, Alton TB, Patel AR, et al. Upper cervical spine trauma. *J Am Acad Orthop Surg.* 2014;22:718-729.
3. Chaput CD, Torres E, Davis M, et al. Survival of atlanto-occipital dissociation correlates with atlanto-occipital distraction, injury severity score, and neurologic status. *J Trauma.* 2011;71(2):393-395.
4. Chaput CD, Walgama J, Torres E, et al. Defining and detecting missed ligamentous injuries of the occipitocervical complex. *Spine(Phila Pa 1976).* 2011;36(9):709-714.
5. Deliganis AV, Baxter AB, Hanson JA, et al. Radio-logic spectrum of craniocervical distraction injuries. *Radiographics.* 2000;20:S237-S250.
6. Labbe JL, Leclair O, Duparc B. Traumatic atlanto-occipital dislocation with survival in children. *J Pediatr Orthop B.* 2001;10(4):319-327.
7. Pang D, Nemzek WR, Zovickian J. Atlanto-occipital dislocation—part 2:the clinical use of(occipital)condyle-C1 interval, comparison with other diagnostic methods, and the manifestation, management, and outcome of atlanto-occipital dislocation in children. *Neurosurgery.* 2007;61(5):995-1015.
8. Rojas CA, Bertozzi JC, Martinez CR, et al. Reassessment of the craniocervical junction:normal values on CT. *AJNR Am J Neuroradiol.* 2007;28(9):1819-1823.

CASE 90 (▶ p 238)
気胸と胸水（血気胸）を伴う外傷性肋骨骨折
Lana M. Rivers・Daniel B. Nissman（臼井亮介）

1. Bansishar BJ, Lagares-Garcia JA, Miller SL. Clinical rib fractures:are follow-up chest X-rays a waste of resources? *Am Surg.* 2002;68(5):449-453.
2. Henry TS, Kirsch J, Kanne JP, et al. ACR appropriateness criteria rib fractures. *J Thorac Imaging.* 2014;29(6):364-366.
3. Sirmali M, Türüt H, Topçu S, et al. A comprehensive analysis of traumatic rib fractures:morbidity, mortality, and management. *Eur J Cardiothorac Surg.* 2003;24(1):133-138. doi:10.1016/S1010-7940(03)00256-2.

CASE 91 (▶ p 241)
肥厚性幽門狭窄症
Parth C. Patel・Cassandra M. Sams（西田和広）

1. Blumhagen JD, Maclin L, Krauter D, et al. Sonographic diagnosis of hypertrophic pyloric stenosis. *AJR Am J Roentgenol.* 1988;150(6):1367-1370.
2. Hernanz-Schulman M. Infantile hypertrophic pyloric stenosis. *Radiology.* 2003;227:319-331.
3. Maheshwari P, Abograra A, Shamam O. Sonographic evaluation of gastrointestinal obstruction in infants:a pictorial essay. *J Pediatr Surg.* 2009;44(10):2037-2042.

CASE 92 (▶ p 244)
関節内骨片を伴う股関節後方脱臼の整復後
Andrew F. Barnes・Daniel B. Nissman（臼井亮介）

1. Foulk DM, Mullis BH. Hip dislocation:evaluation and management. *J Am Acad Orthop Surg.* 2010;18:199-209.
2. Milenvovic S, Mitkovic M, Saveski J, et al. Avascular necrosis of the femoral head in the patients with posterior wall acetabular fractures associated with dislocations of the hip. *Acta Chir Iugosi.* 2013;60(2):65-69.
3. Pascarella R, Maresca A, Reggiani LM, et al. Intraarticular fragments in acetabular fracture-dislocation. *Orthopedics.* 2009;32(6):402-405.

CASE 93 (▶ p 246)
急性横断性脊髄炎
Benjamin Y. Huang（篠塚 健）

1. Goh C, Desmond PM, Phal PM. MRI in transverse myelitis. *J Magn Reson Imaging.* 2014;40:1267-1279.
2. Sorte DE, Poretti A, Newsome SD, et al. Longitudinally extensive myelopathy in children. *Pediatr Radiol.* 2015;45:244-257.
3. Tobin WO, Weinshenker BG, Lucchinetti CF. Longitudinally extensive transverse myelitis. *Curr Opin Neurol.* 2014;27:279-289.
4. Wolf VL, Lupo PJ, Lotze TE. Pediatric acute transverse myelitis:overview and differential diagnosis. *J Child Neurol.* 2012;27(11):1426-1436.

CASE 94 (▶ p 249)
左腓腹筋内側頭の部分断裂/右腓腹筋内側頭の軽度損傷
Kelly L. Hastings・Daniel B. Nissman（妹尾聡美）

1. Bianchi S, Martinoli C, Abdelwahab IF, et al. Sonographic evaluation of tears of the gastrocnemius medial head("tennis leg"). *J Ultrasound Med.* 1998;17(3):157-162.
2. Cheng Y, Yang H-L, Sun Z-Y, et al. Surgical treatment of gastrocnemius muscle ruptures. *Orthop Surg.* 2012;4(4):253-257.
3. Delgado G, Chung C, Lektrakul N, et al. Tennis leg:clinical US study of 141 patients and anatomic investigation of four cadavers with MR imaging and US. *Radiology.* 2002;224:112-119.

4. Kwak HS, Lee KB, Han YM. Ruptures of the medial head of the gastrocnemius("tennis leg"):clinical outcome and compression effect. *Clin Imaging.* 2006;30(1):48-53.
5. Noonan TJ, Garrett WE Jr. Muscle strain injury:diagnosis and treatment. *J Am Acad Orthop Surg.* 1999;7:262-269.

CASE 95 (▶ p 252)
胃軸捻転
Ho Chia Ming・Ellie R. Lee（西田和広）

1. Altintoprak F, Yalkin O, Dikicier E, et al. A rare etiology of acute abdominal syndrome in adults:gastric volvulus—cases series. *Int J Surg Case Rep.* 2014;5:731-734.
2. Peterson CM, Anderson JS, Hara AK, et al. Volvulus of the gastrointestinal tract:appearances at multi-modality imaging. *Radiographics.* 2009;29:1281-1293.
3. Rashid F, Thangarajah T, Mulvey D, et al. A review article on gastric volvulus:a challenge to diagnosis and management. *Int J Surg.* 2010;8:18-24.

CASE 96 (▶ p 255)
膝蓋腱断裂
Ami V. Vakharia・Daniel B. Nissman（小出 裕，杉本幸司）

1. Dupuis CS, Westra SJ, Makris J, et al. Injuries and conditions of the extensor mechanism of the pediatric knee. *Radiographics.* 2009;29:877-886.
2. Hunt DM, Somashekar N. A review of sleeve fractures of the patella in children. *Knee.* 2005;12(1):3-7.
3. Zernicke RF, Garhammer J, Jobe FW. Human patellar tendon rupture. *J Bone Joint Surg Am.* 1977;59:179-183.

CASE 97 (▶ p 258)
高血圧性脳出血
Kwaku A. Obeng（八神俊明）

1. Castellanos M, Leira R, Tejada J, et al. Predictors of good outcome in medium to large spontaneous supratentorial intracerebral haemorrhages. *J Neurol Neurosurg Psychiatry.* 2005;76:691-695.
2. Mendelow AD, Gregson BA, Fernandes HM, et al. Early surgery versus initial conservative treatment in patients with spontaneous supratentorial intracerebral haematomas in the International Surgical Trial in Intracerebral Haemorrhage(STICH):a randomised trial. *Lancet.* 2005;365:387-397.
3. Sacco RL, Kasner SE, Broderick JP, et al. An updated definition of stroke for the 21st century:a statement for healthcare professionals from the American Heart Association/American Stroke Association. *Stroke.* 2013;44(7):2064-2089.
4. Wang K, Xue Y, Chen X, et al. Transtentorial herniation in patients with hypertensive putaminal haemorrhage is predictive of elevated intracranial pressure following haematoma removal. *J Clin Neurosci.* 2012;19(7):975-979.

CASE 98 (▶ p 261)
VPシャント断裂による水頭症
Bryan M. Hoag・Daniel B. Nissman（棚橋裕吉，松尾政之）

1. Wallace AN, McConathy J, Menias CO, et al. Imaging evaluation of CSF shunts. *AJR Am J Roentgenol.* 2014;202:38-53.

CASE 99 (▶ p 264)
急性胆嚢炎
Parth C. Patel・Ellie R. Lee（西田和広）

1. Hanbidge AE, Buckler PM, O'Malley ME, et al. Imaging evaluation for acute pain in the right upper quadrant. *Radiographics.* 2004;24:1117-1135.
2. Harvey RT, Miller WT. Acute biliary disease:initial CT and follow-up US versus initial US and follow-up CT. *Radiology.* 1999;213:831-836.
3. Smith EA, Dillman JR, Elsayes KM, et al. Cross-sectional imaging of acute and chronic gallbladder inflammatory disease. *AJR Am J Roentgenol.* 2009;192:188-196.

CASE 100 (▶ p 266)
ガス産生菌による軟部組織感染
Andrew F. Barnes・Daniel B. Nissman（舩越 拓）

1. Fugitt JB, Puckett ML, Quigley MM, et al. Necrotizing fasciitis. *Radiographics.* 2004;24:1472-1476.
2. Kaafarani HMA, King DR. Necrotizing skin and soft tissue infections. *Surg Clin North Am.* 2014;94:155-163.
3. Lipsky BA, Berendt AR, Deery HG, et al. Diagnosis and treatment of diabetic foot infections. *Clin Infect Dis.* 2004;39:885-910.

索引

欧文

数字

2点式シートベルト装着時　87
3点式シートベルト装着時　87
3パートC1骨折　155

A

AAST injury grading scale　123
ACL　18
ACL損傷　19
AC関節損傷　197
AC関節離開　196
Adams-Gennarelliの分類　180
ADEM　247
──，急性散在性脳脊髄炎　224
arcuate sign　19
ASDH，急性硬膜下血腫　129
ATM，急性横断性脊髄炎　247

B

Bado分類，Monteggia脱臼骨折　146
Bennett骨折　166
blooming　2
blue dot sign　80
Borchardtの3徴　253
Broden's view　50

C

C1骨折　155
Carnett徴候　47
CC靱帯損傷　197
CCD，頭蓋頚椎脱臼　235

Chance-burst fracture　86
Chance型骨折　86
contrast blush　9
contrecoup injury　96
coup injury　96
CRITOE　40
Crohn病　1, 185
CT血管造影　14, 121
CT膀胱造影　6
CTA　14, 121
──，大動脈解離の評価　121
CVT　2

D

DAH　192
DAI　180
deep sulcus sign　19
──を伴う気胸　150
Denis分類　21
die-punch骨折　104
double notch sign　19
double wall sign　153
drug mule　91

E

EAD　139
eloquent cortex　200

F

fallen lung sign　46
Fisher CT分類　159
football sign　153
Fothergill徴候　47

G

GPA　192

GRE画像　2

H

half-moon overlap signの消失　59
hangman fracture　68
Hardcastleらの分類，Lisfranc関節脱臼骨折　116
Harris view　50
Herbert分類，舟状骨骨折　220
HII　63
HIVの既往，低酸素血症　141
Hunt and Hess分類　159

J

Jefferson骨折　155
Jones骨折　177
Judet-Letournel分類　93

K・L

Kernohan notch　130
L2 Chance骨折　86
lateral femoral notch sign　19
Lauge-Hansenの分類　71
Le FortⅢ型骨折　53
Lemierre症候群　75
LETM　248
Lisfranc関節脱臼骨折　116
lucent liver sign　153

M

Malgaigne骨折　133
Mayfield，月状骨周囲の不安定性モデル　83
MCAドットサイン　119
Monteggia脱臼骨折　146

MS（多発性硬化症） 224, 247
MVC，自動車衝突 21

N

naso-orbitoethmoid 53
NMO 247

O

open book 型骨盤骨折 9
os peroneum 177

P

PCD 24
PCL 損傷 19
PIN 麻痺 147
pivot shift 損傷 18

Q

quadramalar fracture 53
quadrapod fracture 53

R

Rasmussen 動脈瘤 172
reversal sign 63
reverse Bankart 損傷 60
reverse Hill-Sachs 病変 60
reverse Segond 骨折 19
Rigler sign 153
Rockwood 分類 197
Rolando 骨折 166
roof arc 94
rotational balance 53
rotational deformity 53

S

saddle anesthesia 43
sandwich サイン 132
SCC 169
Schatzker 分類，脛骨高原骨折の分類 104
Segond 骨折 18
Sinding-Larsen-Johansson 症候群 257

soft tissue Chance injury 86
sonographic Murphy 徴候 265
Spetzler と Martin によるクラス分類 200
split pleura sign 55
spur sign 93
swimmer's view 126

T

TBI 180
terrible triad 147
the white cerebellum sign 63
Thoracolumbar Injury Classification and Severity Score 87
TLICS 87
――，胸腰椎損傷重症度のスコアリング 21
TMT 関節 116
tram-tracking 23
triangle sign 153
TSA 68
tubal ring sign 36

V・W

VP シャント断裂 261
Waterhouse-Friderichsen 症候群 17
Weber A 型骨折 71
Weber B 型骨折 71
Weber C 型骨折 72
Weber の分類 71
Wegener 肉芽腫症 192
whirl sign 58
whirlpool 徴候 113

Y・Z

Young and Burgess 分類 9
ZMC 骨折 53

和文

あ

顎の腫脹 148

足外側の痛み 176
足関節三果骨折 71
足の痛み，2段ベッドからジャンプした後の 115
歩きたがらない5歳児 136

い

家で転倒 128
息切れ 182, 192
――，気管支鏡検査後 202
意識障害 258
――，緩徐進行性の 261
胃軸捻転 253
異所性妊娠 37
―― の3徴 37
異所性妊娠破裂，卵管の 37
胃捻転 253
異物誤飲，精神疾患 90
異物残存 227
異物挿入 229
咽頭痛，発熱と頸部痛を伴う 74
咽頭反射なし 128
陰嚢痛 79

う・え

ウォーターハウス・フリードリヒセン症候群 17
壊死性筋膜炎 187
壊死性軟部組織感染 187
嚥下障害 168

お

嘔気 1
横断性脊髄炎 248
嘔吐 194
――，噴出性の 241
悪心，失神様エピソード後の 95
悪心・嘔吐，持続する 252

か

外踝剥離骨折 71
外傷後の肩の痛み 59
外傷性解離，動脈 139

外傷性くも膜下出血　158
外傷性軸椎すべり症　67
外傷性大動脈損傷　162
外傷性尿管損傷　175
外傷性脳損傷　180
外傷性の軸椎の過伸展骨折　69
外傷性副腎出血　16
外傷性肋骨骨折　239
咳嗽　98, 171, 192
外側脛骨高原骨折　104
外側突起特有の3つの骨折形態　50
外側半月板損傷　104
外反損傷　71
潰瘍性大腸炎　184
潰瘍性直腸結腸炎　184
角膜反射なし　128
下肢筋力低下　42, 223
──，自動車衝突事故後の　20
下肢の痛み　92
肩関節後方脱臼　60
肩の痛み，外傷後の　59
肩の痛み，自動車衝突事故後　196
活動性動脈出血　9
化膿性脊椎椎間板炎　210
化膿性リンパ節炎　149
下腹部正中の痛み　184
下腹部痛　163
陥凹，大腿骨外側の荷重部関節面の　18
感音性難聴　190
眼窩周囲蜂巣炎　108
眼窩蜂巣炎　108
間欠熱　148
眼瞼の発赤・腫脹　107
寛骨臼骨折　93
寛骨臼両柱骨折　93
間質性肺水腫　183
関節穿刺　29
感染，人工股関節　28
感染性関節炎　136
感染性脊椎椎間板炎　210

感染性大動脈炎　14
顔面下垂　118, 138
顔面神経損傷　190
顔面神経麻痺，車の横転事故　189
肝裂傷　123

き

偽 Jones 骨折　177
奇異性呼吸，胸郭の　65
記憶障害　223
気管支拡張症　23
気管支損傷　46
気管支破裂　46
気胸　77, 203, 239
──，deep sulcus sign を伴う　150
偽ジョーンズ骨折　177
気腹　152
急性横断性脊髄炎　247
急性硬膜下血腫　129
急性呼吸障害　34
急性散在性脳脊髄炎　224
急性脊髄損傷　21
急性大動脈壁内血腫　88
急性胆嚢炎　264
急性中耳炎　12
急性虫垂炎　164
急性腸間膜虚血　205
急性腸間膜動脈血栓　205
急性腸間膜動脈閉塞　205
急性動脈性腸間膜虚血　205
急性乳様突起炎　12
急性播種性脳脊髄炎　247
急性発症の左下腹部痛，患者の訴え　112
急性発症の腹痛　204
急性右中大脳動脈閉塞　119
胸腔穿刺後の呼吸困難　77
頬骨上顎骨複合骨折　53
胸水　239
胸椎の屈曲伸延損傷　21
胸痛　14, 23, 88, 121, 131, 252

──，気管支鏡検査後　202
胸部の軽症鈍的外傷　238
胸腰椎損傷重症度のスコアリング　21
距骨外側突起骨折　50, 51
緊張性気胸　202
筋力低下，急性発症の　246

く

首の可動制限，高エネルギー交通外傷　125
くも膜下出血　158
車で木に衝突　8
車と衝突　234
車の事故で閉じ込められた　123
車の衝突事故　173

け

頸胸椎移行部の不明瞭化　126
脛骨顆間隆起骨折　104
脛骨高原骨折　104
経舟状骨経三角骨月状骨周囲脱臼骨折　83
経舟状骨月状骨周囲脱臼　83
頸椎過屈曲による前方すべり　126
頸椎骨折　126
頸椎損傷　126
頸動脈解離　139, 140
頸部腫瘤　168
頸部上部の疼痛，崖から水中に飛び込んだ　154
頸部痛　74
──，高エネルギー交通外傷　125
──，高速自動車事故後の　67
傾眠，急性発症の　246
痙攣　31
血圧低下　14
結核　171
結核性脊椎炎　211
血気胸　239

月状骨周囲脱臼　83
月状骨周囲脱臼骨折　83
血栓塞栓性脳卒中　139
下痢　184
倦怠感　4
原発性線毛機能不全　24

こ

後咽頭静脈血栓症　75
後咽頭膿瘍　148
高エネルギー外傷　9, 93, 245
高エネルギー交通外傷による頸部痛　125
構音障害　118
高吸収 MCA サイン　119
抗凝固療法　47
高血圧性脳出血　259
後骨間神経麻痺　147
後縦隔血腫　161
高所墜落　9
高浸透圧療法　64
好中球の上昇　14
高張生理食塩水　64
交通外傷　9, 212
　――, 患者の訴え　110
　――, 車との　6
　――, 歩行者対車の　16
　―― による手関節痛　82
交通事故　52
　――, ハイスピードの乗用車の　45
鉤ヘルニア　129
硬膜外膿瘍　108, 210
硬膜下血腫　129
絞扼性腸閉塞　205
誤嚥　23
股関節後方脱臼　244
股関節脱臼　245
股関節痛　28, 244
股関節の痛みを訴える小児　137
呼吸困難　34
　――, 胸腔穿刺後の　77

骨壊死　221
骨髄炎　12
骨粗鬆症　93
骨盤外傷　7
骨盤血腫　9
骨盤骨折　7, 133
骨盤超音波　113
骨盤痛, 転倒後の　133
骨盤輪損傷　9
骨盤輪破裂　9
骨膜下膿瘍　12, 108
骨融解　29

さ

細気管支肺胞上皮癌　4
三角骨　51
散弾　216

し

シートベルト装着時　87
ジェファーソン骨折　155
弛緩熱　11
軸椎の過伸展骨折, 外傷性の　69
軸捻転型, 盲腸捻転　58
膝蓋腱断裂　256
膝窩動脈の損傷　213
失神様エピソード後の頭痛　95
自動車事故　20, 65, 150, 161
　―― 後の肩の痛み　196
　―― による重症腹部外傷　143
自動車対バイクの衝突事故　179
自動車の正面衝突, 背部痛　85
しびれ　199
尺骨骨折　146
シャント分離　262
ジャンパー膝　257
縦隔血腫　110
舟状骨骨折　220
重症腹部外傷, 自動車事故による　143
銃創, 近距離射撃による　215
十二指腸潰瘍　26
十二指腸血腫　101

十二指腸損傷度　101
手関節痛, 交通外傷による　82
手根部関節障害　220
出血性静脈梗塞　2
出血性脳挫傷, 皮質の　96
消化管異物　90
上顎部の痛み　52
消化性潰瘍　26
上肢筋力低下　118
　――, 高エネルギー交通外傷　125
上肢の痺れ, 高エネルギー交通外傷　125
衝突事故　173
　――, 自動車の　8, 92, 234, 244
　――, バイク対自動車の　179
小児, 股関節の痛みを訴える　137
上腹部痛　194, 264
鞘膜外捻転　80
鞘膜内捻転　80
静脈注射薬物乱用の既往　209
上腕骨内側上顆剝離骨折　40
ジョーンズ骨折　177
初感染結核症　171
食欲不振　98
ショットガン, 近距離からの　216
シルエットサイン陽性　4
心筋虚血　121
神経性脊髄炎　247
人工関節置換術後　28
人工股関節感染　28
浸潤性粘液産生性腺癌　4
人生最悪の頭痛　199
深部静脈血栓症　47
心膜炎　132

す

水気胸　77
衰弱　171
垂直剪断型損傷, 骨盤損傷　133

水頭症, VP シャント断裂による
　　　　　　　　　　　261
髄膜炎　108
スキー外傷後の膝痛　18
頭痛　1, 138
　——, 急性発症の激しい　157
　——, 失神様エピソード後の　95
　——, 人生最悪の　199
スノーボーダー骨折　50
スノーボード事故　49
すべり症　126

せ

性器出血　37
精神疾患, 異物誤飲　90
精巣上体炎　80
精巣垂捻転　80
精巣捻転　80
声門癌　170
声門上癌　170
脊髄損傷　21
脊柱管狭窄　20, 42
脊椎骨折　21
脊椎椎間板炎　210
咳反射なし　128
腺癌, 浸潤性粘液産生性　4
穿孔性十二指腸潰瘍　26
前交通動脈瘤破裂　158
仙骨翼骨折　8
前十字靭帯　18
全身倦怠感　55
喘息の急性増悪　34
前方すべり, 頸椎過屈曲による
　　　　　　　　　　　126
前腕近位の疼痛, 腫脹　145

そ

総胆管結石　195
足外側の痛み　176
足関節三果骨折　71
側頭骨骨折　190
足根中足関節に及ぶ第5中足骨剝
　離骨折　177

た

第1中手骨の関節内骨折　166
第2 TMT 関節脱臼骨折　116
第5中足骨剝離骨折, 足根中足関
　節に及ぶ　177
第5中足骨剝離骨折, 中足骨間関
　節に及ぶ　177
対光反射なし　128
大腿骨外側の荷重部関節面の陥凹
　　　　　　　　　　　18
大腿骨頸部骨折, 不顕性右　207
大動脈炎　14
大動脈解離の評価を目的とした
　CTA　121
大動脈ステントグラフト感染　14
大脳鎌下ヘルニア　129
脱水　1
脱髄性疾患　224
多発血管炎性肉芽腫症　192
多発性硬化症　224, 247
多発転移性脳腫瘍　32
胆嚢炎, 急性　264

ち

恥骨結合の離開　8
恥骨骨折　9
血豆状動脈瘤　158
チャンス骨折　86
中咽頭の扁平上皮癌　169
中耳炎, 急性　12
虫垂炎　164
中足骨間関節に及ぶ第5中足骨剝
　離骨折　177
腸間膜損傷　143

つ

椎間関節脱臼　20, 21
椎間板ヘルニア　42
椎骨動脈損傷　69
ツチキヌタ骨脱臼　190

て

低酸素血症 HIV の既往　141
低酸素性虚血性脳損傷　63
手首の痛み, 落馬後に　165
手の怪我, ハイキング中　226
手を伸ばした状態で転倒　145
転移性頸静脈二腹筋リンパ節腫脹
　　　　　　　　　　　169
転移性脳腫瘍　32
伝音性難聴　190
転倒
　——, 手を伸ばした状態で　145
　——, 手を開いた状態で　219
　——, 氷上で　70
転倒後の骨盤痛　133
テント切痕ヘルニア　130
臀部痛　207
転落, トラックからの　103

と

頭蓋外頸動脈解離　139
頭蓋頸椎脱臼　235
頭頸部扁平上皮癌　169
疼痛, 腫脹　145
頭部痛　107
動脈解離　139
動脈瘤性くも膜下出血　158
特発性解離, 動脈　139
特発性内頸動脈解離　139
鈍的外傷　123, 126
　——による尿管損傷　174

な

内踝剝離骨折　71
内頸動脈解離, 特発性　139
難治性潰瘍, 右足の母趾足底部
　　　　　　　　　　　266
難聴, 車の横転事故による　189
軟部組織感染　267

に

乳癌　32

ニューモシスチス肺炎　141
乳様突起炎　12
　──，急性　12
　──，癒合性　12
尿管損傷　174
　──，鈍的外傷による　174
尿道異物　229

の

膿気胸　78
膿胸　55
脳挫傷　96
脳出血，高血圧性　259
脳出血を伴った外傷性脳損傷　180
囊状動脈瘤　158
脳静脈血栓症　2
脳静脈洞血栓症　2
膿性耳漏　11
脳脊髄炎，急性散在性　224
脳卒中　200
脳動静脈奇形　200
　──の破裂　200
脳動脈瘤性くも膜下出血　158
脳内出血　200
脳内多発病変　32
脳膿瘍　32

は

ハイキング中の手の怪我　226
バイク対自動車の衝突事故　179
敗血症性関節炎　232
敗血症性血栓性静脈炎　75
敗血症性肺塞栓　75
肺水腫　183
排尿障害　42, 43
肺膿瘍　56, 98
背部痛，自動車の正面衝突　85
肺ヘルニア　66
肺胞出血　192
剥離骨折　72
発熱　131, 194
跳ね上げ橋型，盲腸捻転　58

馬尾症候群　43
バリウム注腸造影　185
汎下垂体機能低下症　62
ハングマン骨折　68
半月板損傷　104
ハンプバック変形　222

ひ

鼻眼窩篩骨骨折　53
肥厚性幽門狭窄症　242
脾梗塞　205
腓骨高位骨折　73
膝関節後方脱臼　213
膝関節脱臼　213
膝痛，スキー外傷後の　18
膝痛，バスケットボール中の　255
膝の痛み　231
肘　145
　──の痛み，落馬後の　39
　──の骨折　40
皮質の出血性脳挫傷　96
非穿孔性十二指腸潰瘍　26
左下腹部痛，急性発症の　112, 152
左頸部の腫脹　148
左半身麻痺　138
腓腹筋内側頭の部分断裂　250
びまん性軸索損傷　180
びまん性脳浮腫　63
びまん性肺胞出血　192
氷上で転倒　70
疲労骨折　208

ふ

腹腔内膀胱破裂　7
副腎出血，外傷性　16
腹直筋鞘血腫　47
腹痛，急性発症の　25, 57, 204
副鼻腔炎　108
腹部腫瘤，拡大する　47
腹部全体の痛み　36
腹部痛，患者の訴え　100

腹部膨満感，急性発症の　25, 57
ふくらはぎの痛み　249
不顕性右大腿骨頸部骨折　207
不全骨折　208
フレイルチェスト　65, 240
分散型 Lisfranc 関節脱臼骨折　116

へ

ベネット骨折　166
扁平上皮癌　169
片麻痺　199

ほ

膀胱損傷，5型に分類　7
膀胱破裂　7
紡錘状動脈瘤　158
発赤，右下肢の　186

ま

マルゲーニュ骨折　133
慢性咳嗽　23

み

右頬骨弓の痛み　52
右上腹部痛　100
右中大脳動脈閉塞　119
右半身麻痺　258
耳の腫脹　11

め

メゾヌーブ骨折　73
メトトレキサート　36

も

盲腸捻転　58
モンテジア骨折　146

や・ゆ

薬物乱用の既往，静脈注射　209
癒合性乳様突起炎　12

よ

腰椎椎間板ヘルニア　43
腰痛　42, 43
　──, 自動車衝突事故後の　20
腰部痛　209
腰部の痛み　92

ら

落馬後の手首の痛み　165

落下肺徴候　46
卵管の異所性妊娠破裂　37
卵巣捻転　113

り・る

リスフラン関節脱臼骨折　116
ループ型, 盲腸捻転　58

れ・ろ

レミエール症候群　75

ローランド骨折　166
肋骨骨折　239

わ

腕橈関節前方脱臼　146